老中医奇效小偏方

中老年病痛全赶跑

王广尧 ◎ 主编

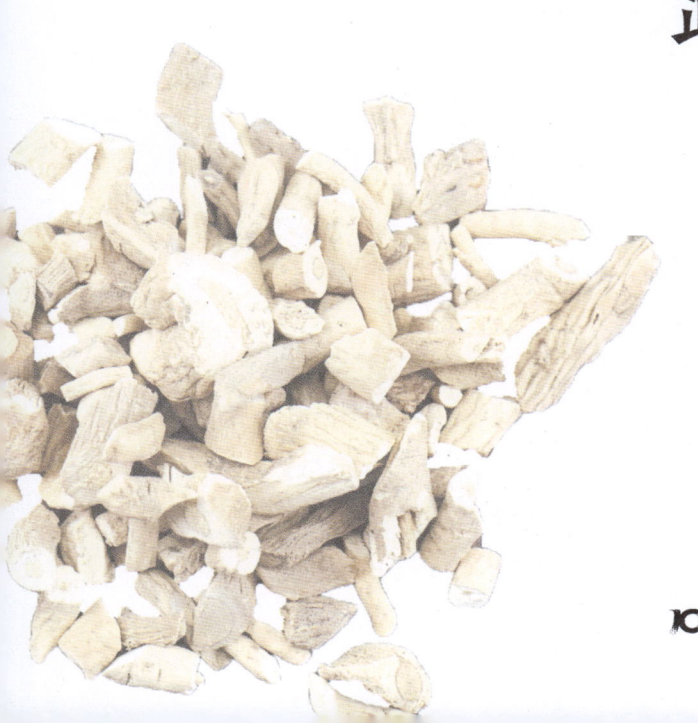

吉林科学技术出版社

图书在版编目（CIP）数据

老中医奇效小偏方，中老年病痛全赶跑 / 王广尧主编． -- 长春：吉林科学技术出版社，2018.10
ISBN 978-7-5578-4942-9

Ⅰ．①老… Ⅱ．①王… Ⅲ．①老年人－保健－土方－汇编 Ⅳ．①R289.2

中国版本图书馆CIP数据核字(2018)第155154号

老中医奇效小偏方
ZHONGLAONIAN BINGTONG QUAN GANPAO
中老年病痛全赶跑

主　　编	王广尧
出 版 人	李　梁
责任编辑	孟　盟　李永百
图片摄影	袁增辉
封面设计	长春创意广告图文制作有限责任公司
制　　版	长春创意广告图文制作有限责任公司
开　　本	710 mm×1000 mm　1/16
字　　数	180千字
印　　张	12
版　　次	2018年10月第1版
印　　次	2022年1月第3次印刷
出　　版	吉林科学技术出版社
发　　行	吉林科学技术出版社
地　　址	长春市人民大街4646号
邮　　编	130021

发行部电话/传真　0431-85652585　85635177　85651759
　　　　　　　　　85651628　85635176
储运部电话　0431-86059116
编辑部电话　0431-85659498
网　　　址　www.jlstp.net
印　　　刷　唐山才智印刷有限公司
书　　　号　ISBN 978-7-5578-4942-9
定　　　价　48.00元
版权所有　翻印必究　　举报电话：0431-85635186

前言

常言道："人吃五谷杂粮，难免会生病。"我们经常会在生活中发现身体出了小毛病，虽然不是很严重，但会让人感觉不舒服。这个时候，你都怎么处理呢？去医院找医生看病的过程非常的烦琐："起早排队挂个号，医生检查十分钟，验血验便拍照片，跑来跑去一整天。" 不去医院自己又感觉束手无策。

随着文化知识的普及，人们可以通过阅读健康书籍来了解一些医学的基本常识，然后利用简便易行、方便有效的方法，来预防或者调理身体，减轻、缓解生病时身体上产生的不适感。那些广泛流传于民间但不见于古典医学著作中的中药方被称之为偏方，自古以来"小偏方治大病"有口皆碑，偏方的神奇疗效早已深入人心。但我们应该在中医理论的指导下，深入了解药物的性能和宜忌，这样才能对症选方，起到防病祛疾、强身健体的作用。

本书有以下3个主要特点：

一、辨证分型，有的放矢。作者对每种疾病都进行了辨证分型，这是用药用方的基础。疾病的表现或外寒，或里热，或血瘀，或气滞，或阳虚，或阴虚，或痰湿内阻，或中气不足，证型是不同的。本书中的每个偏方都经过精心整理，和疾病证型相对应，读者可根据自身症状较为准确地选方用方，这是本书与同类书的最大不同之处。

二、药食同源，药源丰富。我国中医学自古以来就有"药食同源"的理论，许多食物既是食物也是药物，食物和药物一样能够防治疾病。因此本书中的偏方组成多选用的是生活中具有药用价值的五谷杂粮、瓜果菜、肉禽蛋等。

三、内服外用，相辅相成。本书所列的偏方，既有内服的汤剂（饮、茶、煎）、散剂、丸剂、膏滋剂等，还有外用的洗剂、敷剂、贴剂等，这需要根据病人的身体状况和疾病的性质来选择。有的人脾胃弱，可采用外用药；有的人皮肤不合，则可采用内服药；也可内外兼用，相辅相成。

偏方是现代方剂和新生药物取之不尽的源泉，是祖国医药宝库中光彩夺目的明珠。本书的偏方，来自作者多年的精心积累，并参考了大量的古今文献，都是经过长期的经验证明安全有效的。但是必须提醒读者，要注意因人而异、因地而异、因时而异，要注意重大疾病患者使用前与医生沟通，不要自己盲目对症选药，以免贻误病情。衷心地期望本书能给您带来健康，带来快乐！

目录

痛经
韭菜汤 …………………………… 11
杜仲茶 …………………………… 11
川芎茶 …………………………… 12
菊花牛蒡子煎 …………………… 13
姜茱敷 …………………………… 13

咳嗽
散寒止咳葱姜萝卜汤 …………… 15
清热解毒鱼腥草茶 ……………… 16
润燥止咳冬瓜蜜茶 ……………… 16
止咳梨粥 ………………………… 17
疏风止咳桑菊杏仁茶 …………… 17
润肺止咳花生甜杏泥 …………… 18
久咳西瓜仁煎 …………………… 18
滋阴止咳百合雪梨膏 …………… 19

失眠
柏子仁茶 ………………………… 21
莲心茶 …………………………… 21
百合银耳羹 ……………………… 22
五味子膏 ………………………… 23
酸枣仁粥 ………………………… 23

自汗、盗汗
大蒜瓜蒌汁 ……………………… 25
五味枸杞茶 ……………………… 25
参芪术草汤 ……………………… 26
牡蛎生地汤 ……………………… 27

水肿
蚕豆壳饮 ………………………… 29
白商陆蒜汤 ……………………… 29

贫血
补血桂圆桑葚粥 ………………… 31
补血绿豆红枣糕 ………………… 31
补气扶正膏 ……………………… 32
益气补血糯米饭 ………………… 33
补肾羊骨枸杞汤 ………………… 34
补血补气红枣木耳羹 …………… 34
养血补气加味花生粥 …………… 35

口腔溃疡
莲心栀子汤 ……………………… 37
地芩竹叶汤 ……………………… 38
可可蜂蜜糊 ……………………… 38
生地莲心甘草汤 ………………… 39

口臭
黄瓜粥 … 41
桂花茶 … 41

高血压
滋阴降压葛沙粥 … 43
降压双耳粥 … 44
降压芹菜汁 … 44
平肝降压海带决明煎 … 45
降压茶 … 46
降压酸甜蒜饮 … 47

低血压
补气升压党参黄精甘草汤 … 49
补气养血黄芪官桂汤 … 50
补气滋阴人参黄芪熟地枸杞汤 … 51

糖尿病
多食丸 … 53
玉壶茶 … 54
菠菜鸡内金汤 … 55
苦瓜汤 … 55
枸杞粥 … 56
生地石膏茶 … 57

冠心病
丹参茶 … 58
四味饮 … 59
山楂益母茶 … 59
银杏叶丹参汤 … 60
醋浸花生 … 61
蜂蜜首乌丹参汤 … 61

高脂血症
三花祛脂减肥茶 … 63
山楂决明降脂减肥粥 … 64
藿香荷叶姜片汤 … 65
冬青子加蜂蜜 … 65
山楂消脂饮 … 66
祛脂减肥山楂菊银茶 … 67

尿路结石
排石荸荠内金茶 … 69
清热祛瘀葱盐排石贴 … 69

痔疮
黄花菜红糖水 … 71
槐花地榆饮 … 72
木耳贝母苦参煎 … 73
木耳芝麻茶 … 73
木耳红枣蜜 … 74
桑葚糯米粥 … 74
绿豆薏仁大肠粥 … 75

尿路感染
清热止血藕节冬瓜茶 … 77
清热解毒绿豆芽汁 … 77
健脾薏仁土茯苓粥 … 78
清热解毒鱼腥草 … 79
清热解毒大白菜根汁 … 79

肝炎

祛黄大头菜籽 …………………… 81
慢性肝炎绿豆蒜泥冷饮 ………… 81
补肝五味红枣金橘汤 …………… 82
养肝粥 …………………………… 83
养肝芹菜萝卜车前汤 …………… 83

类风湿性关节炎

乌梅红枣汤 ……………………… 85
葱根蒜瓣花椒汤 ………………… 85

消化不良

消食多味饭 ……………………… 87
清胃消食黄连饮 ………………… 88
消食内金散 ……………………… 89

胃痛

止痛健胃散 ……………………… 91
奶香止痛散寒饮 ………………… 92
止痛滋阴土豆蜂蜜膏 …………… 93

便秘

冰糖炖香蕉 ……………………… 95
润肠通便麻仁蜜茶 ……………… 96
清热通便番泻叶茶 ……………… 97
清热润肠连翘蜂蜜茶 …………… 97

慢性胃炎

养胃生姜鸡蛋饼 ………………… 99

行气祛湿砂仁粥 ………………… 100
萎缩性胃炎散 …………………… 100
养胃补气补血参枣粥 …………… 101

胃十二指肠溃疡

理气清热粥 ……………………… 103
蒸蜂蜜 …………………………… 104
健脾复方薏仁粥 ………………… 105

带状疱疹

三黄疱疹油膏 …………………… 107
龙胆草油膏 ……………………… 108
荸荠鸡蛋敷 ……………………… 108
二柏疱疹蜜膏 …………………… 109

阳痿

苁蓉强身粥 ……………………… 111

遗精

韭菜子核桃仁煎 ………………… 113
车前子韭菜籽核桃粥 …………… 114
韭菜籽酒 ………………………… 115
固精加味粳米饭 ………………… 115
二子酒 …………………………… 116
淮山药糊 ………………………… 117

阳强、阳缩

白酒冲胡椒 ……………………… 119
桃仁粥 …………………………… 119

夜盲症

菊花粥 ················ 121
蒸胡萝卜 ·············· 122
猪肝番茄黑豆米饭 ······ 123

结膜炎

银耳茶 ················ 125
决明茶调散 ············ 126
菊花龙井茶 ············ 127
栀子仁粥 ·············· 127
蒲公英粥 ·············· 128
连柏菊薄茶 ············ 129

中耳炎

核桃油 ················ 131
平肝清热茶 ············ 131

耳鸣、耳聋

开窍葱汁 ·············· 133
海蜇荸荠茶 ············ 134
菊花粥 ················ 134
桑葚糖 ················ 135
狗肉黑豆粥 ············ 136
芹菜粥 ················ 137

咽炎

公英金银花茶 ·········· 139
板蓝根清咽茶 ·········· 140
罗汉果茶 ·············· 141
丝瓜茶 ················ 141

蒜泥醋敷 ·············· 142
银耳沙参鸡蛋汤 ········ 143

牙周炎、牙龈炎

银耳首乌花生粥 ········ 145
梨藕荸荠生地汤 ········ 146
盐茶 ·················· 147
黄花藕片生地煎 ········ 147
首乌花生粥 ············ 148
坚齿茶 ················ 148
竹叶苦丁甘草茶 ········ 149
黄花菜藕节生地粥 ······ 149

阴道炎

车前子苦参汤 ·········· 151
苦杏仁糊 ·············· 152
紫花地丁浴 ············ 153

附件炎

茯苓粳米粥 ············ 155
马齿苋公英粥 ·········· 155
生姜艾叶煮鸡蛋 ········ 156
薏仁粥 ················ 156
山楂酒 ················ 157
双花饮 ················ 157

宫颈炎

马齿苋煮蛋液 ·········· 159
蒸胡椒鸡蛋 ············ 160
鲫鱼薏仁汤 ············ 161

宫颈糜烂
黄柏蒲黄五倍散 ………………… 163
牡丹皮蒲公英汤 ………………… 163

外阴炎
白菜绿豆芽饮 …………………… 165
丝瓜饮 …………………………… 165
赤小豆无花果饮 ………………… 166
茉萸粳米粥 ……………………… 166
莲子枸杞酿猪肠 ………………… 167
山药薏仁粥 ……………………… 167

外阴瘙痒
猪肉拌双丝 ……………………… 169
绿豆海带粳米粥 ………………… 170
莲子煮蚌肉 ……………………… 171
牛奶荷包蛋 ……………………… 171

慢性盆腔炎
荔枝核蜜饮 ……………………… 173
马齿苋煮鸡蛋 …………………… 173
枸杞当归猪肉汤 ………………… 174
核桃仁栗子饮 …………………… 174
冬瓜子槐花粥 …………………… 175

功能性子宫出血
红糖木耳饮 ……………………… 177
玉米须猪肉汤 …………………… 177
猪皮胶冻 ………………………… 178
姜汁米酒蚌肉汤 ………………… 179

乳腺增生
瓜蒌连翘熨 ……………………… 181

更年期综合征
芝麻米粥 ………………………… 183
酸枣仁粥 ………………………… 183
木耳红枣散 ……………………… 184
核芡莲子粥 ……………………… 185
黄精山药鸡汤 …………………… 185
牛奶鹌鹑汤 ……………………… 186
百合粥 …………………………… 186
浮小麦甘草饮 …………………… 187

带下
白果蒸鸡蛋 ……………………… 189
莲子红枣糯米粥 ………………… 189
熟地山药汤 ……………………… 190
芡实白果汤 ……………………… 190
冬瓜子白果煎 …………………… 191

头 痛

头痛是指头部经脉绌急或失养，清窍不利所引起的以头部疼痛为特征的一种病症。相当于现代医学上的感染发热性疾病、高血压性头痛、偏头痛、血管性头痛、紧张性头痛等疾病。

外感头痛辨证分型

风寒头痛
症见头痛时作时止，痛连项背，恶风畏寒，遇风尤剧。

风热头痛
症见头痛而胀，遇热加重，甚则头痛如裂，发热或恶风。

风湿头痛
症见头痛如裹，肢体困重，纳呆胸闷。

内伤头痛辨证分型

肝阳头痛
症见痛而眩，心烦易怒，夜眠不安，胁痛。

肾虚头痛
症见痛且空，兼眩晕，腰痛酸软，神疲乏力。

血虚头痛
症见痛而晕，心悸不宁，神疲乏力。

痰浊头痛
症见头痛昏蒙，胸脘满闷，呕吐痰涎等。

瘀血头痛
症见头痛经久不愈，痛处固定不移，痛如锥刺，或有外伤史者。

主治偏头痛伴耳痛。

做法

①将韭菜择好并用清水洗净，切段。

②将韭菜放入锅中。

③在锅中加水煎煮，取其汁液。

用法 加入白糖调味，饮服。

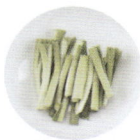
韭菜 100克

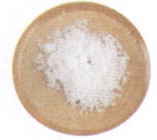
白糖 20克

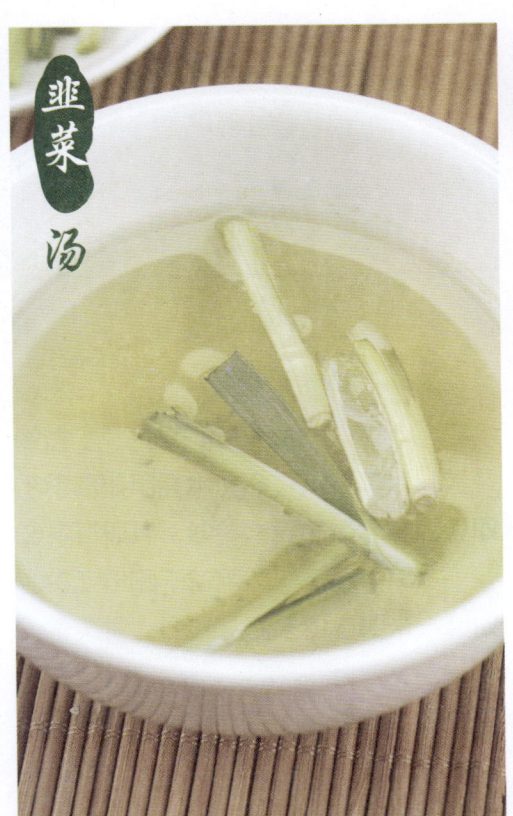

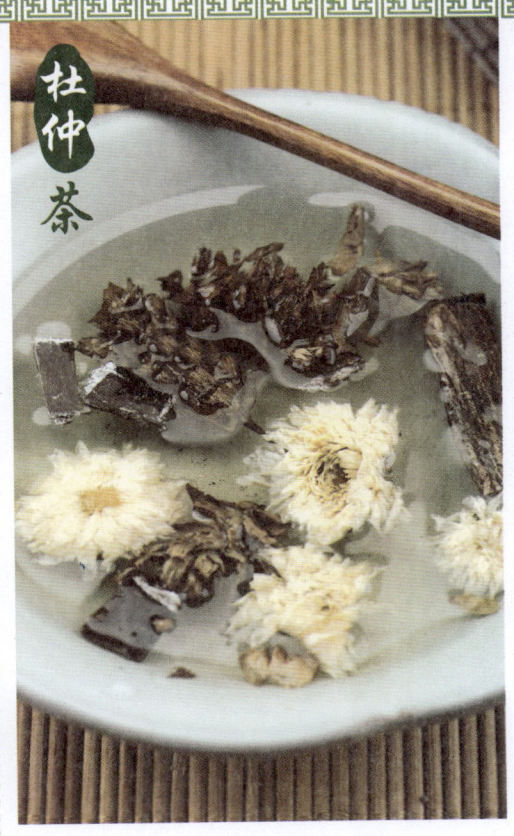

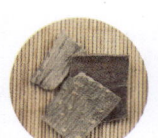
杜仲 30克

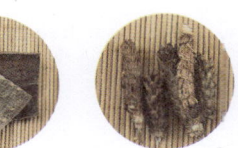
夏枯草 25克

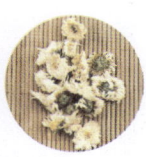
菊花 10克

主治肝阳上亢型头痛。

做法

①将杜仲、夏枯草、菊花一起放入锅中。

②加入清水煎煮，取其汁液。

用法 每日2次，代茶饮。

头痛 11

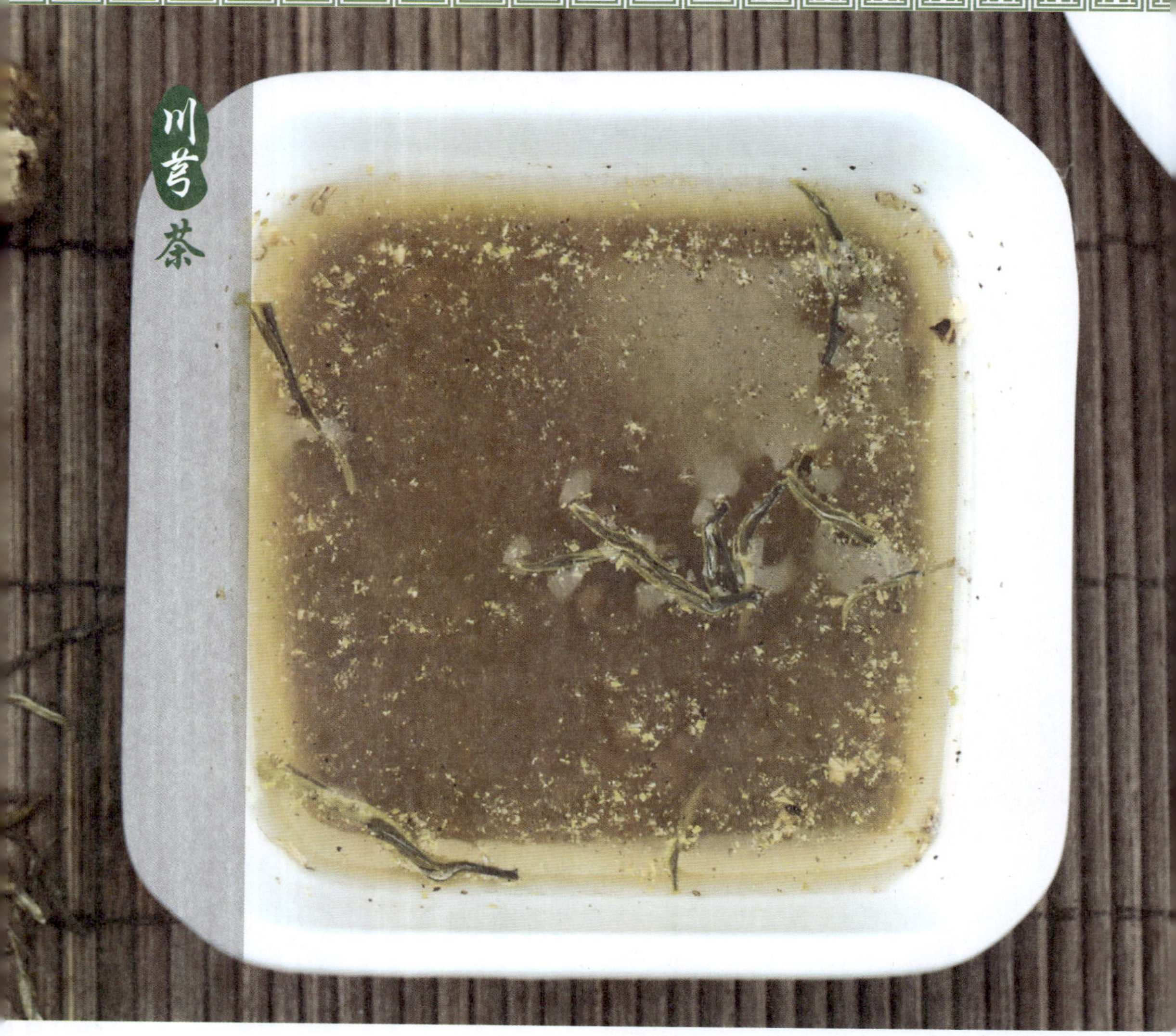

川芎茶

主治风寒头痛，或偏正头痛，伴肢体酸痛。

做法
① 将川芎研磨为细末。
② 加入茶叶（茶末亦可）搅拌均匀。
③ 加入沸水冲泡5分钟。

用法 饮服。

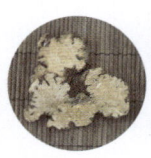

川芎 3克

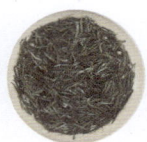

茶叶 6克

主治风热头胀痛。

做法

①取少量牛蒡子、菊花、川芎一起放入锅中。

②在锅中加入清水煎煮,取其汁液。

用法 代茶饮,每日2次。

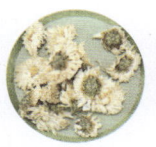 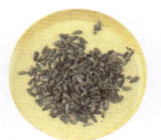 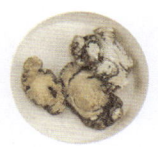

菊花 10克　　牛蒡子 15克　　川芎 15克

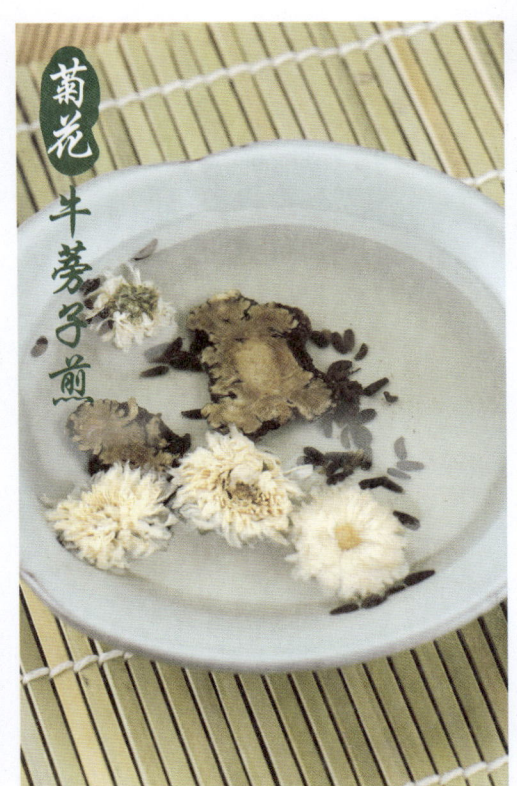

菊花牛蒡子煎

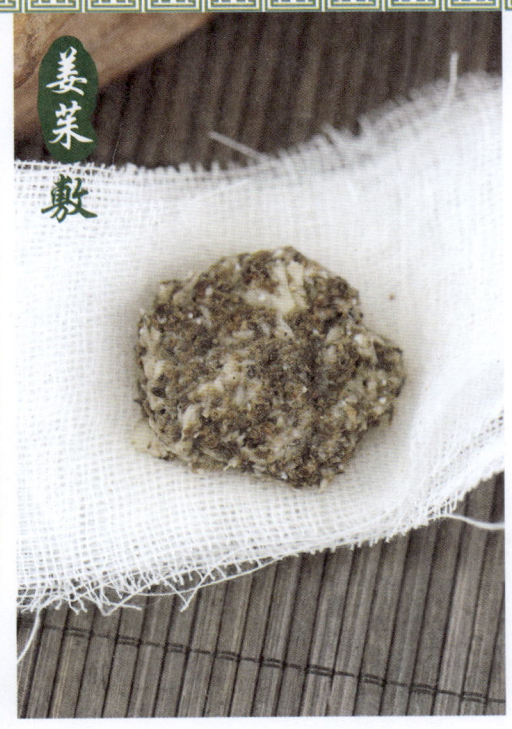

姜茱敷

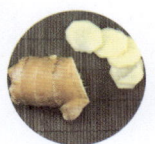 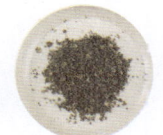 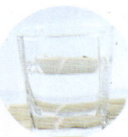

生姜 30克　　吴茱萸 15克　　白酒适量

主治风寒头痛,痛及项背者。

做法

①将生姜捣烂成泥。

②将吴茱萸和生姜泥一起放入铁锅内炒热,摊在纱布上。

③滴入适量白酒调成稀糊状。

用法 趁热将调好的药糊敷于两足涌泉穴。

咳嗽

咳嗽是指肺失宣降，肺气上逆，发出咳声或咳吐痰液的一种肺系病症。咳嗽既是肺系疾病的一个主要症状，又是具有独立性的一种疾患。历代将有声无痰称为咳，有痰无声称为嗽，有痰有声称为"咳嗽"。相当于现代医学的上呼吸道感染、急慢性支气管炎、支气管扩张、肺炎等疾病所见的咳嗽。

外感咳嗽辨证分型

风寒型
症见咳痰稀薄色白，流清涕。

风热型
症见咳痰不爽，痰黏稠或稠黄，咽痛。

燥热型
症见干咳无痰或痰少而黏，痰中带血，口鼻咽干。

内伤咳嗽辨证分型

痰湿犯肺型
症见咳嗽痰多，痰出则憋减咳缓。

痰热壅肺型
症见痰多，咳吐不爽，有热腥味。

肝火犯肺型
症见痰滞咽喉，胸胁胀痛，口干苦。

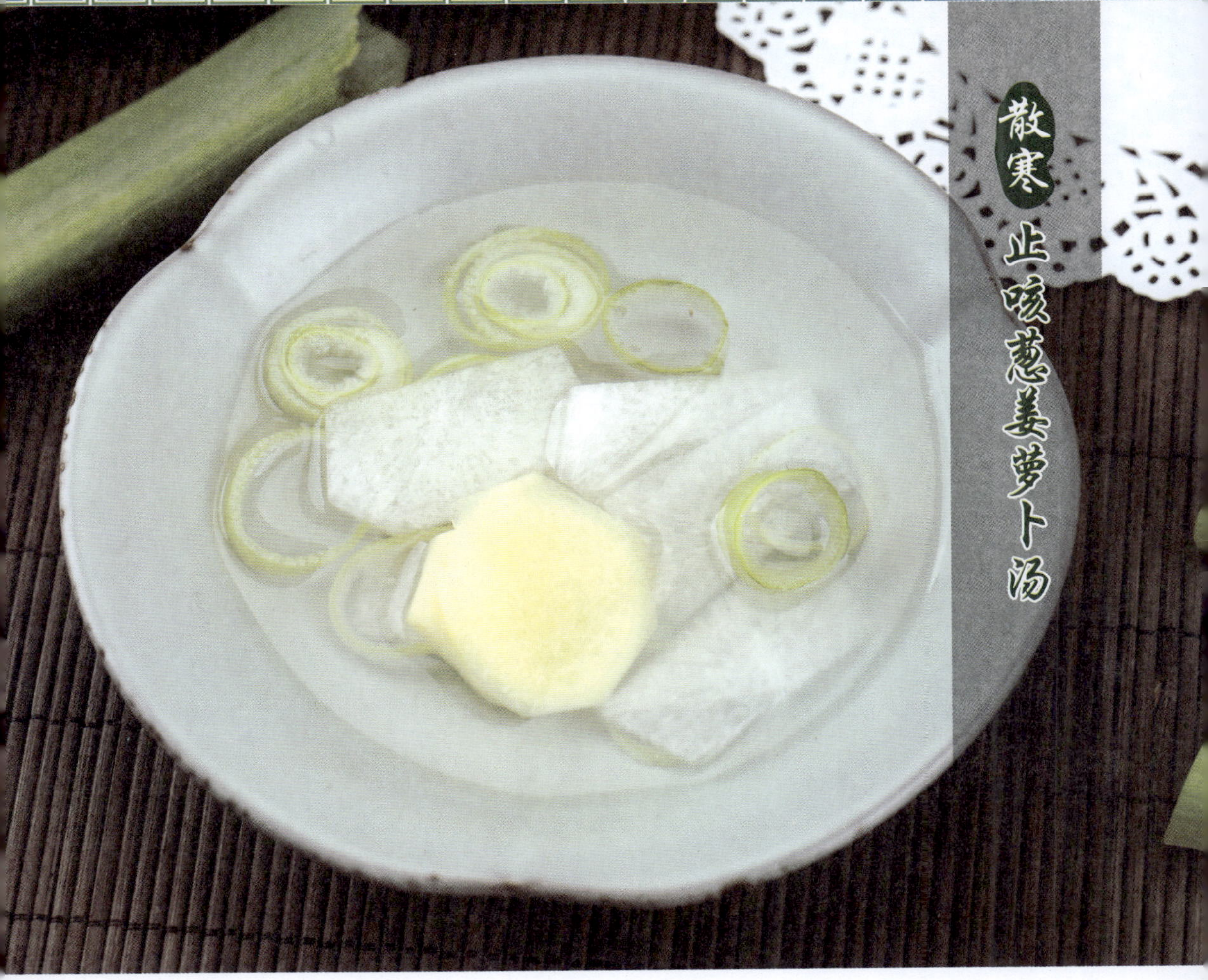

散寒止咳葱姜萝卜汤

主治风寒型咳嗽。

做法
① 将萝卜用清水洗净。
② 将萝卜放入锅中，放入3碗水。
③ 将萝卜煮熟，再在锅中放入葱白和姜。
④ 煎至剩1碗汤。

用法 每次服用时，将汤和汤内食物全部服用完。

症见 恶寒发热，咳痰稀薄色白，流清涕，身倦酸痛。

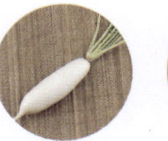 萝卜1个
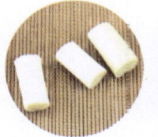 葱白6根
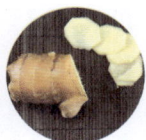 生姜15克

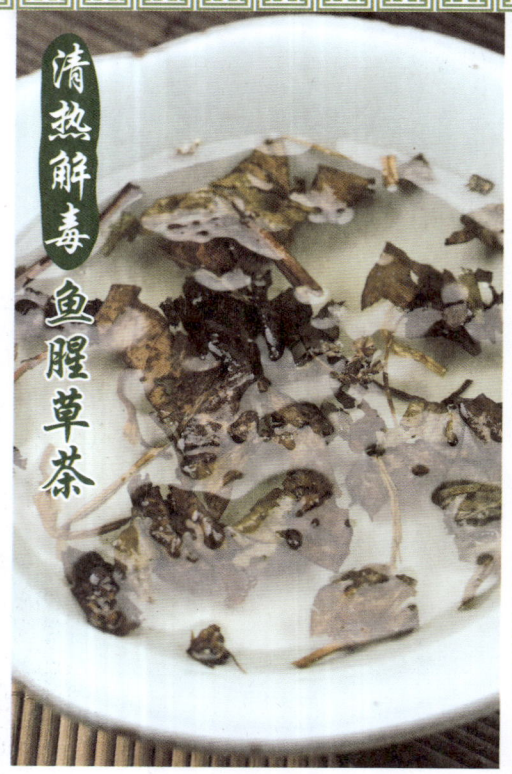

清热解毒 鱼腥草茶

主治热毒壅肺型咳嗽。

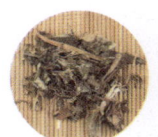

鱼腥草 32克　冰糖适量

做法
①将鱼腥草放入锅中。
②加入清水煎煮，取其汁液。
用法　加入冰糖调味代茶饮。
症见　高热不退，烦躁不安，口渴喜饮，舌苔黄腻，脉数者。

主治燥热型咳嗽。

做法
①将经霜的冬瓜皮用清水洗净。
②将冬瓜皮切成细丝。
③将冬瓜皮丝置于保温杯中，加入适量沸水冲泡，盖闷15分钟。
用法　调入蜂蜜，饮服，分次代茶饮。
症见　秋燥干咳无痰，咽喉燥痛。

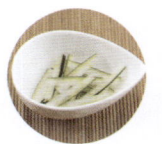 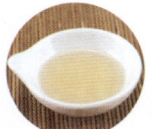

冬瓜皮 15克　蜂蜜 20克

润燥止咳 冬瓜蜜茶

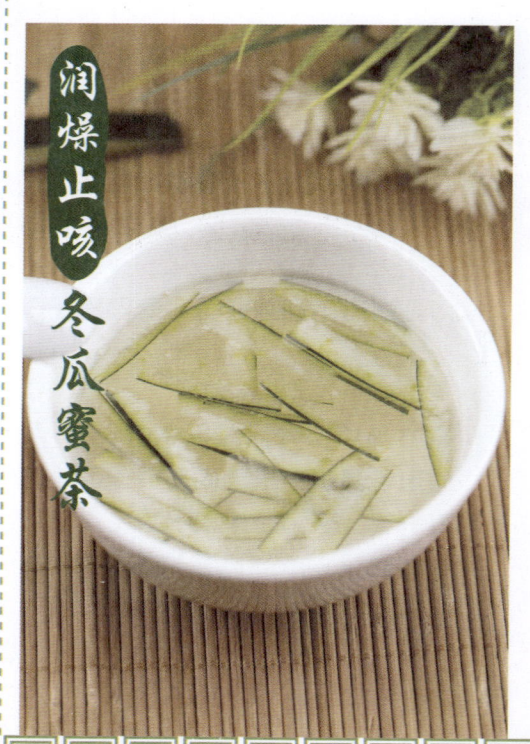

疏风止咳 桑菊杏仁茶

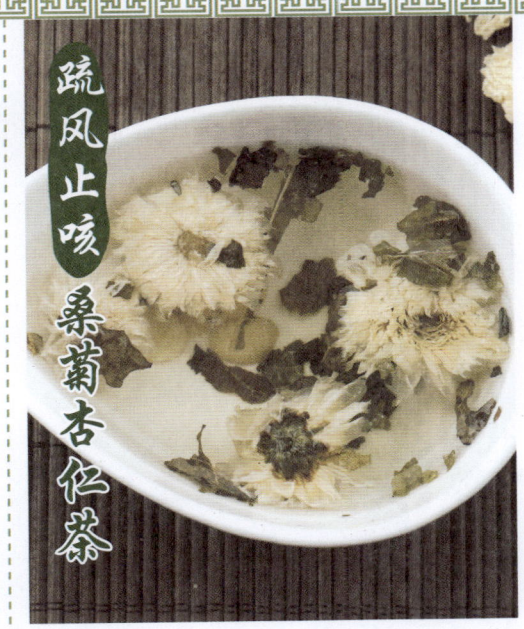

主治风热型咳嗽。

做法
①将桑叶、菊花、杏仁一起放入锅中。
②锅中加入清水煎煮。

用法 调入白糖，代茶饮。

症见 发热恶风，咽痛喉燥。

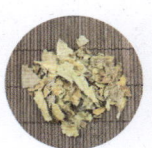 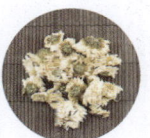
桑叶 10克　菊花 10克

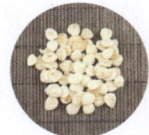 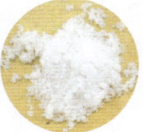
杏仁 10克　白糖适量

止咳 梨粥

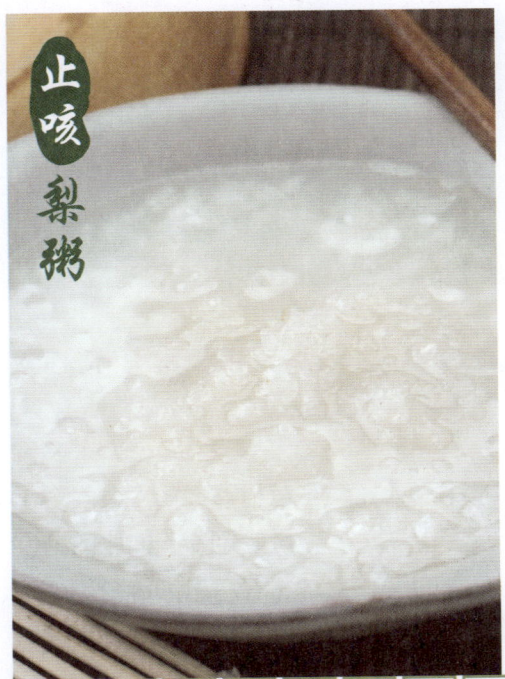

主治风热型咳嗽。

做法
①雪梨用清水洗净去掉果核；粳米淘洗干净。
②将雪梨捣碎成泥，绞取汁。
③在锅中加入清水、粳米熬粥。
④待粥将熟，加入雪梨汁。

用法 趁热食用。

症见 咳痰不爽，咽痛。

 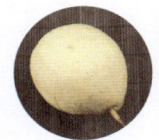
粳米 60~100克　雪梨 3个

润肺止咳 花生甜杏泥

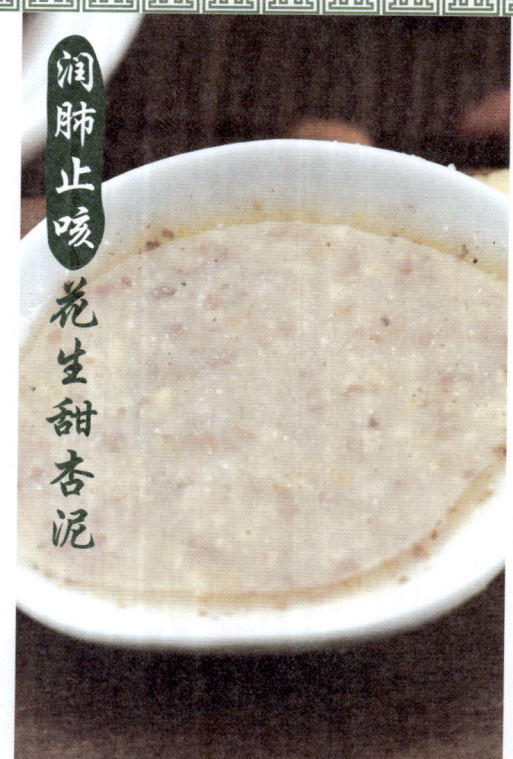

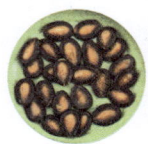

西瓜子适量

主治咳嗽日久不愈者。

做法
①将西瓜子剥开,取其仁放入锅中,如图1。
②在锅中加入清水浓煎。

用法 直接服食。

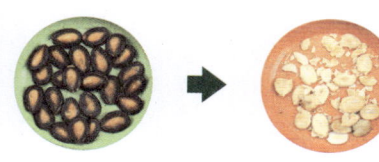

图1

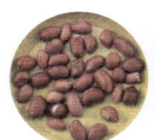 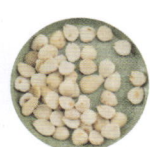 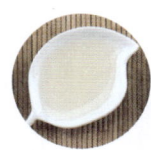

花生仁 15克　　甜杏仁 15克　　蜂蜜适量

主治肺阴不足型咳嗽。

做法
①将花生仁、甜杏仁一起捣烂成泥。
②在花生仁、甜杏仁泥中调入蜂蜜。

用法 每次取10克,加入开水冲服,早饭前、晚饭后服用。

症见 久咳气短,干咳少痰。

久咳 西瓜仁煎

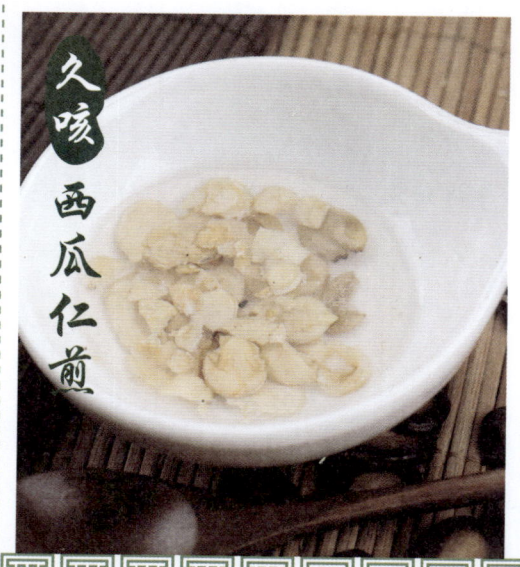

主治肺阴亏耗型咳嗽。

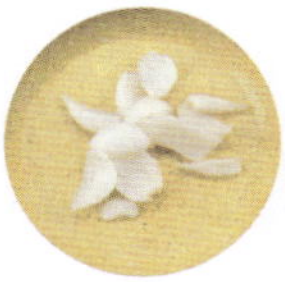

做法

①将百合放入碗中,加入清水浸泡12小时。
②将碗中的百合和水倒入锅中,并以小火煮至极烂。
③将雪梨去皮核榨成汁。
④将雪梨汁和蜂蜜一起加入锅中,与百合一起熬成浓液。
⑤将浓液装入瓦罐中保存。

用法 早晚各服用1汤匙,将浓液用开水冲开,温饮。

症见 干咳,痰中带血,声音嘶哑,口干。

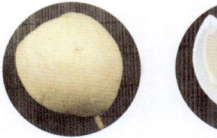
百合 250克　　雪梨 4个

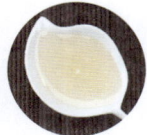
蜂蜜 250克

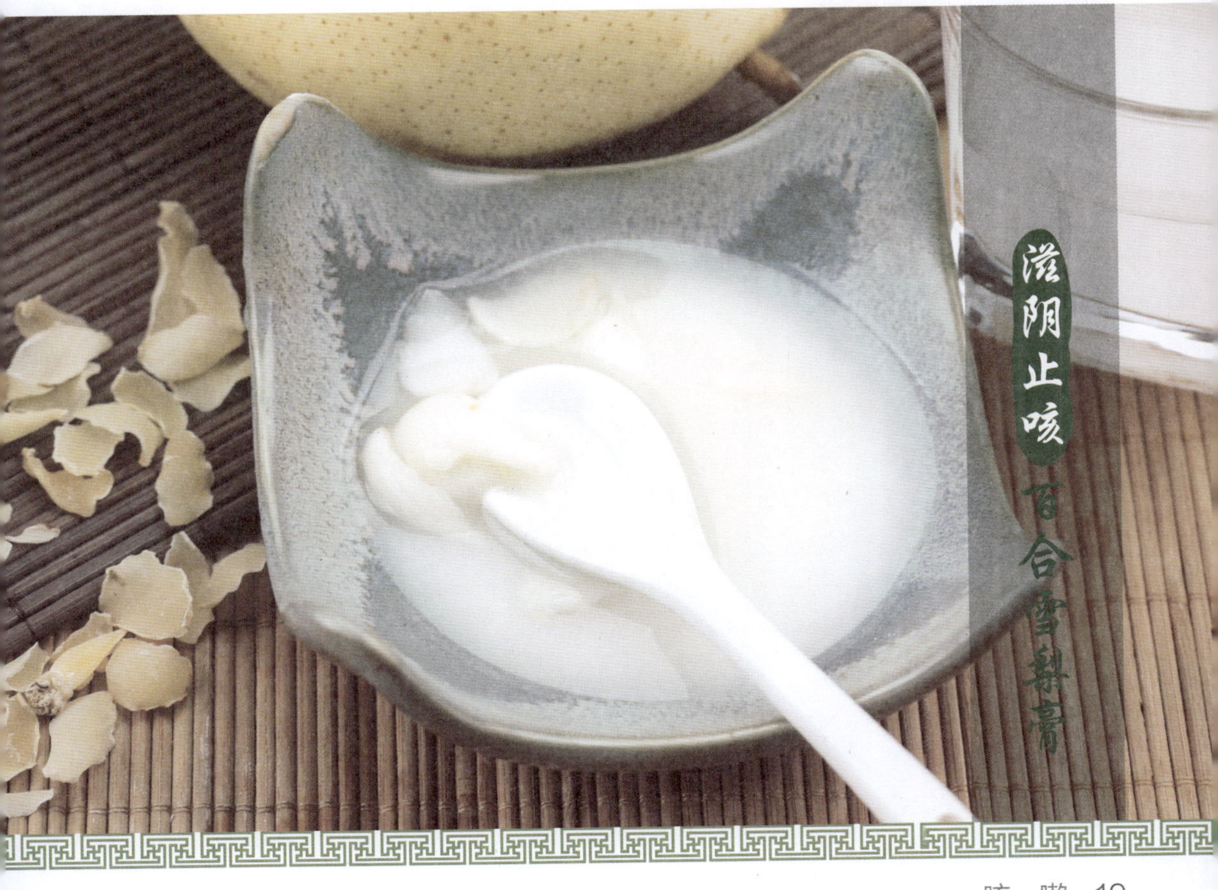

滋阴止咳　百合雪梨膏

失 眠

失眠，中医称为"不寐"，是因为阳不入阴所引起的以经常不易入睡为特征的病症。轻者入睡困难，有睡而易醒，有醒后不能再睡，亦有时睡时醒等，严重者甚至整夜不能入睡。相当于现代医学上的神经官能症、更年期综合征等。

辨证分型

心脾两虚型
症见入睡后易醒，醒后不易再睡，气短食少。

阴虚火旺型
症见心烦失眠，不易入睡，伴有心悸，口舌溃烂，夜里口干。

胆虚肝旺型
症见入睡后易惊醒，平时善惊，易怒常叹息。

刮痧治疗

治疗方法

将刮痧板沿足太阳膀胱经走行，自上而下由天柱穴刮拭至肾俞穴，重点加强天柱、风门、肺俞、厥阴俞、心俞、膈俞、肝俞、胆俞、脾俞、胃俞、肾俞穴的刮拭。

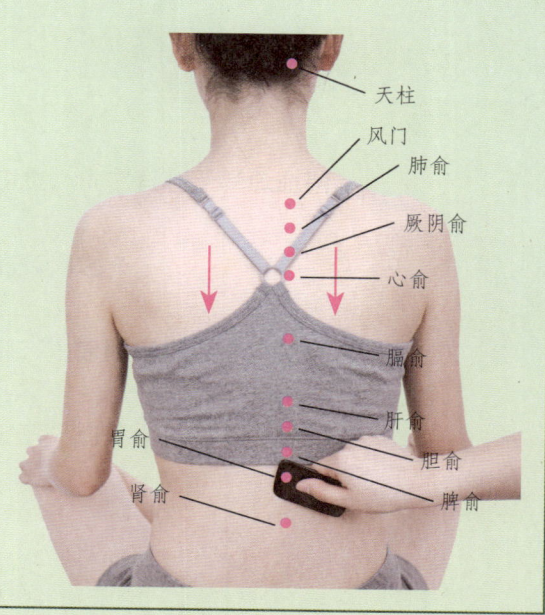

天柱　风门　肺俞　厥阴俞　心俞　膈俞　肝俞　胆俞　脾俞　胃俞　肾俞

主治失眠，血虚心悸，失眠盗汗，老人及产后妇女的肠燥便秘等。

做法
① 将柏子仁放入锅中炒香。
② 将炒过的柏子仁轻轻捣破。
③ 用沸水冲泡柏子仁，加盖闷5分钟。
用法 代茶饮，每日1次，随量饮之。

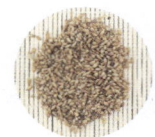

柏子仁 15克

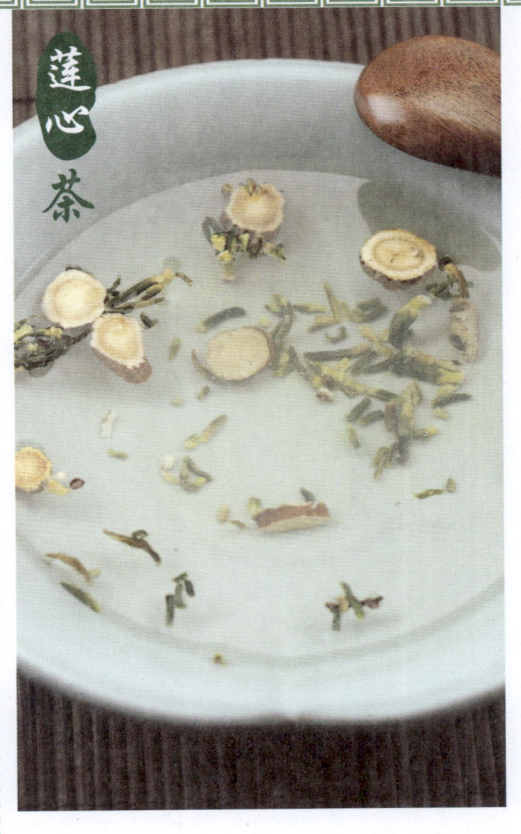

莲心茶

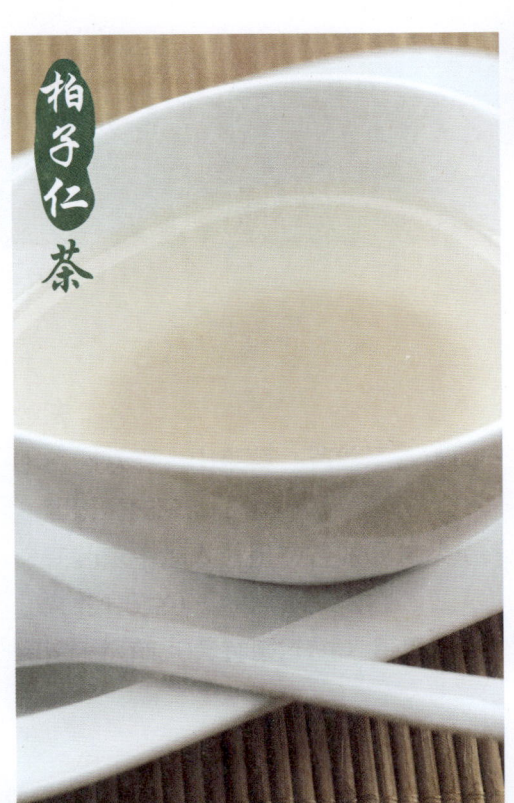

柏子仁茶

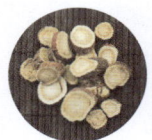 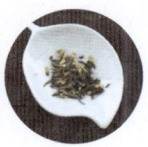

甘草 3克　　莲心 2克

主治失眠。

做法
① 将莲心、甘草一起放入碗中。
② 在碗中加入沸水冲泡。
用法 代茶饮，每日数次。
症见 心火内积所致的烦躁不眠。

百合银耳羹

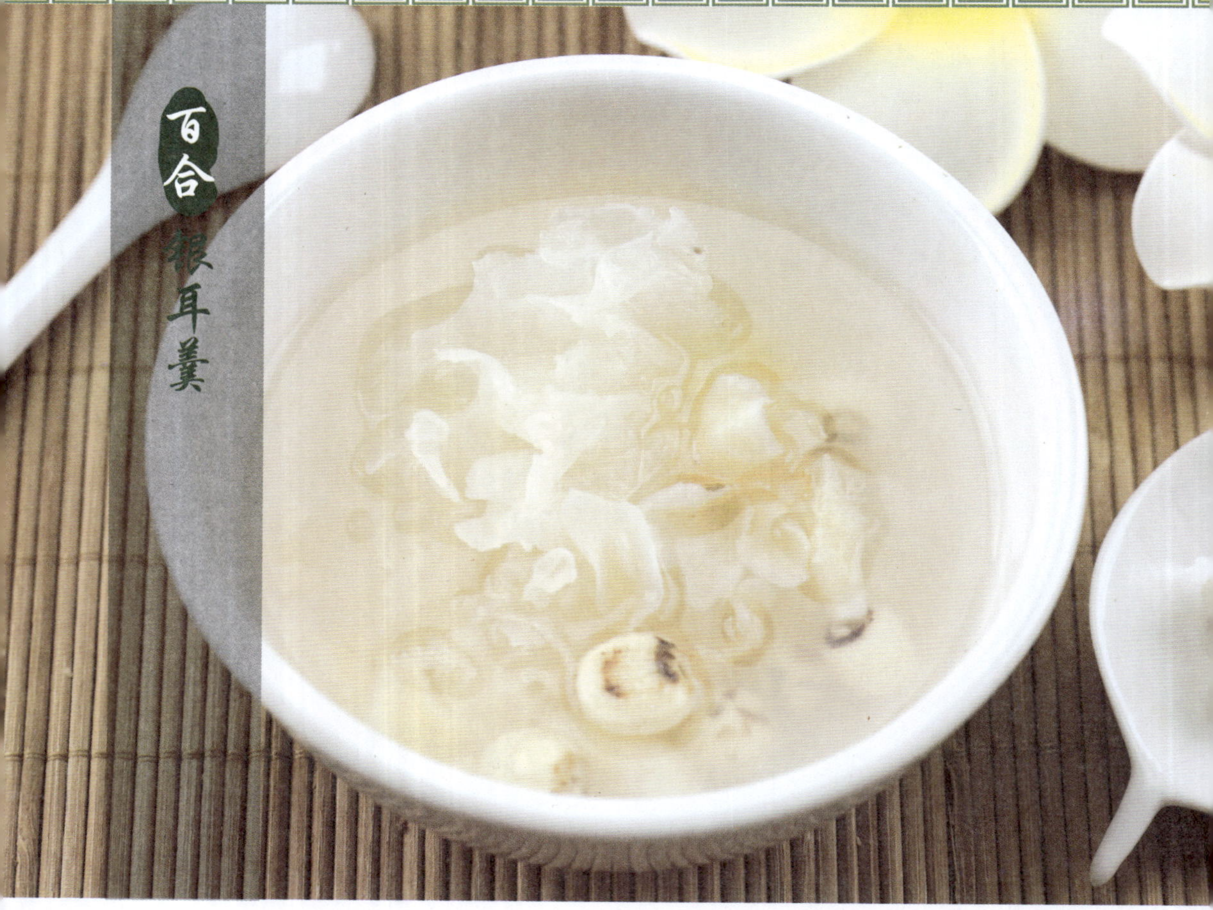

主治失眠。

做法
① 将银耳泡发去蒂并用清水洗净。
② 将百合、莲子一起放入锅中，加水煎煮。
③ 待水沸腾后加入银耳，以小火煨至汤汁稍黏。

用法 加入冰糖调味，每日1次，连服数日。

症见 健忘，心悸等。

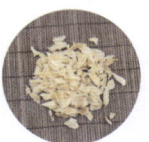 百合 50克

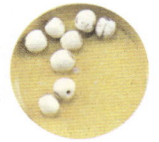 去心莲子 50克

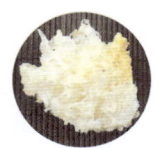 银耳 25克

 冰糖 50克

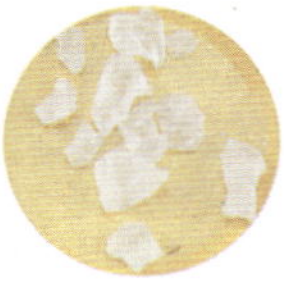

主治各型失眠，神经衰弱症。

做法

①将五味子用清水浸泡12小时。

②将五味子煮烂，去掉残滓，浓缩成膏。

③膏中加入蜂蜜。

④将此膏放入瓶中贮存。

用法 每次服用20毫升，每日2～3次，连服数月。

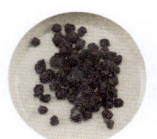 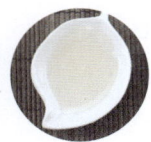

五味子 250克　　蜂蜜适量

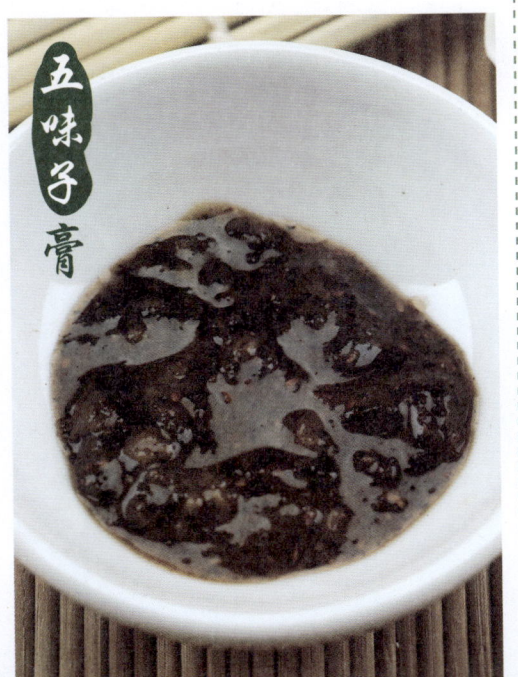

五味子膏

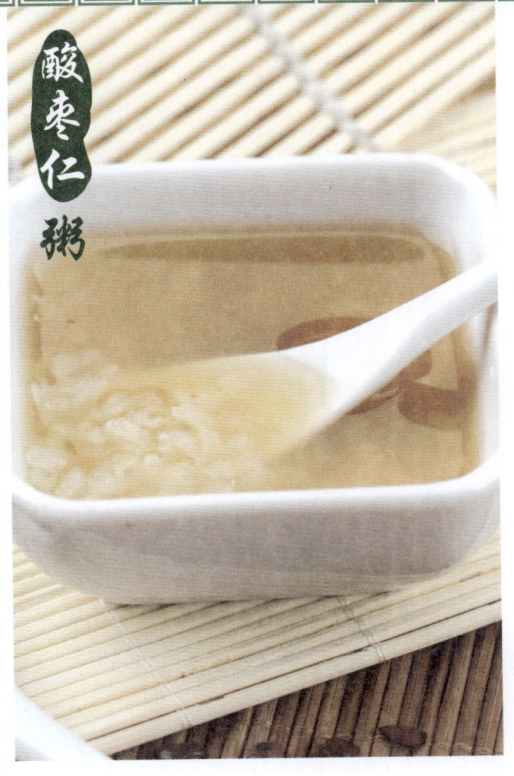

酸枣仁粥

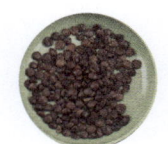 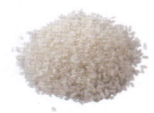

酸枣仁 50～100克　　粳米 100～150克

主治心神不宁。

做法

①将酸枣仁捣碎，煎取浓汁。

②在锅中加入粳米、酸枣仁汁煮为粥。

用法 加入白糖调味，早晚空腹服食。

症见 易受惊恐，心悸不宁，坐卧不安。

自汗、盗汗

自汗是指白天既不因为活动劳累，又不因为天热及穿衣过暖和服用发散药物等因素而自然出汗的表现。多因营卫不和、热炽阳明、暑伤气阴、气虚阳虚等引起，可见于外感六淫或内伤杂病，前者多为实证，后者多为虚证。实证自汗包括：营卫不和自汗、风热自汗、风湿自汗、湿温自汗、暑热暑湿自汗、内热自汗、郁热自汗、瘀阻自汗。虚证自汗包括：气虚自汗、阳虚自汗、亡阳自汗、气阴大伤之脱汗、血虚自汗、气阴两虚自汗、气虚湿郁自汗。

盗汗是中医的一个病症名，是以入睡后汗出异常，睡醒后汗泄即止为特征的一种病征。"盗"有偷盗的意思，古代医家用盗贼每天在夜里鬼祟活动来形容该病症，即每当人们入睡或刚一闭眼将入睡之时，汗液像盗贼一样偷偷地泄出来。

辨证分型

肺卫不固型
症见汗出恶风，体倦乏力，面色少华。

营卫不和型
症见汗出恶风，时寒时热。

湿热郁蒸型
症见蒸蒸汗出，汗液易黏，烦躁，口苦，尿黄。

阴虚火旺型
症见夜寐盗汗，五心烦热。

> 主治阴虚型盗汗。

做法

① 将大蒜捣烂成泥。
② 将大蒜泥与瓜蒌一起放入锅中。
③ 在锅中加入清水煎煮。

用法 每日1~2次。

症见 烦渴，五心烦热。

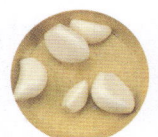 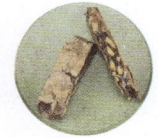

大蒜 100克　　瓜蒌 1个

五味枸杞茶

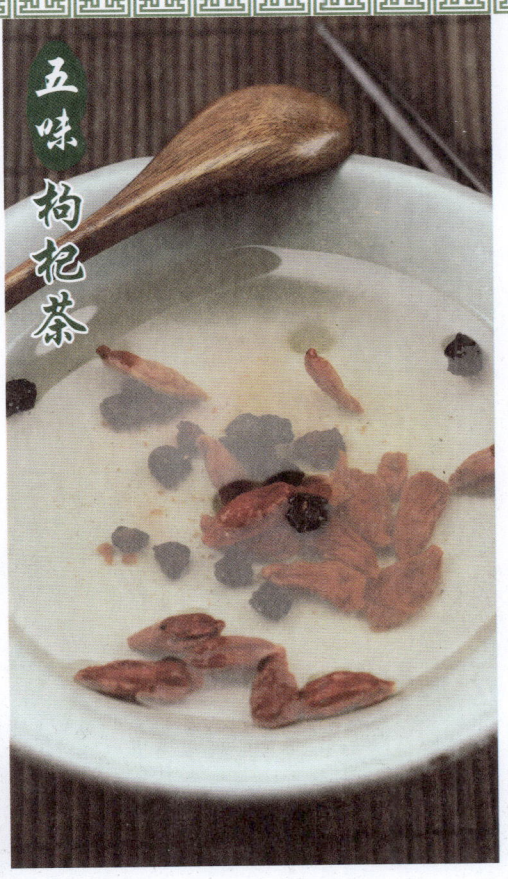

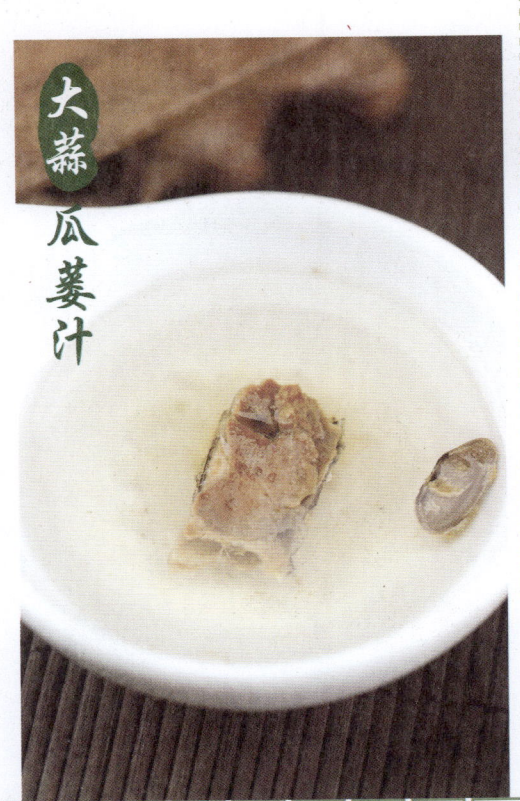

大蒜瓜蒌汁

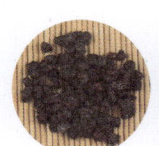 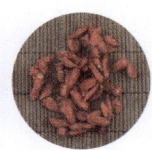

五味子 5克　　枸杞子 5克

> 主治肾虚自汗、盗汗，伴腰膝酸软。

做法

① 将五味子和枸杞子一起放入茶杯中。
② 在茶杯中加入沸水冲泡。

用法 代茶饮。

参芪 木草汤

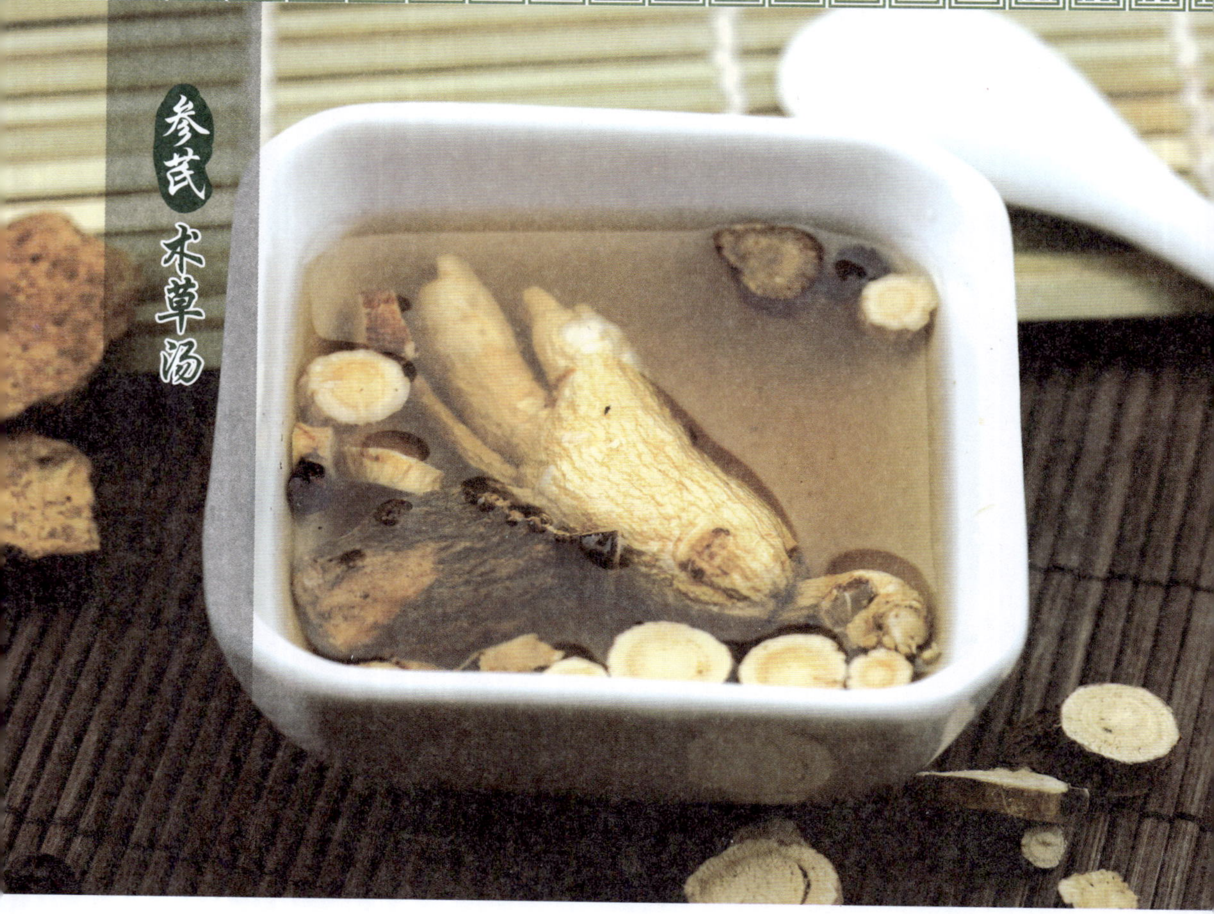

主治自汗，阳气虚弱，肺卫不固型。

做法

①将人参、白术、黄芪、甘草、五味子一起放入锅中。

②在锅中加入清水煎煮。

用法 每日1剂，1日2次。

症见 汗出恶风，体倦乏力，面色少华。

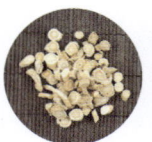 黄芪 50克

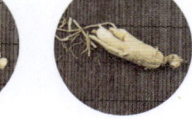 人参 10克

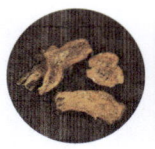 白术 15克 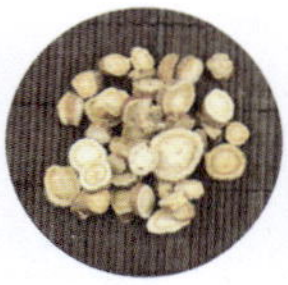 甘草 5克 五味子 15克

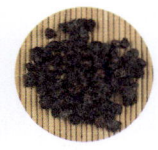

主治阴虚型盗汗。

做法
①将牡蛎、生地、黄芪一起放入锅中。
②在锅中加入清水煎煮。

用法 每日1剂，1日2次。

症见 夜寐汗出，五心烦热。

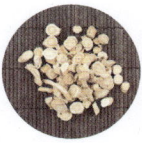 黄芪 15克
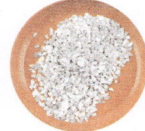 牡蛎 30克
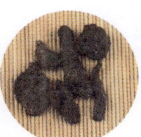 生地 20克

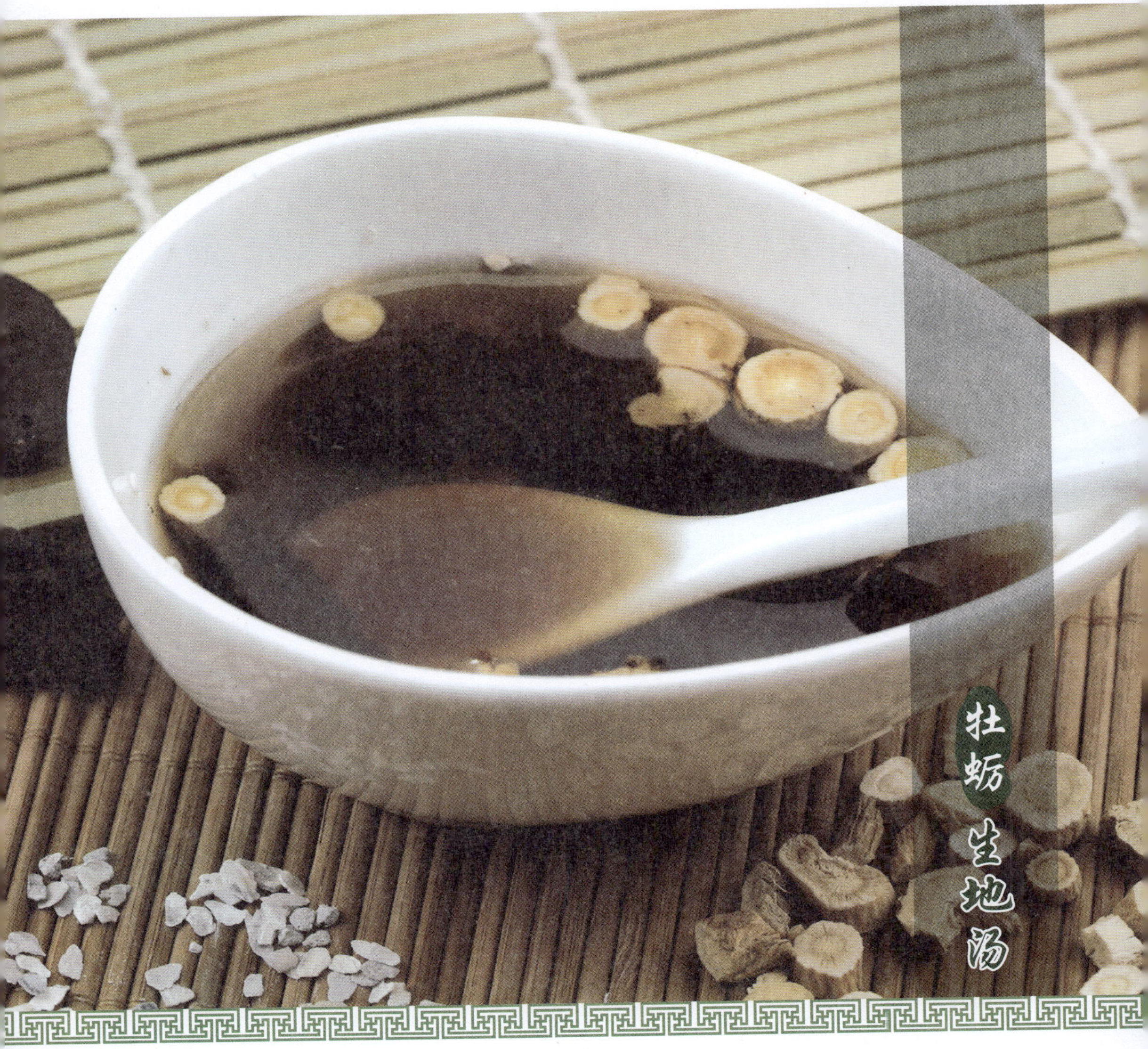

牡蛎生地汤

水 肿

水肿是由于肺失通调、脾失转输、肾失开合、膀胱气化不利，导致体内水液潴留，泛滥肌肤，表现以头面、眼睑、四肢、腹背甚至全身浮肿为特征的一类病症。相当于西医的急、慢性肾小球肾炎，肾病综合征，充血性心力衰竭，内分泌失调以及营养障碍等疾病所出现的水肿。

辨证分型

风水泛滥型

症见眼睑水肿，继之四肢及全身水肿，来势迅速，兼见恶寒，肢节酸楚，咳嗽，舌苔薄白，风热型伴咽喉红肿疼痛，舌质红。

湿毒浸淫型

症见眼睑水肿，延及全身，身发疮痍，甚则溃烂，舌质红，苔薄黄，或见恶风发热，小便不利。

水湿浸渍型

症见全身水肿，按之没指，小便短少，舌苔白腻，兼见身体困重，胸闷纳呆，泛恶。

湿热壅盛型

症见遍体水肿，皮肤绷紧光亮，烦热口渴，舌苔黄腻，兼见胸脘痞闷，小便短赤或大便干结。

脾阳虚衰型

症见身肿，腰下为甚，按之凹陷不起，舌质淡，苔白腻或白滑，兼见面色萎黄，脘腹胀闷，纳呆便溏，神倦肢冷，小便短少。

肾气衰微型

症见面浮身肿，腰下为甚，按之凹陷不起，腰部冷痛酸重，尿量减少或多尿，舌淡胖，苔白，兼见心悸，气促，神疲，怯寒肢冷，面色白或灰滞。

主治水湿浸渍型水肿。

做法
①将蚕豆放入清水中浸泡。
②剥下蚕豆壳,置于阳光下晒干。
③将蚕豆壳炒焦,放入杯中。
④在杯中加入沸水冲泡。
用法　代茶饮,每日1次。
症见　全身水肿,小便不利,胸闷,泛恶。

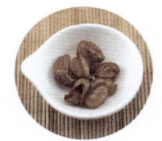
蚕豆壳 30克

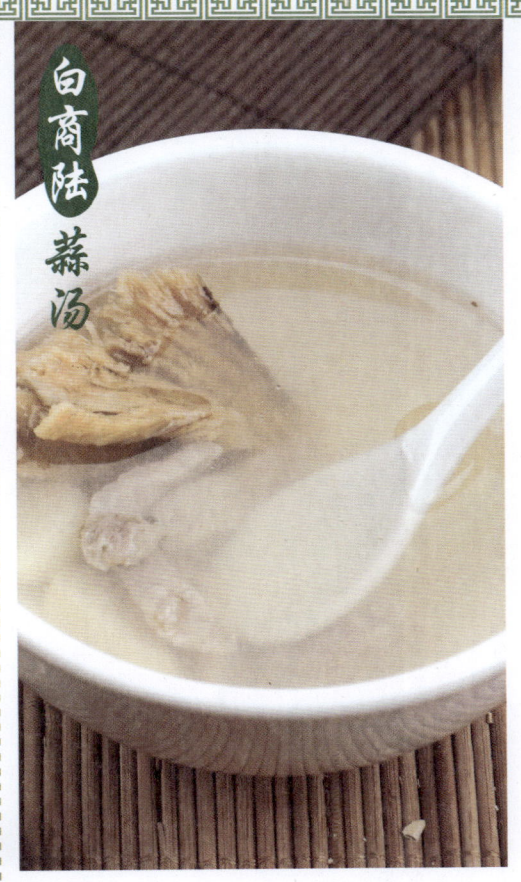
白商陆蒜汤

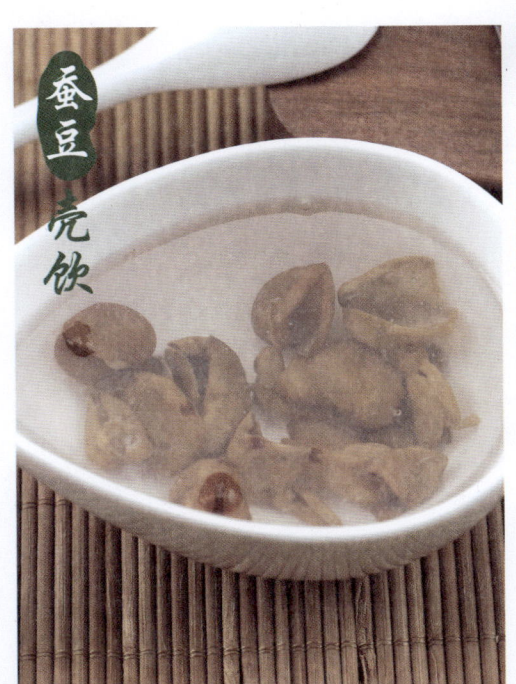
蚕豆壳饮

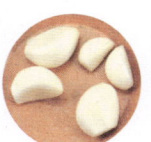 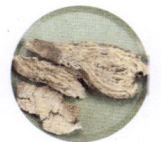 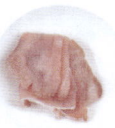
大蒜 30克　　白商陆 3克　　猪肉 15克

主治脾阳虚衰型水肿。

做法
将白商陆、大蒜和猪肉一起放入锅中煎汤。
用法　加入白糖调味,趁热食用。

贫 血

贫血是指血液亏虚，脏腑、经络、形体失养，以面色淡白或萎黄，唇舌爪甲色淡，头晕眼花，心悸多梦，手足发麻，妇女月经量少、色淡、后延或经闭，脉细等为常见症候。

辨证分型

脾气虚弱型

症见面色萎黄或㿠白，神疲乏力，纳少便溏，舌质淡，苔薄腻，脉细。

气血两亏型

症见面色苍白，倦怠无力，头晕心悸，少气懒言，舌质淡胖，苔薄，脉濡细。

宜食食物

红枣

红枣，又名大枣。红枣维生素的含量非常高，有"天然维生素丸"的美誉，具有滋阴补阳，补血之功效。红枣是血虚时补血的首选食物。

红糖

红糖是指带蜜的甘蔗成品糖。将甘蔗榨汁，浓缩后形成的带蜜糖即是红糖。红糖按结晶颗粒不同，可以分为赤砂糖、红糖粉、碗糖等。红糖因为没有经过高度精炼，所以几乎保留了甘蔗汁中的全部成分，具有良好的补血功效。

菠菜

菠菜又叫鹦鹉菜，被古代阿拉伯人称为"蔬菜之王"。菠菜营养丰富，茎叶柔软滑嫩、味美色鲜，含有大量的植物粗纤维。除此之外，菠菜还含有丰富的维生素C、钙、磷及维生素E等有益成分，对血虚者补血有良好的效果。

> 主治血虚型贫血。

做法

① 将桂圆肉与桑葚一起放入锅中。

② 在锅中加入清水煎煮,滤掉残渣,取其药汁。

③ 将糯米与药汁一起放入锅中熬粥。

用法 调入蜂蜜,趁热服食。

症见 面色苍白,头晕心悸。

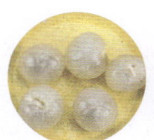
桂圆肉 15 克

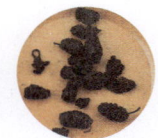
桑葚 30 克

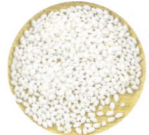
糯米 100 克

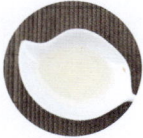
蜂蜜适量

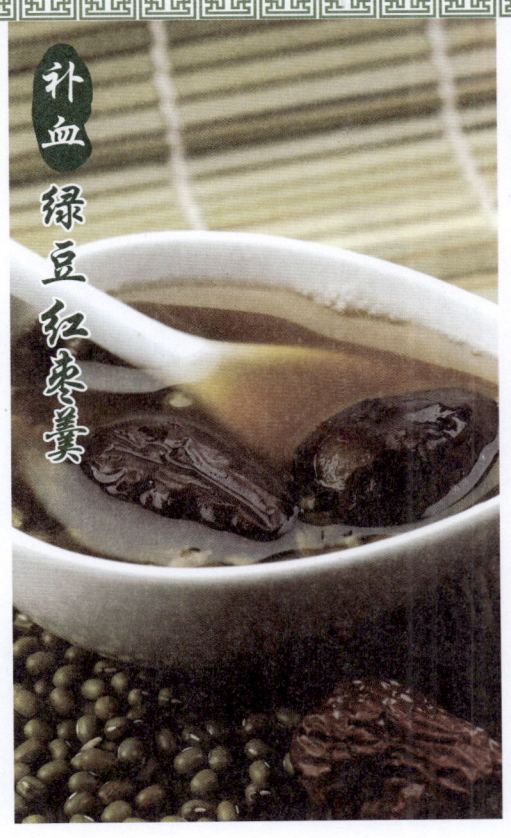

补血 绿豆红枣羹

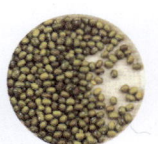
绿豆 50 克

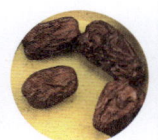
红枣 10 枚

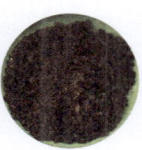
红糖适量

> 主治缺铁性贫血。

做法

① 将绿豆、红枣放入锅中熬煮。

② 待煮至黏稠状时,在锅中加入红糖,再煮1~2沸。

用法 趁热服用。

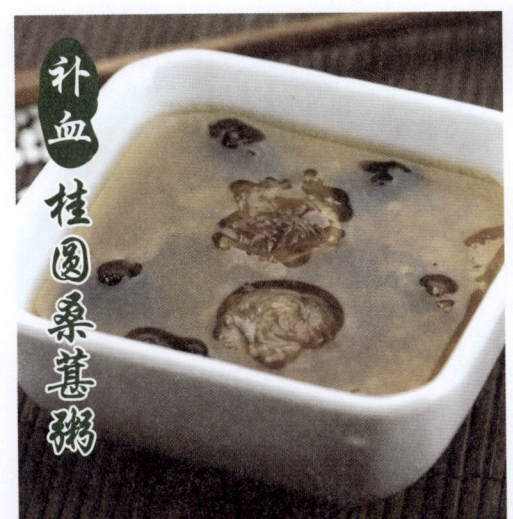

补血 桂圆桑葚粥

贫血 31

补气扶正糕

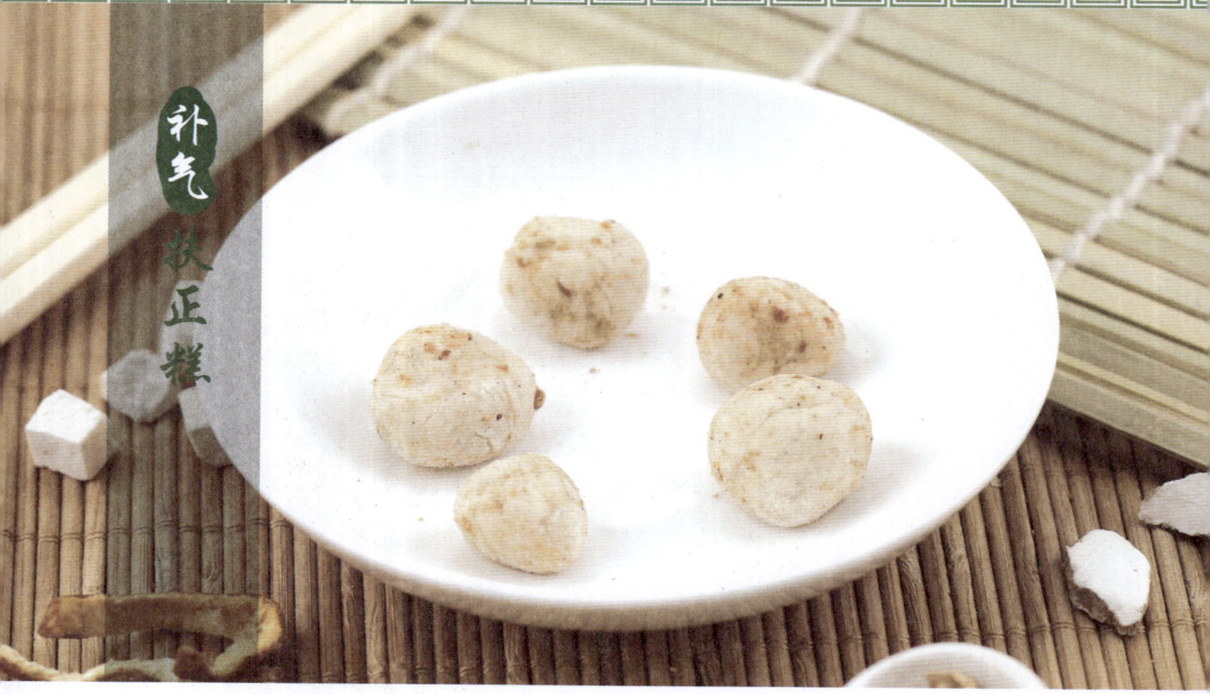

> 主治气虚型贫血。

做法

① 将山药、面粉、白术、茯苓、桂圆肉、党参、陈皮一起磨成细粉。
② 将混合粉末与面混合均匀，并加入适量白糖、清水和成面团。
③ 将面团上笼蒸成糕。
④ 将糕放入烤箱烤干。

用法 随意服食。

症见 倦怠无力，少气懒言，食少纳呆，面色萎黄，大便溏稀。

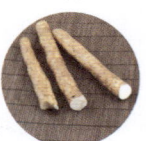
山药 20克

面粉 1000克

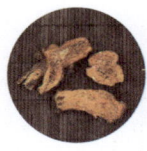
白术 20克

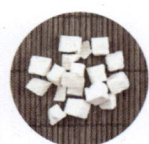
茯苓 20克

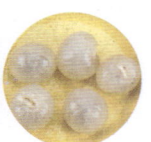
桂圆肉 20克

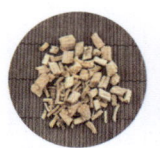
党参 10克

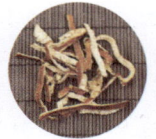
陈皮 10克

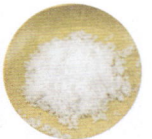
白糖适量

主治气血两亏型贫血。

做法

①将赤小豆用清水泡发；红枣去掉枣核；桂圆去皮和核；糯米用清水淘净后沥干。

②将猪油放入锅中，待猪油烧至四成热时，倒入糯米翻炒。

③在锅中加入赤小豆、红枣、桂圆肉、白糖拌匀，再加入适量清水，以大火煮沸，再翻炒至水干。

④用筷子在饭上戳几个洞，改小火焖20～30分钟。

用法 适量食用。

症见 面色苍白，倦怠无力，头晕心悸，少气懒言。

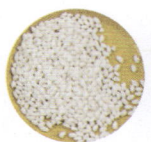
糯米 250克

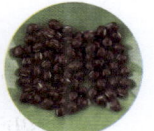
赤小豆 25克

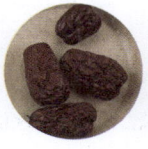
红枣 25克

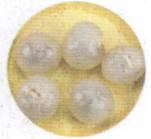
桂圆肉 25克

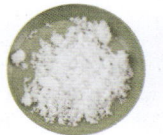
白糖 100克

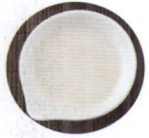
猪油 40克

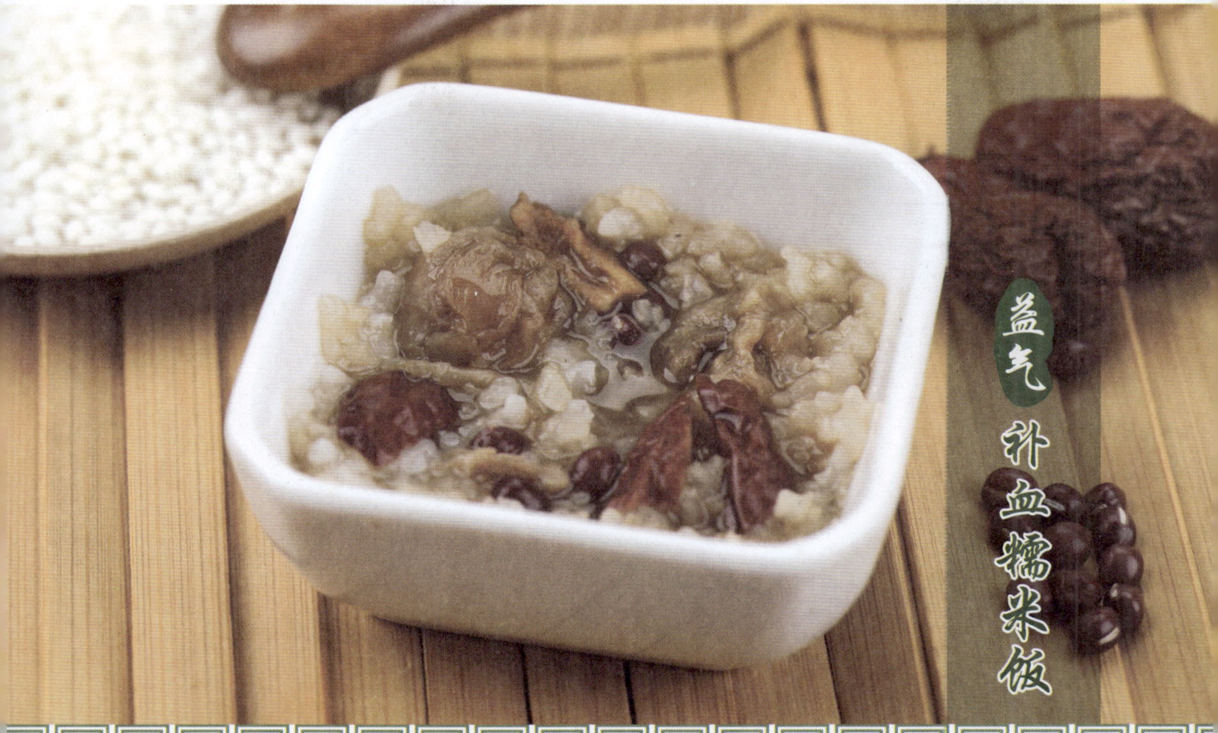

益气补血糯米饭

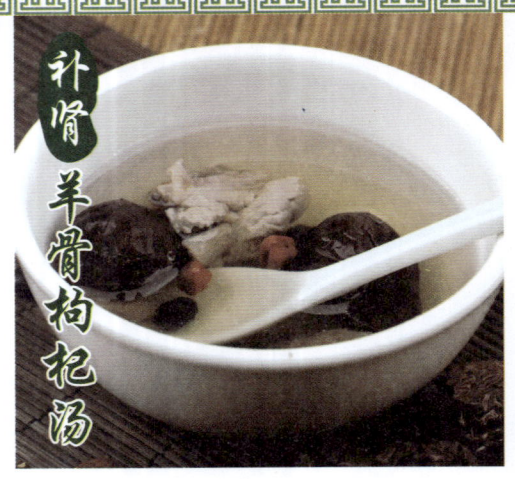

补肾羊骨枸杞汤

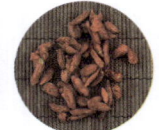
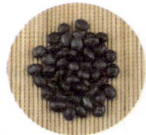
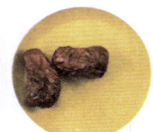

羊骨 250克　枸杞子 15克

黑豆 30克　红枣 10枚

> 主治肾气虚弱型贫血。

做法

①将羊骨敲碎成小块。

②将羊骨、枸杞子、黑豆、红枣一起放入砂锅中加入清水熬煮，并加入调料调味。

用法　隔日1次，可长期服用。

症见　面色㿠白，腰膝酸软，舌质淡，苔薄腻，脉细。

> 主治气血两亏型贫血。

做法

①将黑木耳用清水泡发、洗净，然后干燥，磨成细末。

②红枣煮烂，去掉外皮和枣核。

③将黑木耳末、红枣、白糖一起放入锅中熬煮至黏稠状。

用法　早餐前、晚餐后食用。

症见　面色苍白，倦怠无力，头晕心悸，少气懒言，舌质淡胖，苔薄，脉濡细。

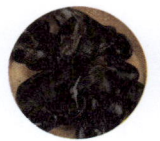
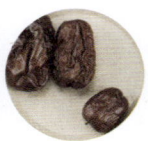
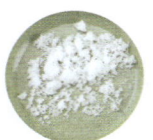

黑木耳 10克　　红枣 50克　　白糖适量

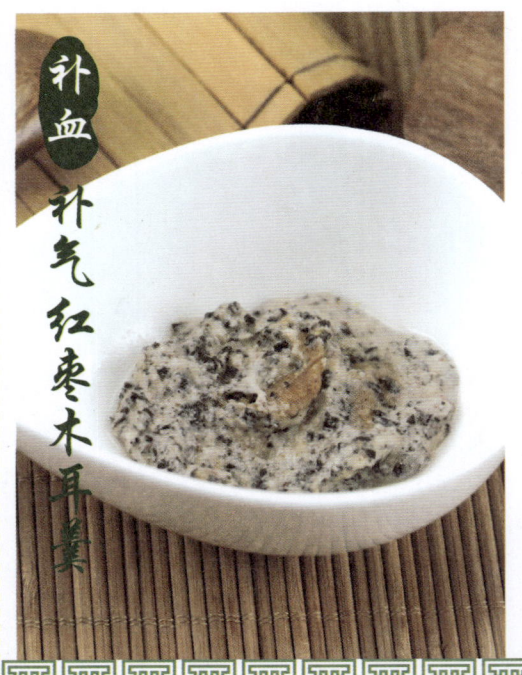

补血补气红枣木耳羹

主治气血两亏型贫血。

做法

①将花生仁洗净，捣碎成泥；粳米淘洗净。

②将花生泥、山药、粳米一起放入锅中熬粥。

③待粥将熟时，加入冰糖稍煮。

用法 可经常食用。

症见 面色苍白，倦怠无力，舌质淡胖，苔薄，脉濡细。

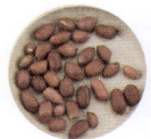 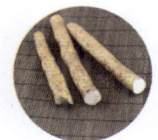

花生仁 50克　山药 15克

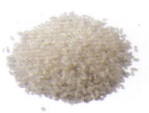 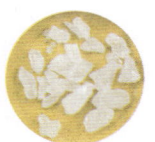

粳米 100克　冰糖适量

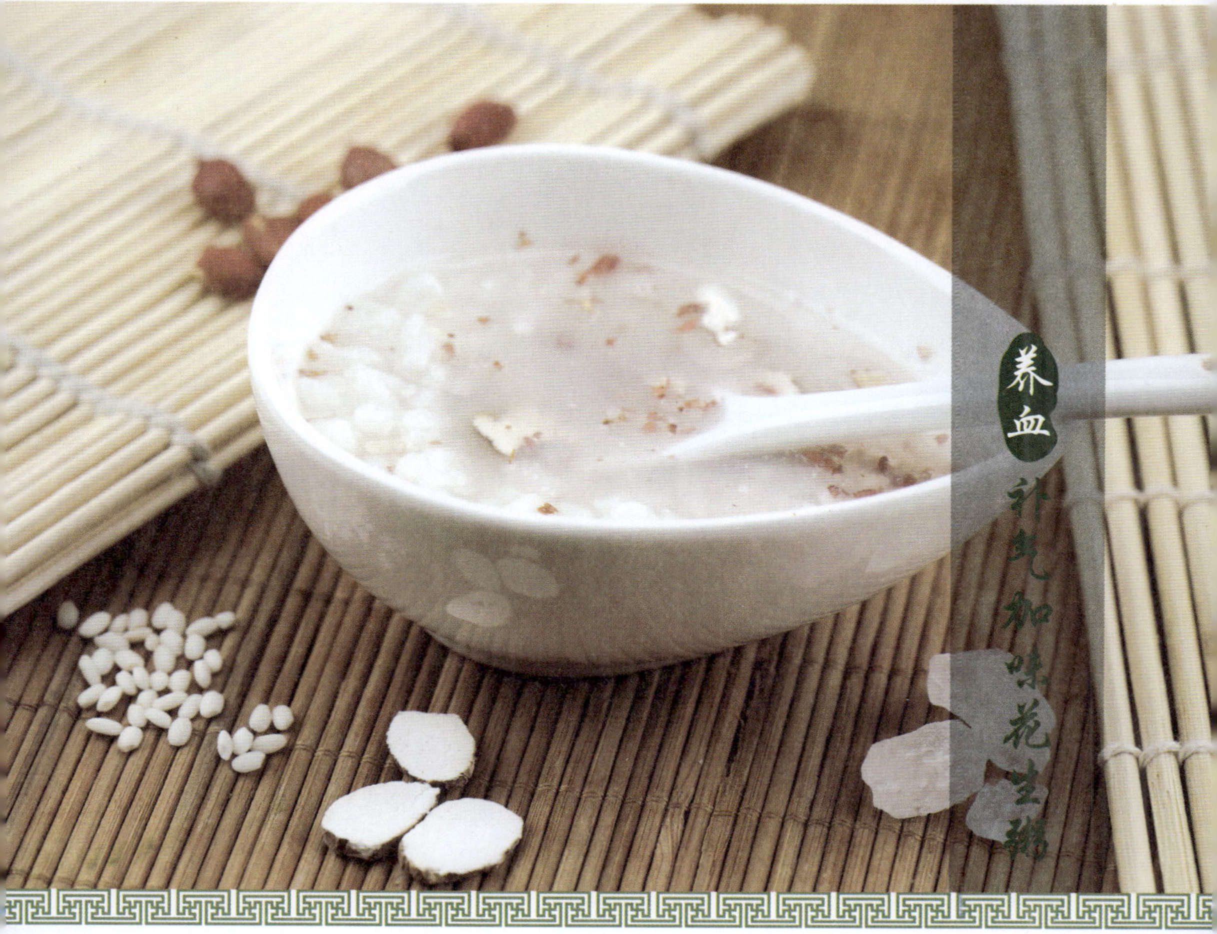

养血补虚加味花生粥

口腔溃疡

口腔溃疡是发生在口腔黏膜上的浅表性溃疡,俗称"口疮"。该病多发生在20~50岁人群中,发病时多伴有便秘、口臭等现象。口腔溃疡的溃疡面呈圆形或卵圆形,中间有凹陷,四周略突起,从米粒大小至黄豆粒大小都有。舌头或牙齿触碰溃疡部位时会有疼痛感,一般1~2周可以自愈。当口腔溃疡呈周期性发作时,被称为"复发性口腔溃疡"。口腔溃疡可一年发病数次,也可以一个月多次发病,甚至新旧病变交替出现。

生活建议

积极治疗口腔溃疡

由于经常在咀嚼、说话时受到舌尖和牙齿触碰的刺激,特别是与牙齿接触的部位,口腔内经久不愈的溃疡,很可能会发生癌变。若是由于存在未拔除的破损牙齿、佩戴不合适或质量不佳的假牙(义齿)、佩戴矫正牙齿的牙套,它们锐利的边缘不断刺激口腔,刮破口腔黏膜而引起的溃疡,不但不会快速痊愈,而且可能会导致溃疡日益严重。因此,经常患口腔溃疡的朋友,要积极地治疗。发生口腔溃疡时,要注意休息,保持口腔清洁,经常用淡食盐水漱口。

合理搭配饮食

患有口腔溃疡的患者应合理搭配饮食,多食用清淡易消化,并且富含高热量、高蛋白的食物,不要食用浓茶、咖啡、韭菜、辣椒、葱、蒜等刺激性食物,戒烟酒。各种新鲜蔬菜和水果中都含有丰富的维生素和矿物质,口腔溃疡患者要尽可能地多吃红黄色和深绿色的果蔬,以补充体内缺乏的维生素。此外,还可以通过食用牛奶、动物肝脏、鸡蛋、小麦胚芽、海产品等食物来补充维生素A、B族维生素、锌等微量元素。口腔溃疡常伴有维生素B_2的缺乏,因此还要适量补充维生素B_2。

莲心栀子汤

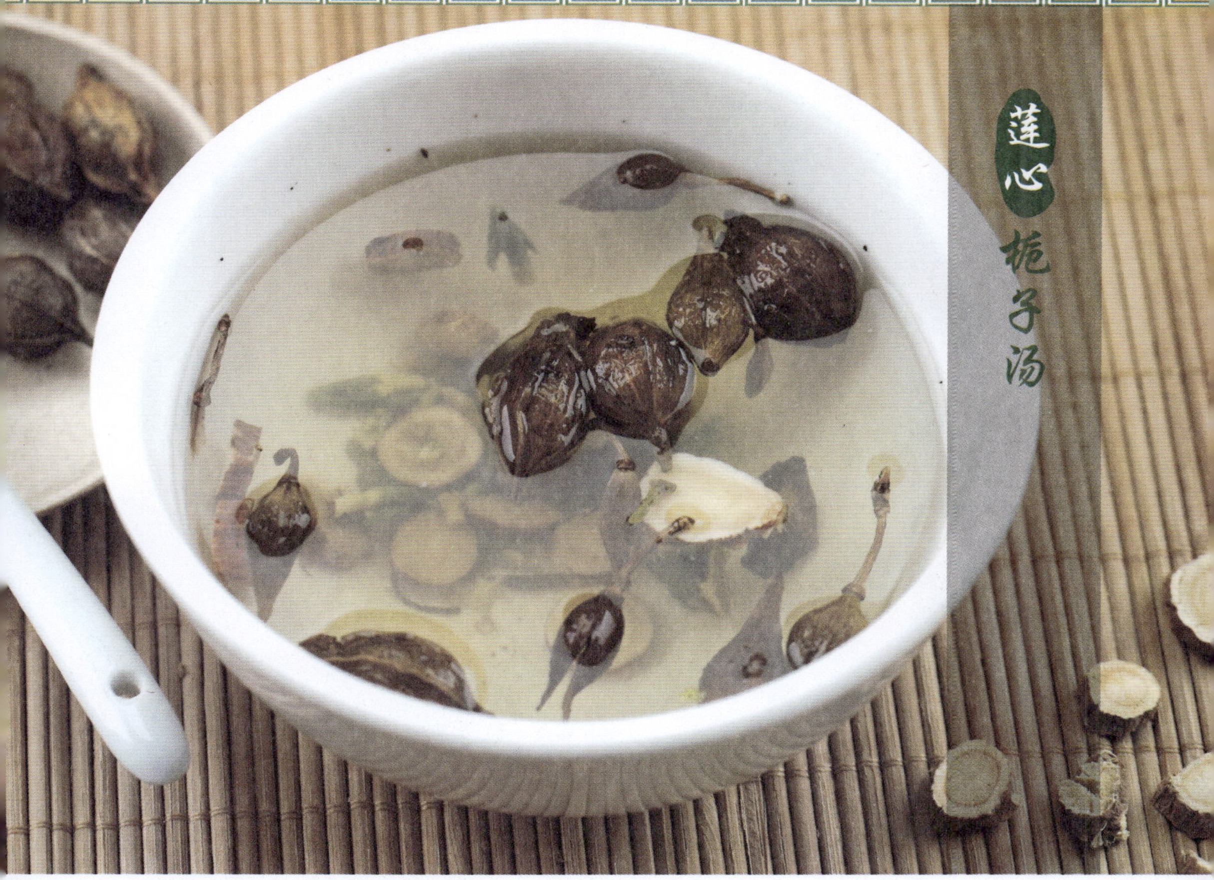

主治口腔溃疡。

做法
①将莲心、栀子、连翘、甘草一起放入碗中。
②在碗中加入适量沸水浸泡。

用法 每日1剂，每剂可泡数次，连服2～3日。

症见 溃疡周围黏膜红赤，灼热，疼痛明显。

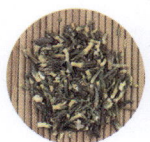 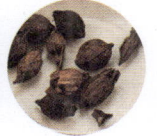
莲心 3克　　栀子 9克

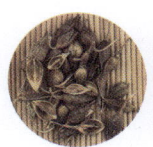 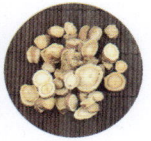
连翘 6克　　甘草 6克

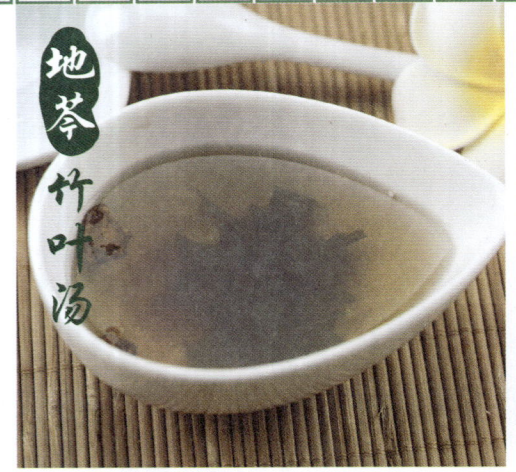

地黄竹叶汤

> 主治口腔溃疡。

做法
将可可粉加入适量蜂蜜调成糊状。

用法 每次4～5克，送入口中慢慢含咽，每日数次，连用3～4日。

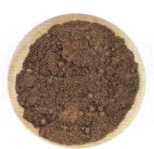
可可粉适量

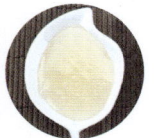
蜂蜜适量

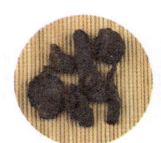
生地15克

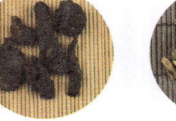
黄芩9克

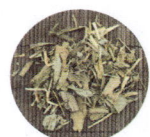
淡竹叶15克

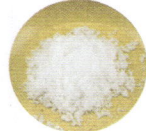
白糖适量

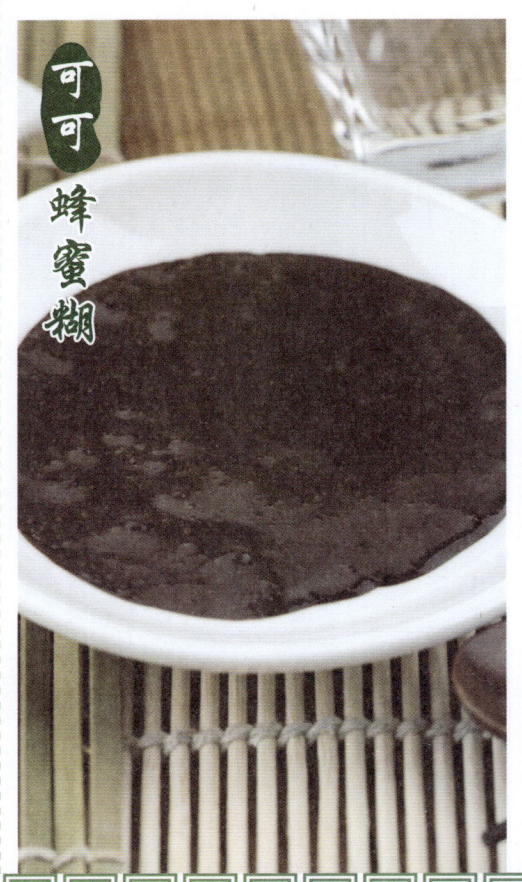

可可蜂蜜糊

> 主治口腔溃疡。

做法
①将生地、黄芩、淡竹叶一起放入锅中。
②在锅中加入清水煎汤。

用法 加入白糖调味，每日1剂，连服4～5日。

症见 溃疡周围黏膜红赤，灼热，疼痛明显，口干心烦。

主治口腔溃疡。

做法
①将生地、莲心、甘草一起放入锅中。
②在锅中加入清水煎煮。

用法 每日1剂，连服数剂。

症见 溃疡周围黏膜淡红，五心烦热，伴有心悸、失眠等症。

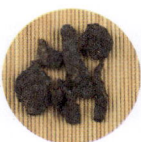 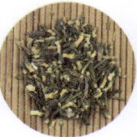 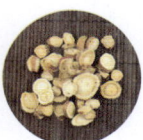

生地 9 克　　莲心 6 克　　甘草 6 克

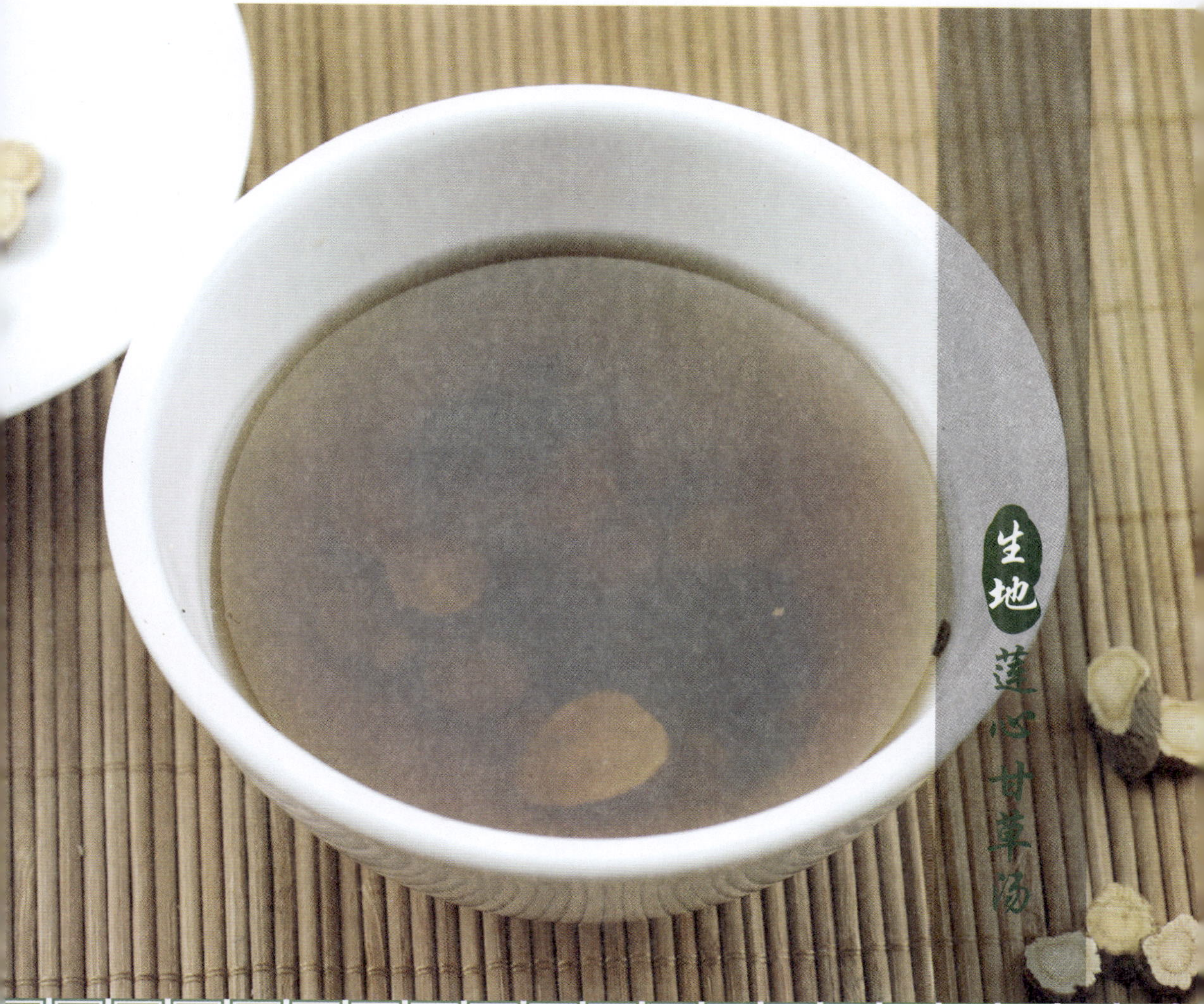

口　臭

　　口臭是由多方面原因引起的，但主要还是由于胃火上蒸所致，症见牙龈红肿疼痛，出血溢脓，牙根宣露；牙垢、牙石附着于齿；口疮舌糜，流涎，疼痛剧烈；咽喉炎，舌红，苔黄厚，脉洪大或滑数；口干咽燥，烦渴多饮，多食易饥，尿黄便秘。

生活建议

注意口腔卫生

　　口腔不洁也会导致口臭，所以应注意保持口腔的清洁和湿润。饭后漱口，睡前刷牙，用含氟的牙膏刷牙，同时仔细地清理牙缝。如果佩戴义齿，更应注意清洗，而且睡觉前要取下假牙，清水浸泡。平时要多喝水，以保持口腔湿润。定期接受口腔检查，注意预防并及时治疗龋齿。

饮食要有规律

　　注意饮食以清淡为宜，避免吃有刺激性、有臭味及不易消化的高蛋白、高脂肪食物。可以多吃蔬菜和水果，主食粗细搭配，而且要做到不挑食、不偏食、不暴饮暴食；少吃甜食，睡前不吃零食，进餐不宜过饱，尤其是在睡前不要吃甜食。少饮酒，戒烟，可以用嚼无糖口香糖代替吸烟。

防治消化不良

　　可以适当服用一些助消化和增强胃肠动力药帮助胃肠蠕动，也可以食用少量香蕉、蜂蜜等食物。

主治口臭。

做法
① 将黄瓜用清水洗净,切成薄片。
② 粳米淘洗净。
③ 将黄瓜片、粳米一起放入锅中加入适量清水熬粥。

用法 随意服食。

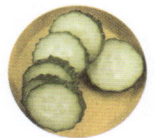 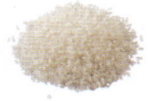

黄瓜 50克　　粳米 100克

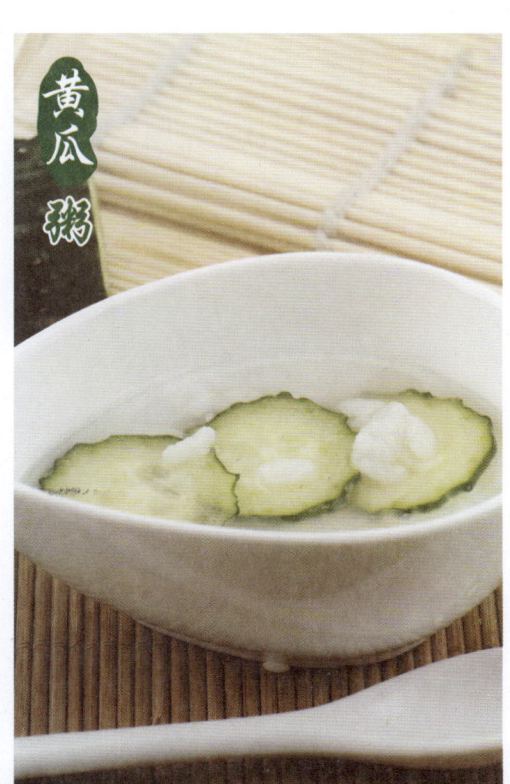

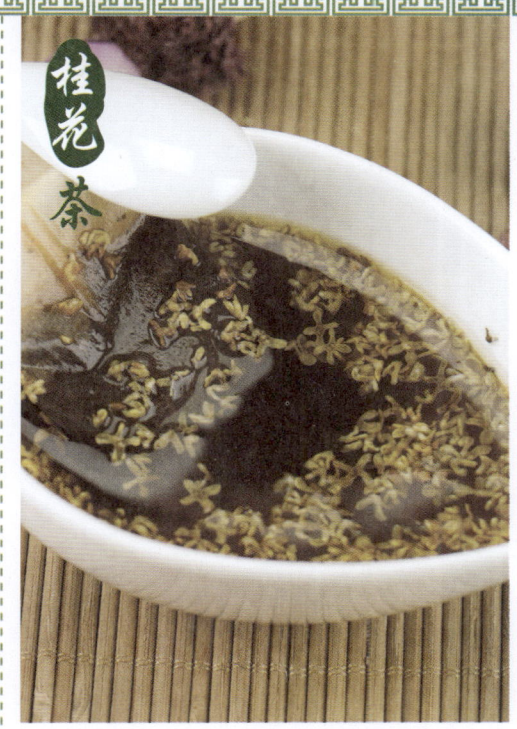

桂花茶

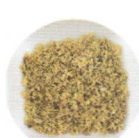 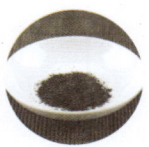

桂花 3克　　红茶粉 1克

主治口臭。

做法
① 将桂花放入锅中,加入清水150毫升,熬煮。
② 待煮沸后,加入红茶粉,沸开即止,取其汁。

用法 徐徐含饮之,每次少量,可多次饮,每日1剂。

高血压

在未服抗高血压药的情况下，动脉血压持续高于正常标准，即收缩压大于等于18.6kPa(140mmHg)或舒张压大于等于12kPa (90mmHg)，即可视为高血压病，这里指原发性高血压。头痛、头晕、乏力等，是较常见的一般症状。

辨证分型

肝火亢盛型
症见眩晕头痛，面红目赤，口苦，烦躁，便秘，尿赤，舌红，苔黄，脉弦。

阴虚阳亢型
症见眩晕头痛，腰膝酸软，五心烦热，心悸失眠，舌质红，脉弦细而数。

阴阳两虚型
症见眩晕头痛，耳鸣，心悸，气急，腰酸，失眠，多梦，舌淡苔白，脉弦细。

痰湿壅盛型
症见眩晕头痛，头重，胸闷，心悸，呕恶痰涎，苔白腻，脉滑。

忌食食物

蛋白质
脂肪多的食物，如排骨肉，猪的五花肉，鲱鱼；加工肉制品，如香肠。
脂肪类
动物油、熏肉。
糖类
番薯、干豆类、味浓的饼干类。

滋阴降压葛沙粥

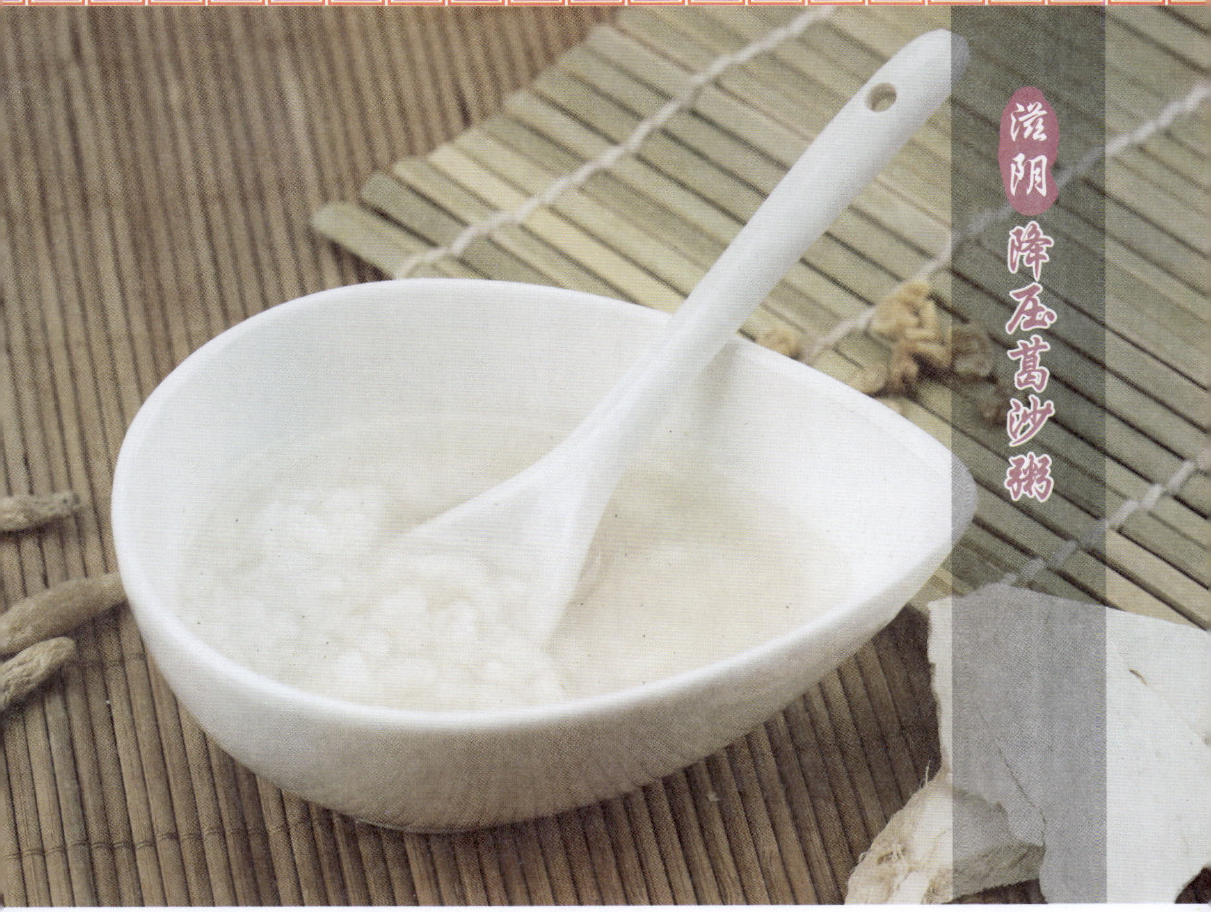

> 主治阴虚型高血压病。

做法
① 将葛根用清水洗净，切成薄片。
② 将葛根片、沙参、麦冬经水磨后澄取淀粉。
③ 将淀粉晒干备用。
④ 将葛根、沙参、麦冬粉与粳米一起放入锅中熬粥。

用法 每日1剂，经常服食。

症见 腰膝酸软，五心烦热，心悸失眠。

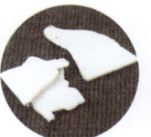
葛根 50克

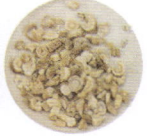
沙参 20克

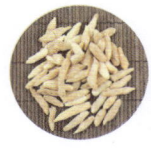
麦冬 20克

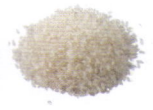
粳米 60克

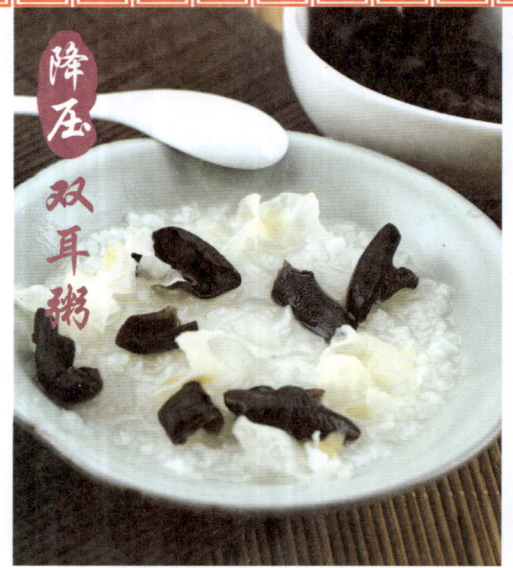

降压双耳粥

> 主治各型高血压病。

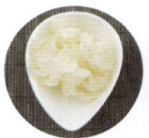 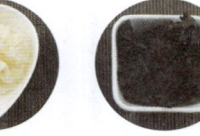

银耳 10克　　黑木耳 10克

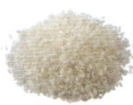 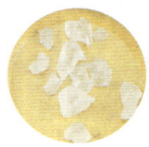

粳米 100克　　冰糖适量

做法

①将黑木耳、银耳泡发，除去蒂柄，撕成小碎块。

②将黑木耳、银耳碎块与粳米一起放入锅中熬粥。

用法　加入冰糖调味，经常服用。

> 主治各型高血压病。

做法

①将芹菜用清水洗净。

②将芹菜放入碗中，加入沸水烫2分钟。

③将芹菜切碎成泥、绞出汁。

用法　每次服用1小杯。每日2次，连服数日。

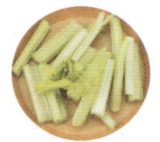

芹菜 250克

降压芹菜汁

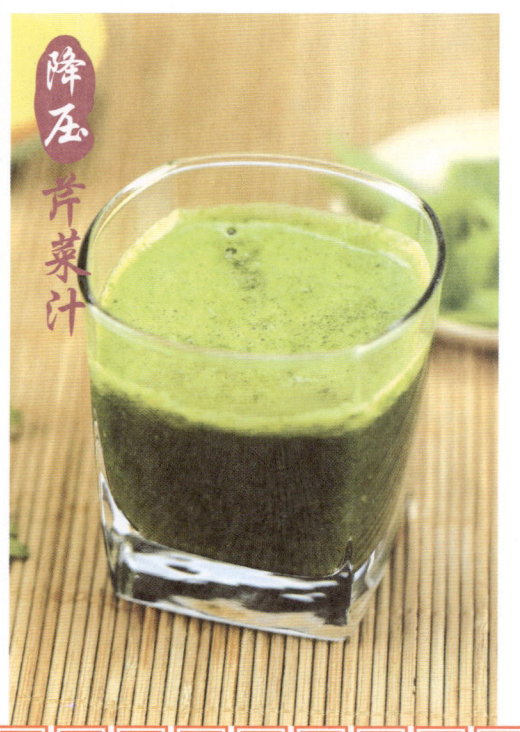

主治肝火亢盛型高血压病。

做法
①将海带用清水洗净，与决明子一起放入锅中。
②在锅中加入清水煎煮。

用法 吃海带喝汤，每日1次，连用数日。
症见 血脂偏高者。

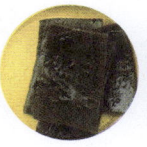

海带 20克 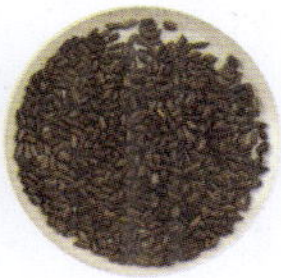　　决明子 15克

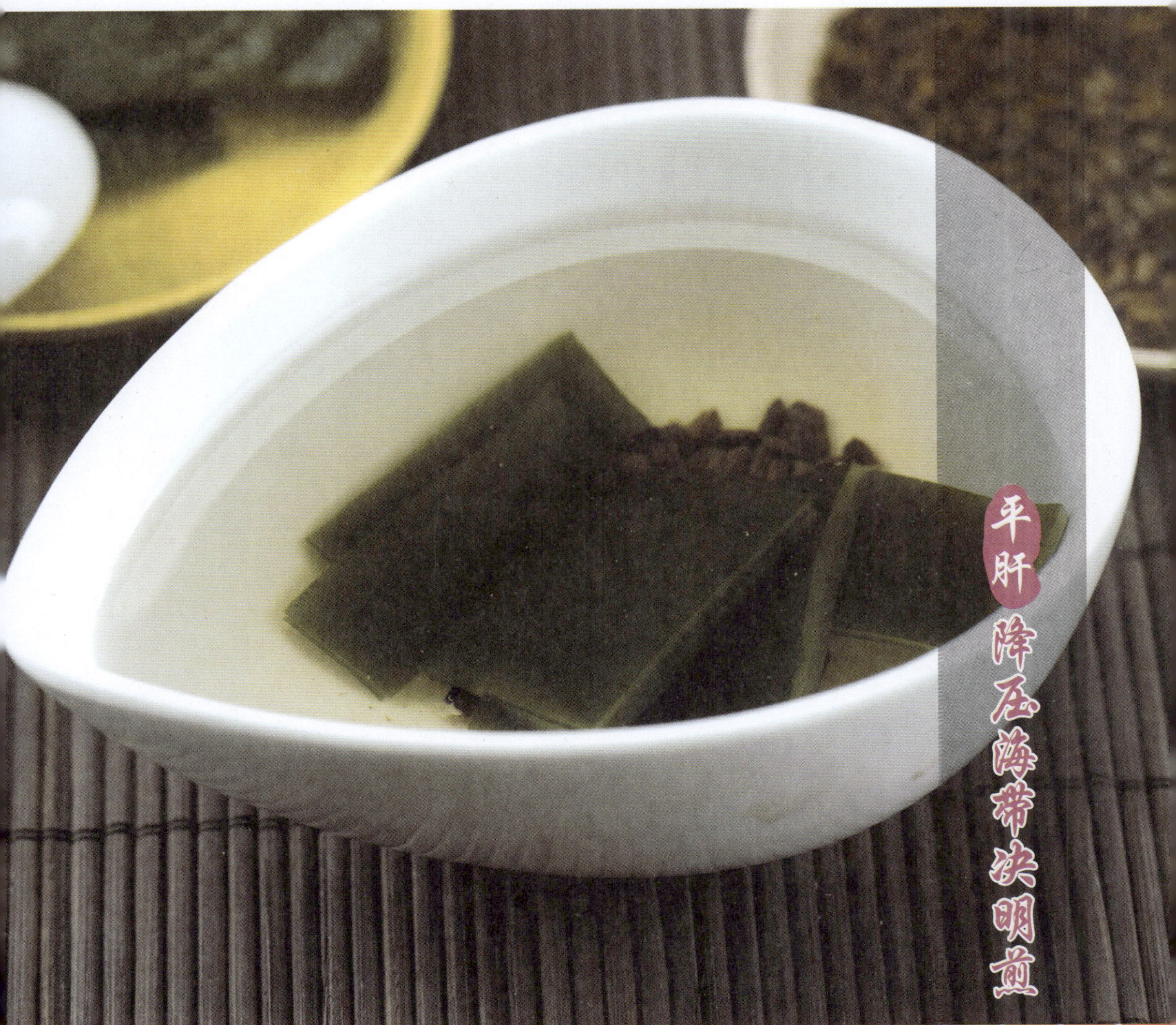

平肝降压海带决明煎

降压茶

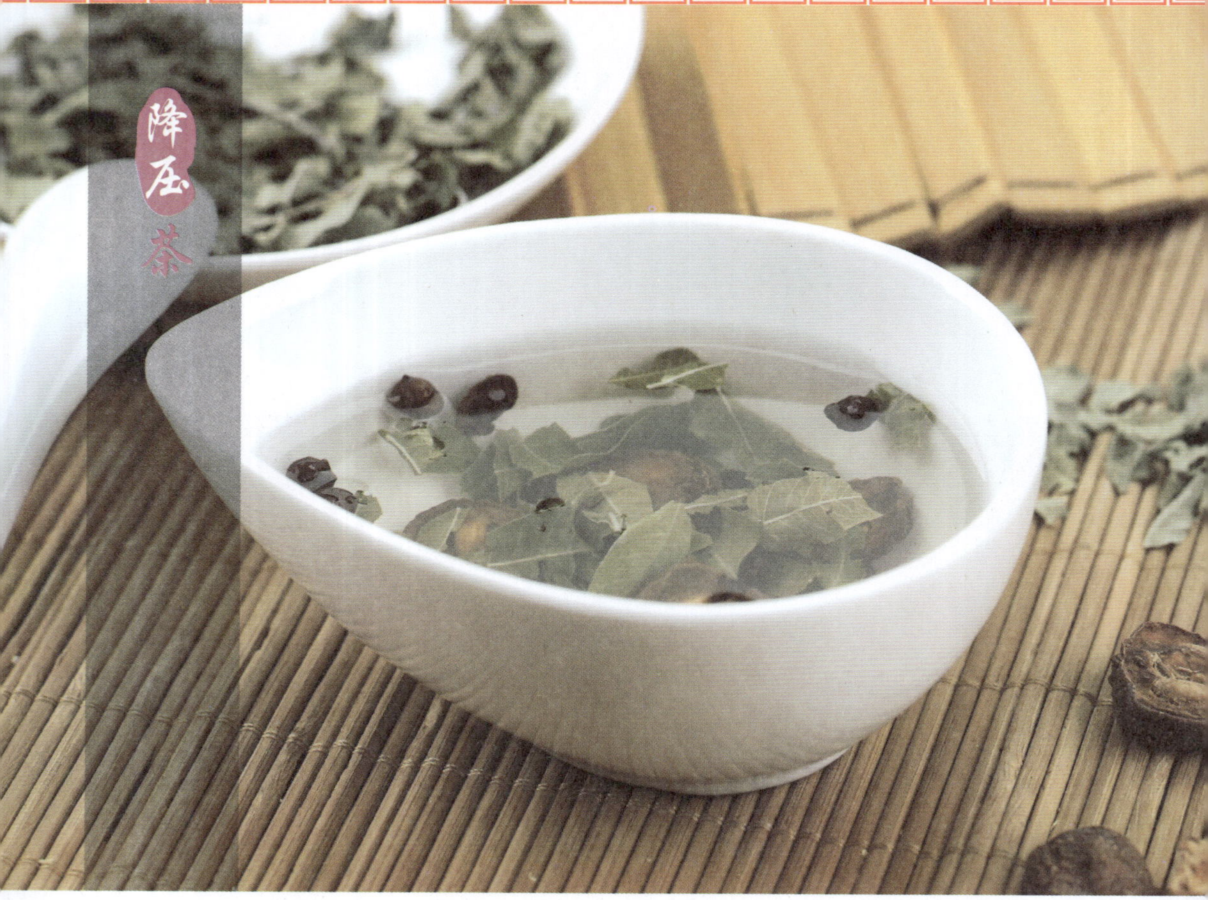

主治高血压病。

做法
① 将罗布麻叶、山楂、五味子一起放入杯中。
② 在杯中加入沸水冲泡。

用法 加入冰糖调味，代茶频饮。

症见 头痛，眩晕，失眠等。

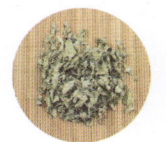 罗布麻叶 6克

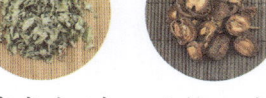 山楂 15克

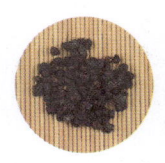 五味子 5克

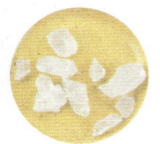 冰糖适量

主治各型高血压病。

做法
腌制糖醋大蒜。

用法 每日早晨空腹吃糖醋大蒜1~2头，并连带喝些糖醋汁。

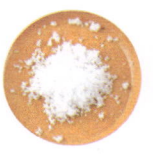
白糖适量

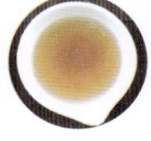
米醋适量

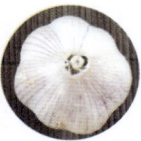
大蒜适量

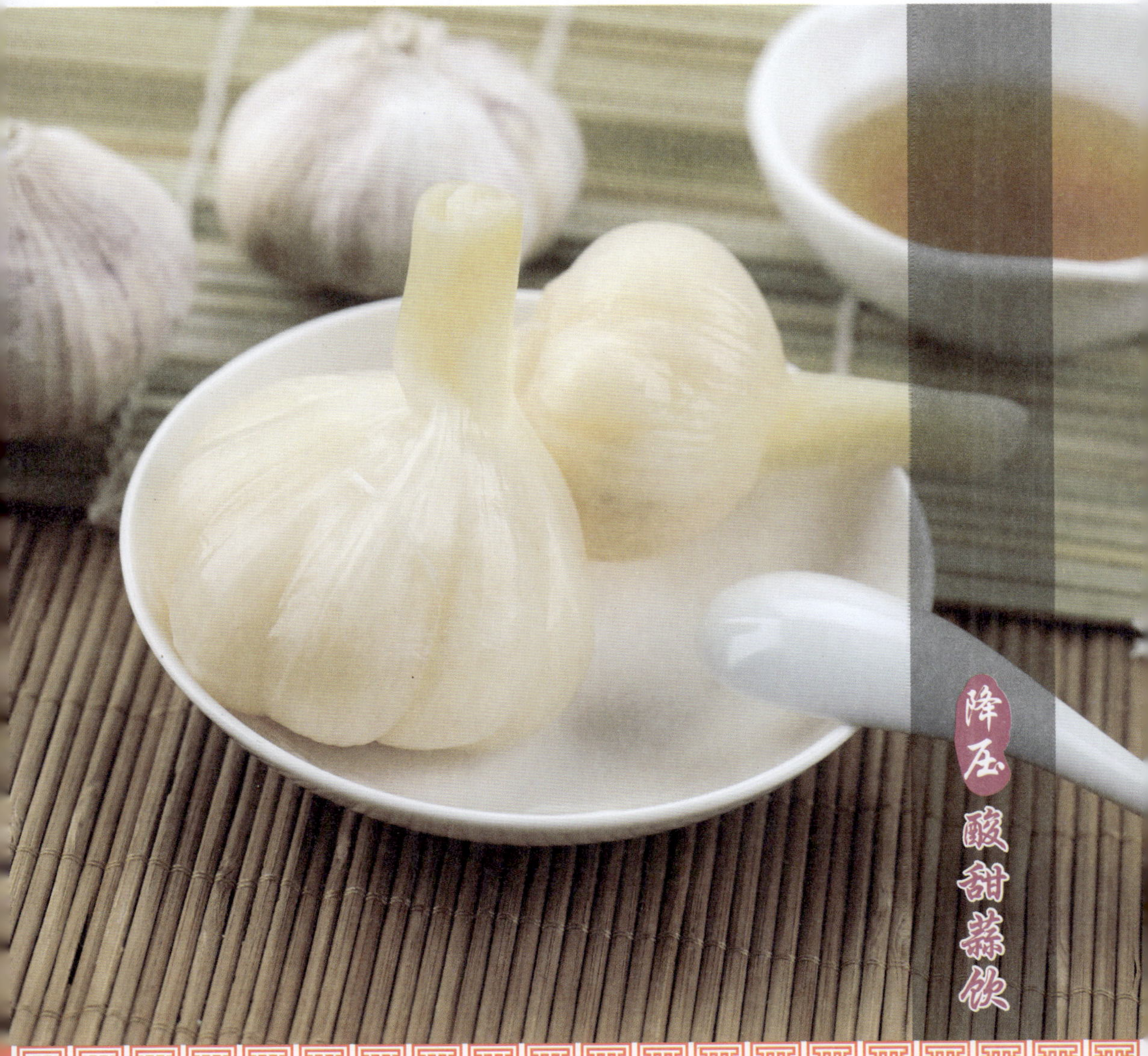

降压 酸甜蒜饮

低血压

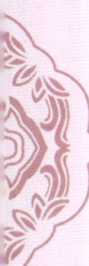

低血压是指血压的舒张压和收缩压长期低于正常值的临床表现。

辨证分型

气虚型
症见头晕，短气，自汗，食少，倦怠。

血虚型
症见心悸，失眠，多梦，健忘，烦躁。

生活建议

补充营养
低血压患者应该多吃一些有利于调节血压的高蛋白、高维生素的食物，如动物肝脏、蛋、奶等。还可适当喝些低度酒。

适当增加枕头的高度
睡觉时可以将枕头抬高15°～20°，这样可以降低肾动脉压，并增加血容量。

劳逸结合
可适当提高生活情趣，多参加一些有益于身心健康的社团活动，如外出旅游、爬山等，可以调节血压，促进身体的健康发展。

注意多喝水
每天喝2～3升的水。喝水可增加体内的血容量，但在临睡前应减少饮水量。

不要动作过猛
洗热水浴时，要事先准备浴垫或小椅子，在洗浴的时候可以坐在浴垫或椅子上，洗完后则要稍微躺一会儿再起身活动。夜间起床或早晨起床前，可以先活动一下四肢，或伸一下懒腰，经过活动之后再缓缓起床，切忌在醒来时就猛然起床，以防出现短暂性大脑缺血的现象。也可在站立前先闭合双眼，颈前屈到最大限度，然后缓慢站立，持续15秒钟左右后再走动，这样可以起到预防直立性低血压的作用。

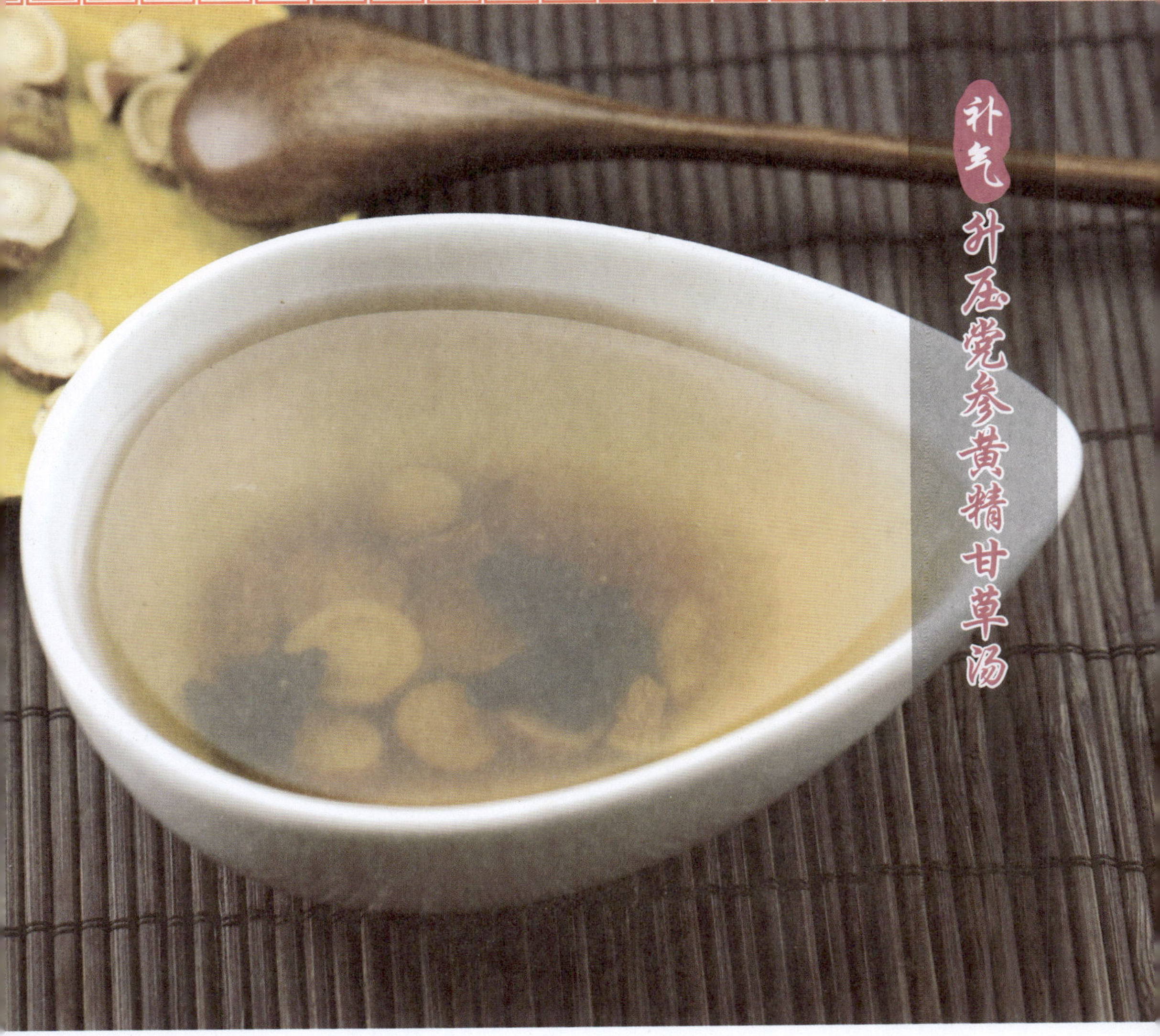

补气升压 党参黄精甘草汤

> 主治气虚型低血压。

做法
① 将党参、黄精、甘草一起放入锅中。
② 在锅中加入清水煎煮。

用法 顿服，每日1剂。

症见 头晕，短气，自汗，倦怠。

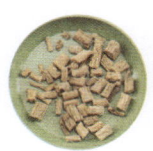
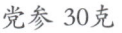
党参 30克

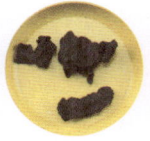
黄精 30克

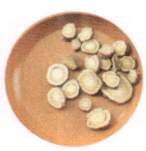
甘草 10克

补气养血 黄芪官桂汤

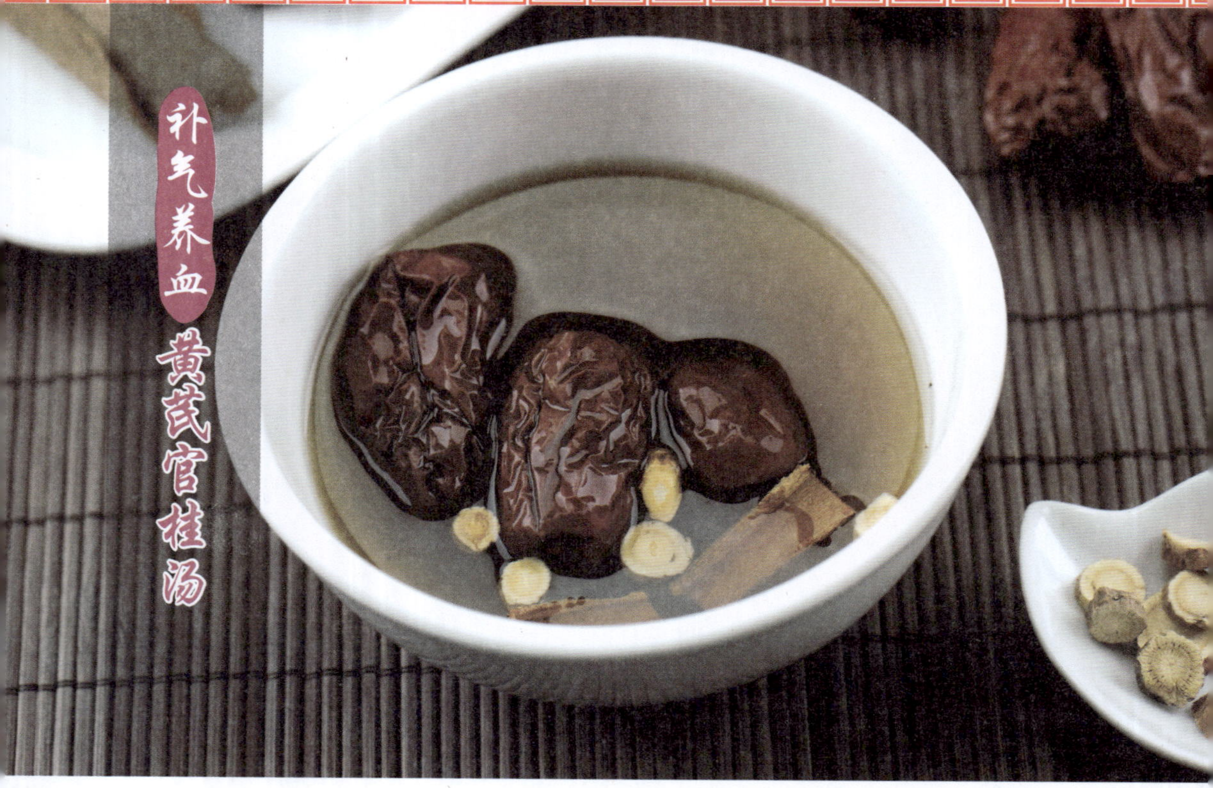

主治气血虚弱型低血压。

做法

① 将黄芪、党参、黄精、官桂、红枣、甘草一起放入锅中。

② 在锅中加入清水煎煮3次,分别取每次的药液。

③ 将三次的药液合并。

用法 分早、中、晚3次口服,每日1剂,20天为1个疗程,可连服2~3个疗程,直至痊愈为止。

症见 头晕、短气、自汗、心悸、失眠、多梦、烦躁。

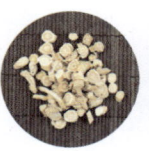 黄芪 15克

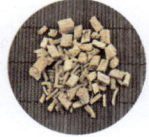 党参 15克

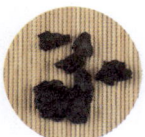 黄精 20克

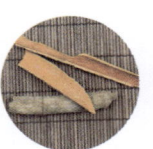 官桂 10克

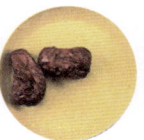 红枣 10枚

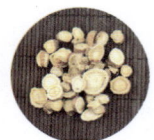 甘草 6克

主治气阴两虚型低血压。

做法

①将人参、黄芪、熟地黄、怀山药、山茱萸、枸杞子、牡丹皮、泽泻、麦冬、茯苓、五味子、甘草一起放入锅中。

②在锅中加入清水煎煮。

用法 每日1剂，分3~4次口服，15天为1个疗程。

症见 头晕，短气，自汗，盗汗，倦怠。

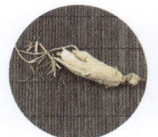 人参 6克
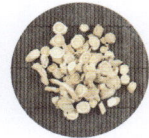 黄芪 25克
 熟地黄 25克 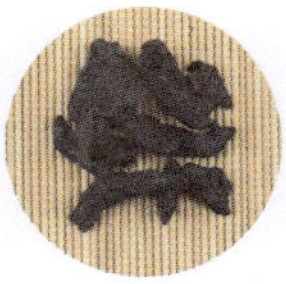
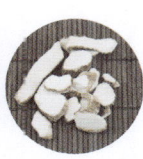 怀山药 25克
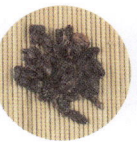 山茱萸 20克
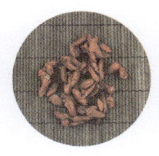 枸杞子 20克
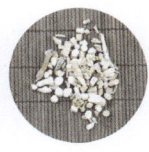 牡丹皮 10克
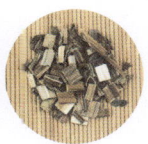 泽泻 10克
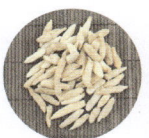 麦冬 10克
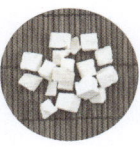 茯苓 10克
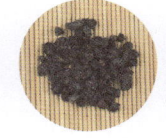 五味子 10克
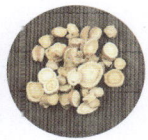 甘草 6克

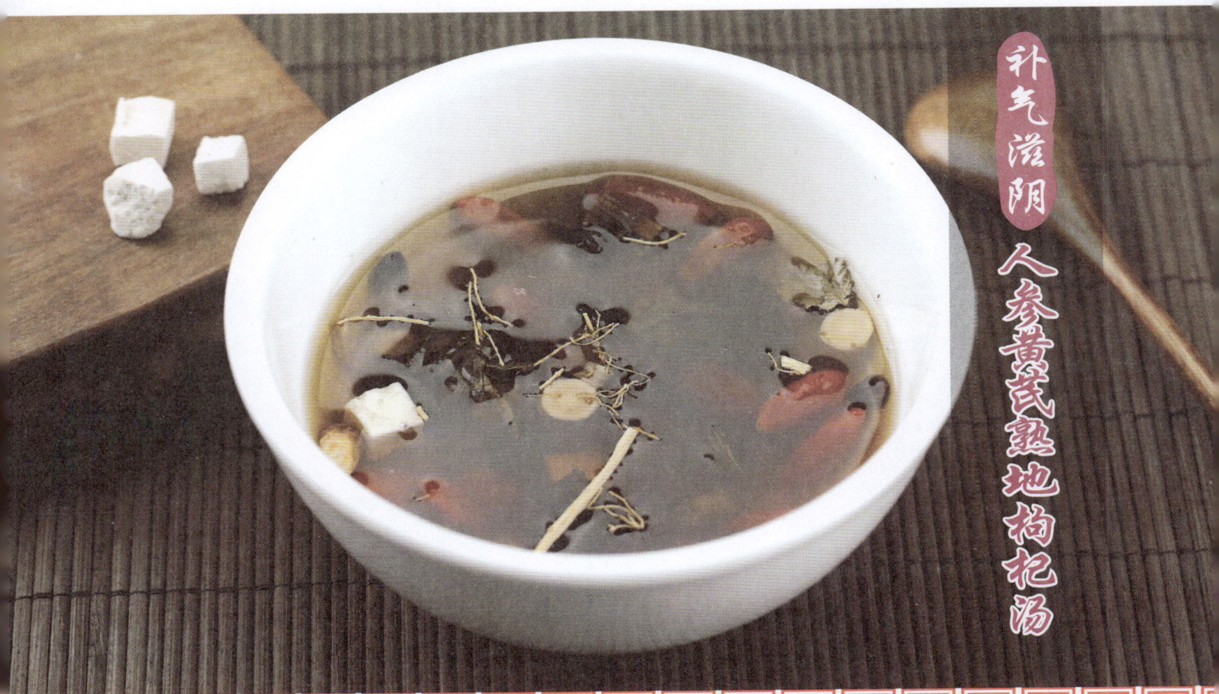

补气滋阴 人参黄芪熟地枸杞汤

糖尿病

糖尿病是一组以血葡萄糖（简称血糖）水平增高为主要特征的代谢性疾病群。当空腹血糖大于等于7.0mmol/L（126mg/dL）或任意时间血糖大于等于11.1mmol/L（200mg/dL）时可诊断为糖尿病。糖尿病是以多饮、多食、多尿、身体消瘦，或尿浊、尿有甜味为临床表现的疾病。中医称为消渴病。

辨证分型

肺热津伤型
症见烦渴多饮，尿频量多，舌边尖红等。

胃热壅盛型
症见多食易饥，形体消瘦，大便干燥等。

肾阴亏虚型
症见尿频量多，浑浊如膏脂，或尿甜，口干唇燥等。

阴阳两虚型
症见小便频数，浑浊如膏，面色黧黑，耳轮焦干，腰酸膝软，形寒畏冷等。

宜食食物

苦瓜
性寒味苦，含有类似胰岛素的物质，食之有利于降低血糖。

山药
益气补血，是辅助治疗糖尿病的药物之一。

莴苣
为低糖物质，富含胰岛素激活剂，为糖尿病患者宜食蔬菜之一。

菠菜
促进胰岛素分泌，素有"蔬菜之王"的美称，可多食。

多食丸

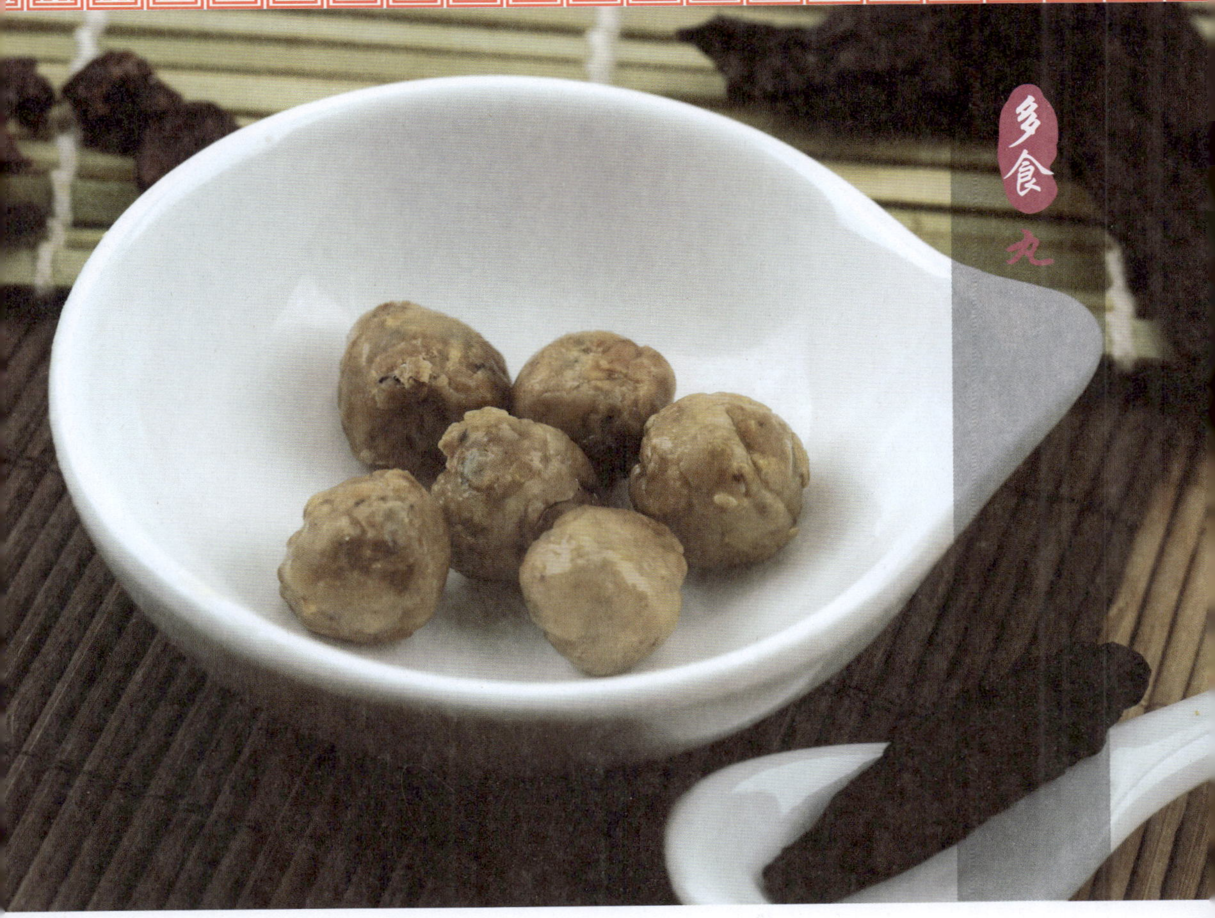

主治多食易饥型糖尿病。

做法

①将肉苁蓉、山茱萸、菟丝子、黄芪一起研磨成末。

②在药末中加入适量蜂蜜做成丸状（每丸约1.5克）。

用法 饭前30分钟服20丸，每日3次。

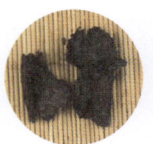
肉苁蓉100克

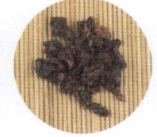
山茱萸100克

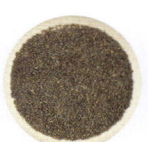
菟丝子100克

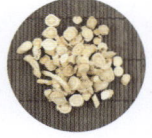
黄芪100克

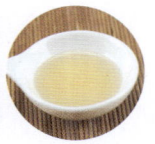
蜂蜜适量

玉壶茶

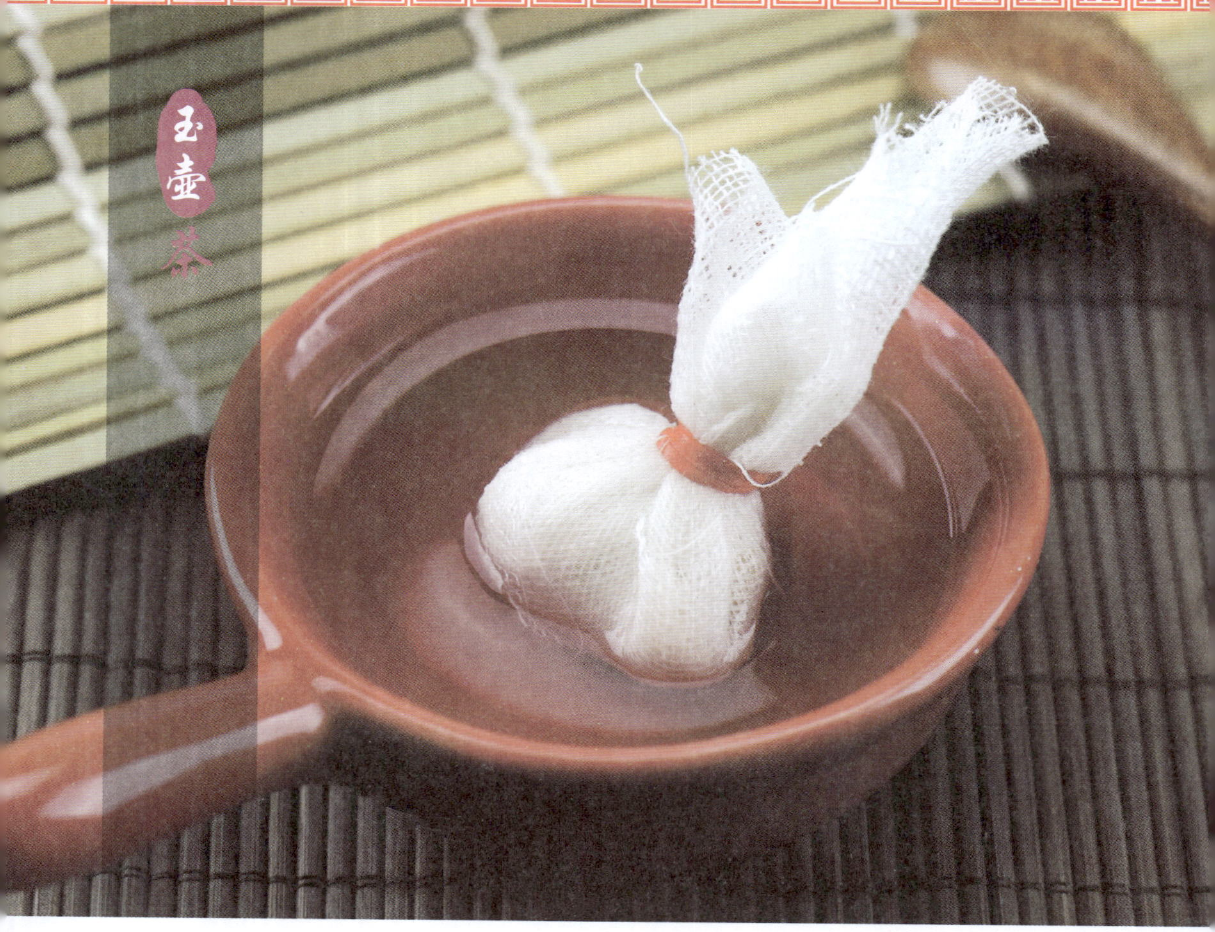

主治糖尿病。

做法

① 取适量人参、麦冬、天花粉，以 1:2:3 的比例，共研粗末。

② 每日取30克药末，以纱布包裹，以沸水300毫升冲泡，加盖闷15分钟。

用法 代茶频服，饮完再加开水，以药汁泡尽为止。（需注意：服人参时不可同时食萝卜，茶叶亦在禁忌之列）

症见 多食，多饮，形体消瘦，乏力，脉虚。

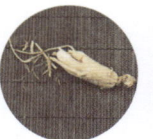 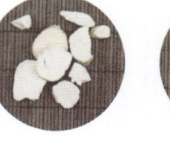 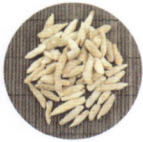

人参适量　　天花粉适量　　麦冬适量

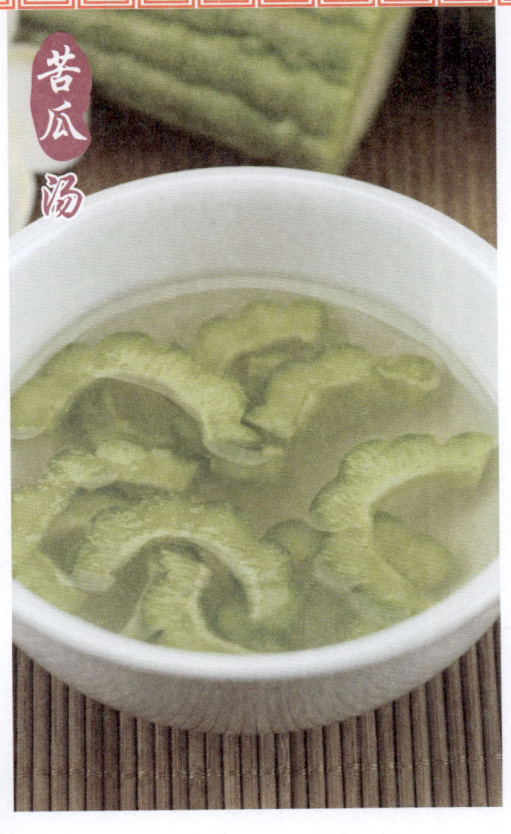

苦瓜汤

主治上消和中消症状明显的糖尿病。

做法
①将菠菜洗净取根。
②将鸡内金、菠菜根一起放入锅中。
③在锅中加入清水煎煮。

用法 分3次饮服。

症见 烦渴多饮，尿频量多，多食易饥。

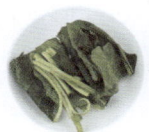
菠菜 200克

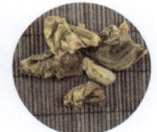
鸡内金 15克

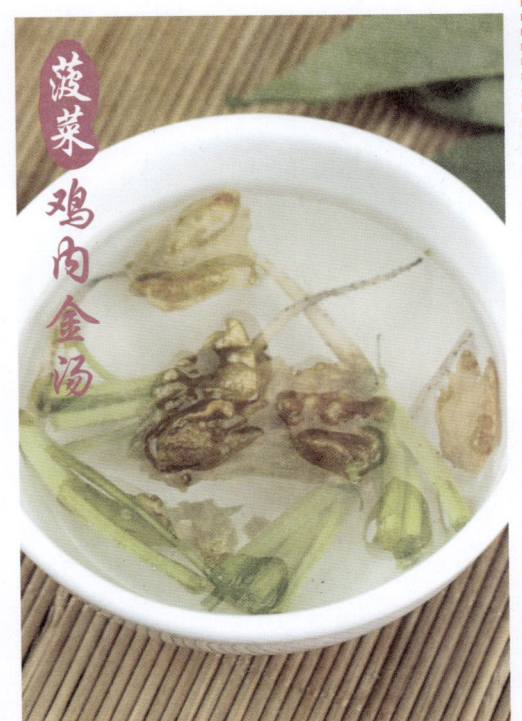

菠菜鸡内金汤

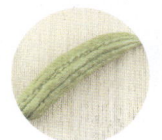
苦瓜 50~100克

主治上消肺热津伤型糖尿病。

做法
①将苦瓜用清水洗净，切成片。
②将苦瓜片放入锅中加入清水煎汤。

用法 饮服，每日2~3次。

症见 烦渴多饮，尿频量多。

枸杞粥

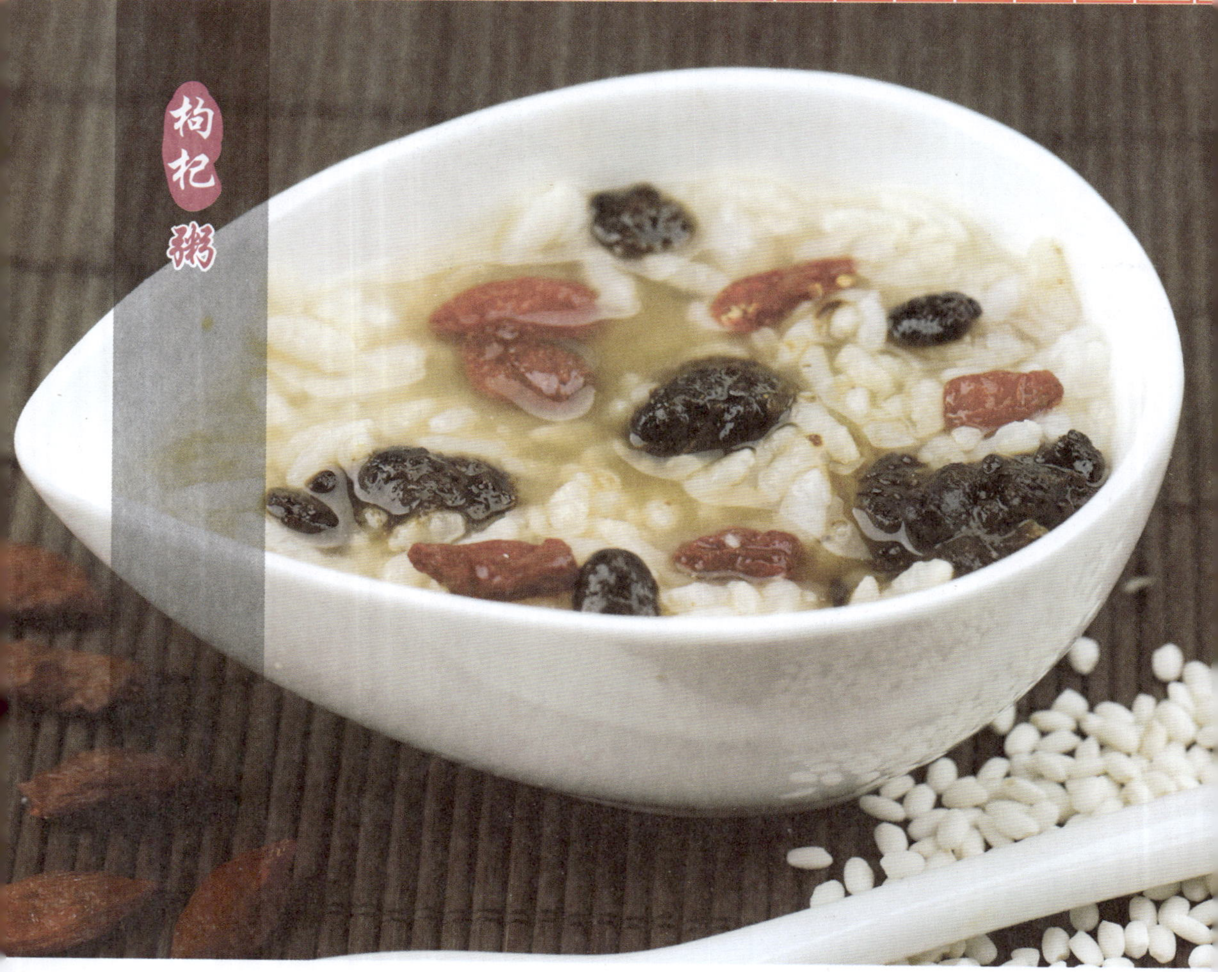

主治下消肾阴亏虚型糖尿病。

做法

① 将枸杞子、豆豉、粳米一起放入锅中。
② 在锅中加入清水熬粥。
③ 在锅中加入调料调味。

用法 每日2次,作早晚餐食用。

症见 尿频量多。

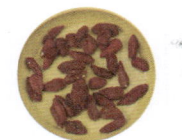

枸杞子 30～60克

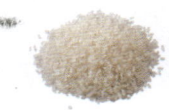

粳米 100克

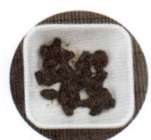

豆豉适量

主治上消和中消肺热胃热型糖尿病。

做法
①将石膏研磨成粉末，用水煎。
②再将生地放入锅中一起煎汤。
③取其汁液。

用法 代茶饮，每日1剂。

症见 口渴引饮，多食善饥。

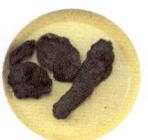 生地 30克

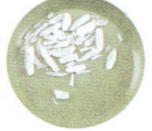 石膏 60克

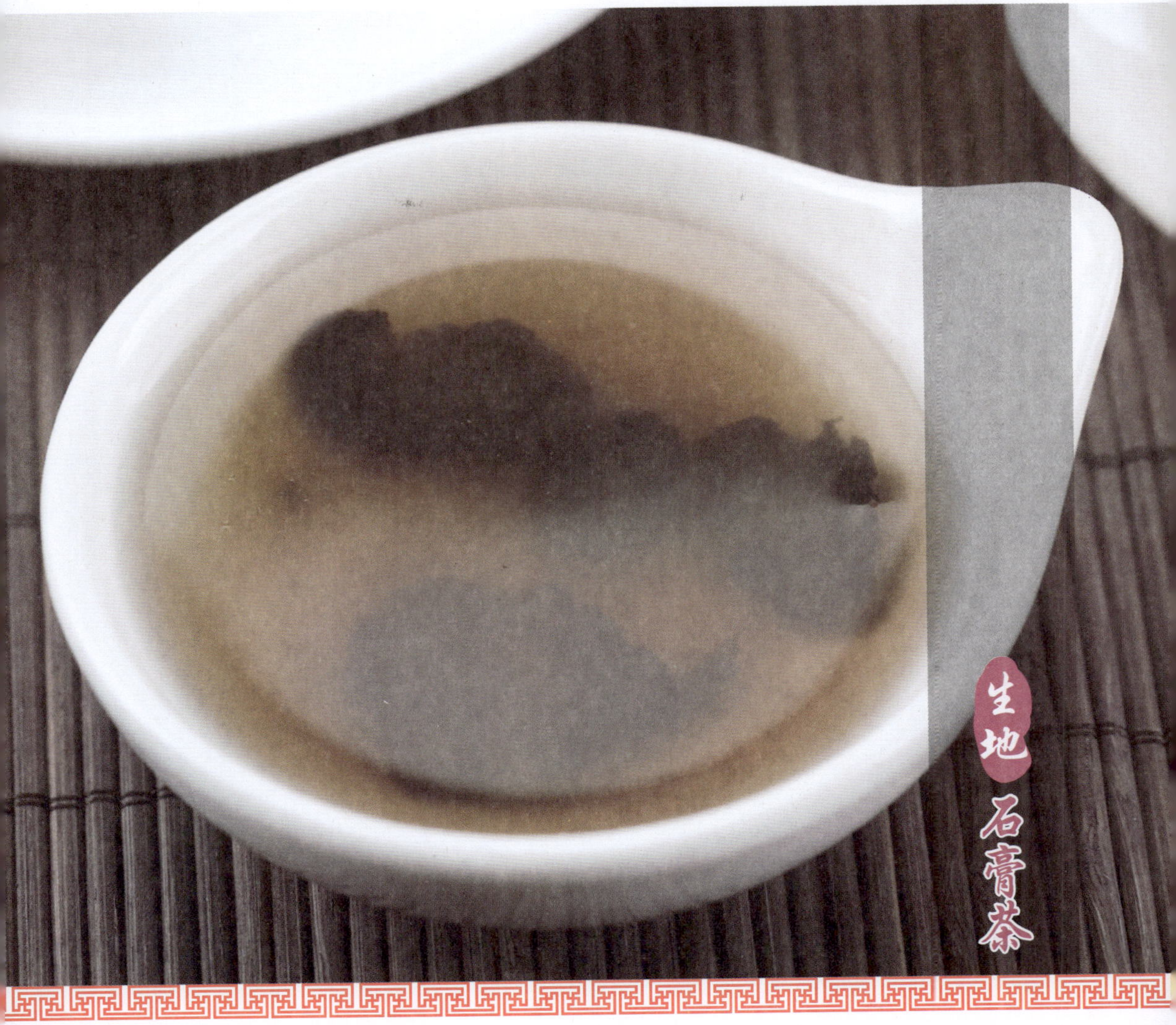

生地石膏茶

冠心病

冠心病是冠状动脉粥样硬化性心脏病的简称。冠心病是一种最常见的心脏病，是指因冠状动脉狭窄，或阻塞，或因冠状动脉功能性改变（痉挛）导致心肌缺血缺氧或坏死而引起的心脏病，故又称缺血性心脏病。在我国，冠心病的平均患病率约为6.49%，且患病率在随着年龄的增长而增高。

辨证分型

胸阳痹阻型
症见心痛，受寒后诱发，气短胸闷，心背彻痛，舌苔腻，脉弦滑。

心脉瘀阻型
症见心胸刺痛，胁痛，气短，舌瘀紫，脉弦或涩。

痰浊内阻型
症见胸闷或胸痛，形体肥胖，苔厚腻，脉滑实。

气阴两虚型
症见心痛，气短，心悸，自汗，舌红少苔，脉弦细无力，或结代。

肾阳虚弱型
症见心痛，心悸，气短，形寒肢冷，腰膝酸软，舌淡，脉沉无力。

阳虚欲脱型
症见心痛，气短，大汗出，肢冷面白，舌淡苔白，脉沉细欲绝。

主治冠心病，心绞痛。

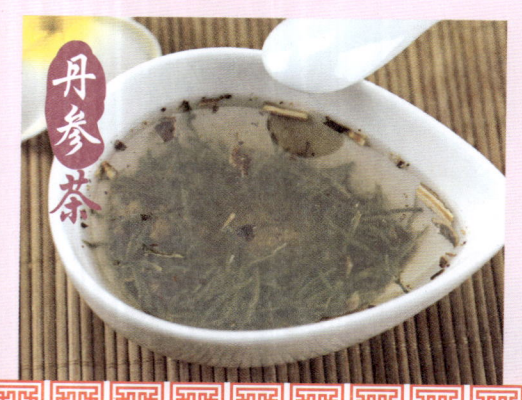

丹参茶

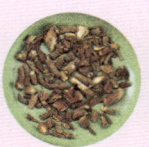 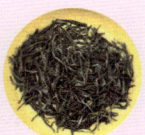

丹参9克　　绿茶3克

做法
①将丹参研磨成粗末。
②将丹参末、茶叶以沸水冲泡10分钟。

用法　每日1剂，不拘时饮服。

主治痰瘀互结型冠心病。

做法
①将山楂、荷叶、薏苡仁、葱白一起放入锅中。
②在锅中加入清水煎煮。
用法 代茶饮，可长期服用。
症见 心胸刺痛，气短，脉弦或涩，形体肥胖，舌瘀紫，苔厚腻。

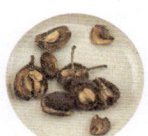
山楂 50克

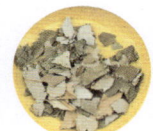
荷叶 50克

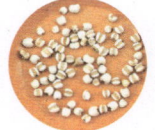
薏苡仁 50克

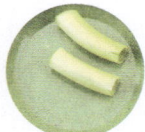
葱白 30克

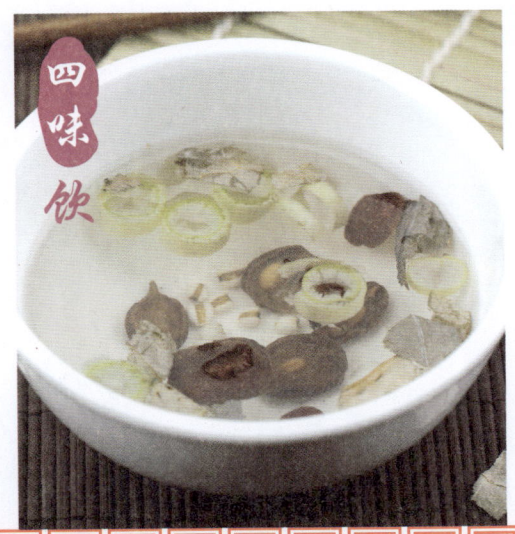
四味饮

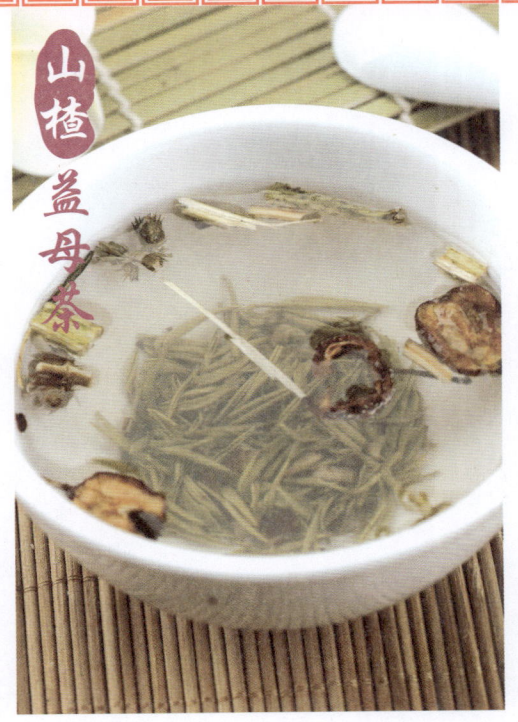
山楂益母茶

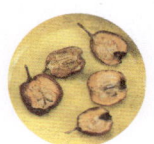
山楂 30克

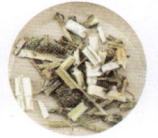
益母草 10克

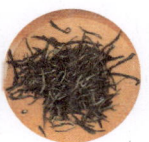
茶叶 5克

主治胸阳痹阻型冠心病。

做法
①将山楂、益母草、茶叶一起放入碗中。
②在碗中加入适量沸水冲沏。
用法 代茶饮，每日饮用。
症见 心痛，受寒后诱发，气短胸闷，心背彻痛。

银杏叶丹参汤

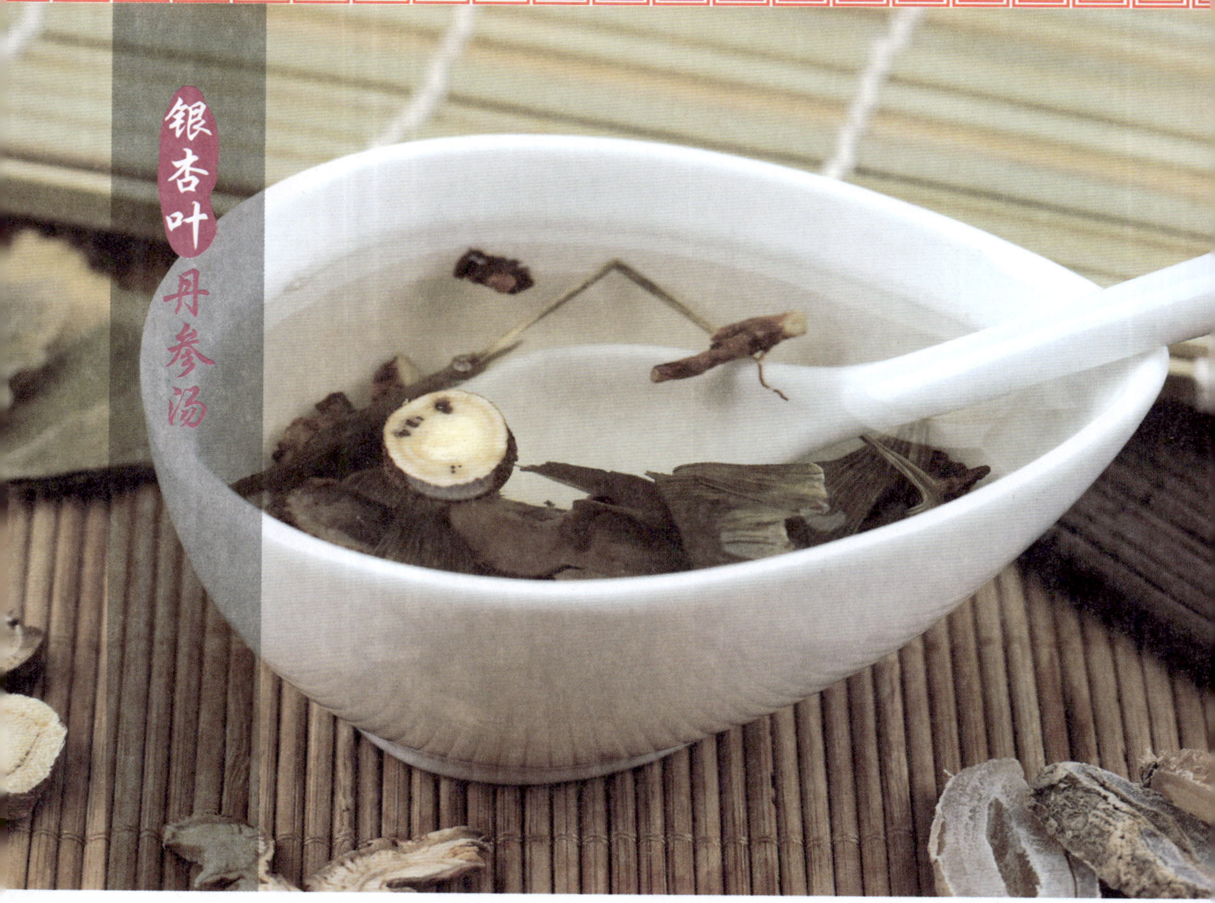

主治冠心病，心绞痛，心脉瘀阻型。

做法

①将银杏叶、丹参、甘草、郁金一起放入锅中。
②在锅中加入清水煎煮，取其汁液。

用法 每日早晚各1次。

症见 心胸刺痛，气短，舌紫，脉弦或涩。

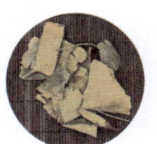
银杏叶 15克

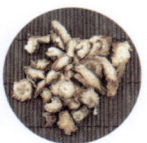
丹参 12克

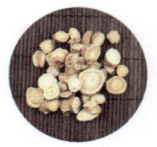
甘草 6克

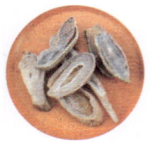
郁金 9克

主治气阴两虚型冠心病。

做法
将花生仁、桂花一起放在杯中，加入米醋，浸泡24小时。

用法 每天起床后服15~20粒花生仁，饮米醋适量，可长期食用。

症见 心痛气短，心悸自汗，脉弦细无力，或结代。

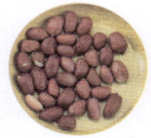
花生仁适量

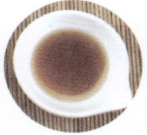
米醋适量

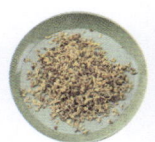
桂花适量

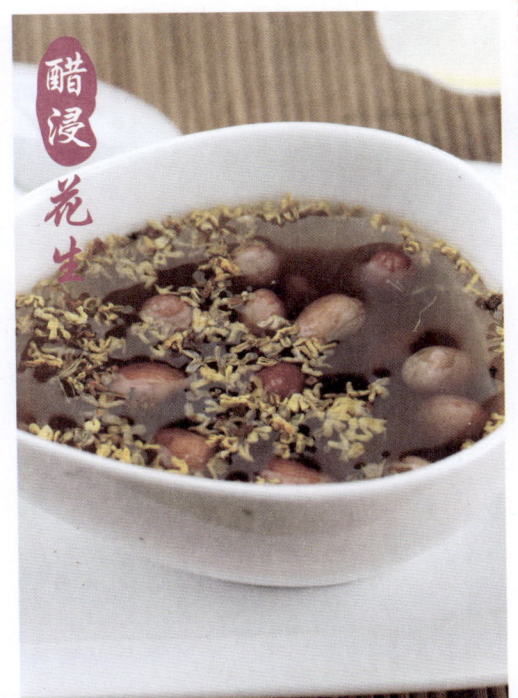
醋浸花生

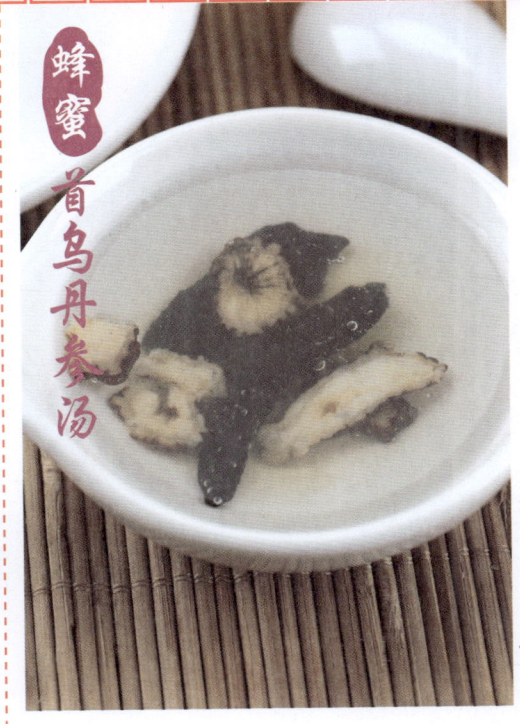
蜂蜜首乌丹参汤

蜂蜜 25克

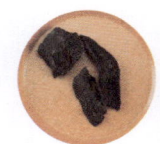
首乌 25克

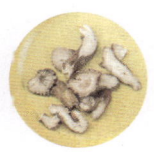
丹参 25克

主治气虚血瘀型冠心病。

做法
①将首乌、丹参一起放入锅中。
②在锅中加入清水煎煮，加入蜂蜜调味。

用法 每日1剂。

症见 心痛气短，舌瘀紫，脉细而无力。

高脂血症

血脂是血液中各种脂类物质的总称,其中最重要的是胆固醇和三酰甘油(脂肪)。胆固醇含量增高,三酰甘油的含量增高,或是两者皆增高,这些由于血脂代谢发生紊乱,造成脂肪代谢或转运异常引发的病征,统称为高脂血症。目前,在我国范围内,高脂血症的发病率约为10%～20%。高脂血症是中老年人常见的疾病之一,也是备受关注和严重影响中老年人正常生活的疾病。

辨证分型

脾虚湿盛型
症见身重困乏,食少纳呆,呕恶脘胀,舌淡、胖大,苔白腻。

痰瘀互结型
症见胸脘痞闷,时作干呕,痰多,舌质紫暗,有齿痕,苔厚腻。

气滞血瘀型
症见头晕头痛,胸胁胀满或刺痛,心烦易怒,唇黯,舌紫有瘀点。

肝肾阴虚型
症见头晕目眩,体倦乏力,腰酸腿软,五心烦热,遗精盗汗,目涩,舌红少津或苔少。

脾肾阳虚型
症见体倦乏力,面色白,畏寒肢冷,腰膝酸软,或腹胀纳呆,大便溏薄,舌质淡胖,有齿痕,苔薄白。

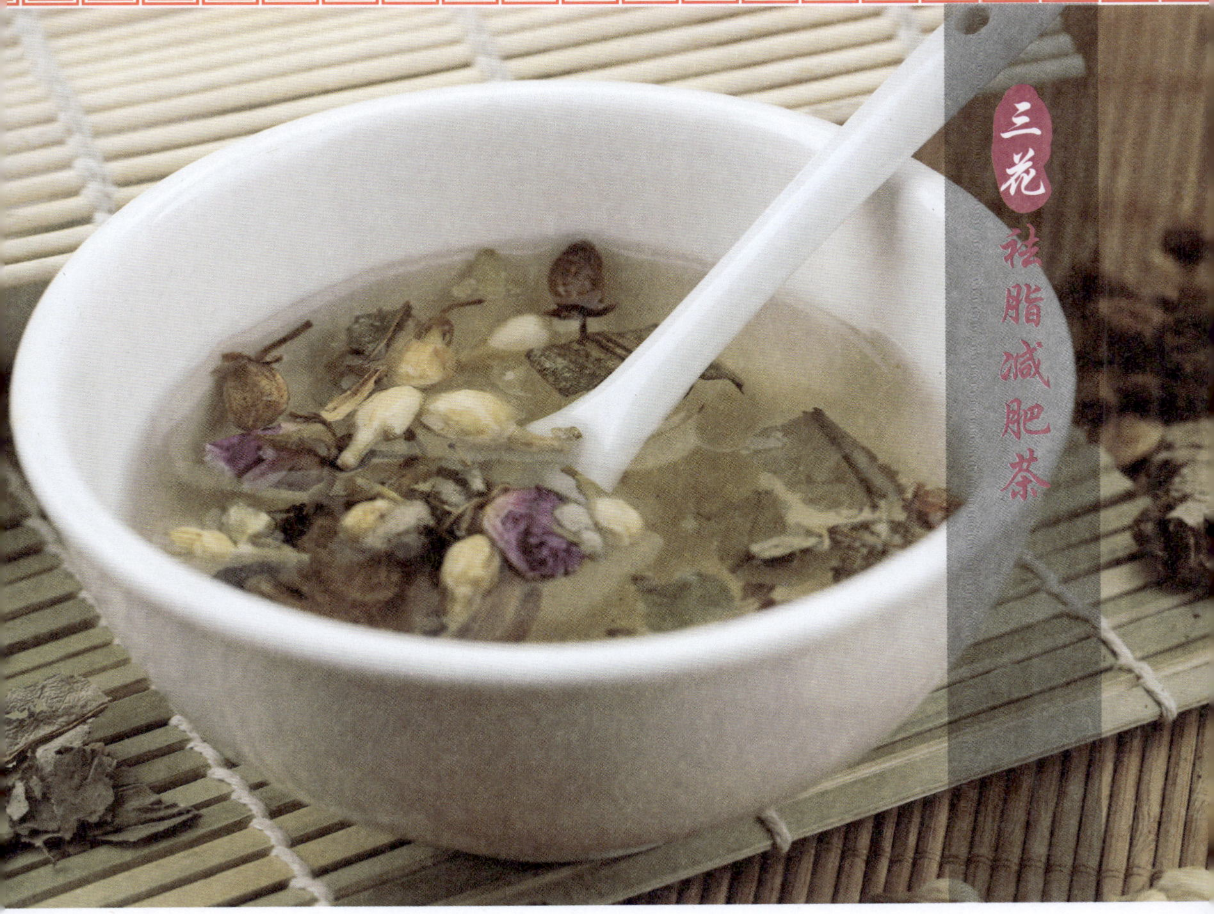

三花祛脂减肥茶

主治各型高脂血症，肥胖症。

做法
① 将玫瑰花、茉莉花、代代花、川芎、荷叶一起放入锅中。
② 在锅中加入清水煎煮。（有成品出售，可直接购买）

用法 饮服，每日3次。

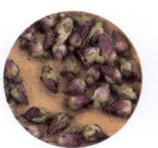
玫瑰花适量

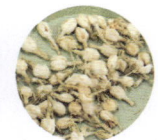
茉莉花适量

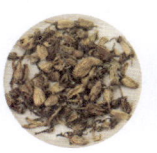
代代花适量

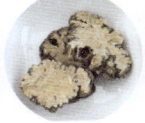
川芎适量

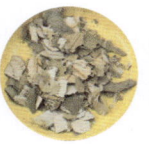
荷叶适量

山楂决明降脂减肥粥

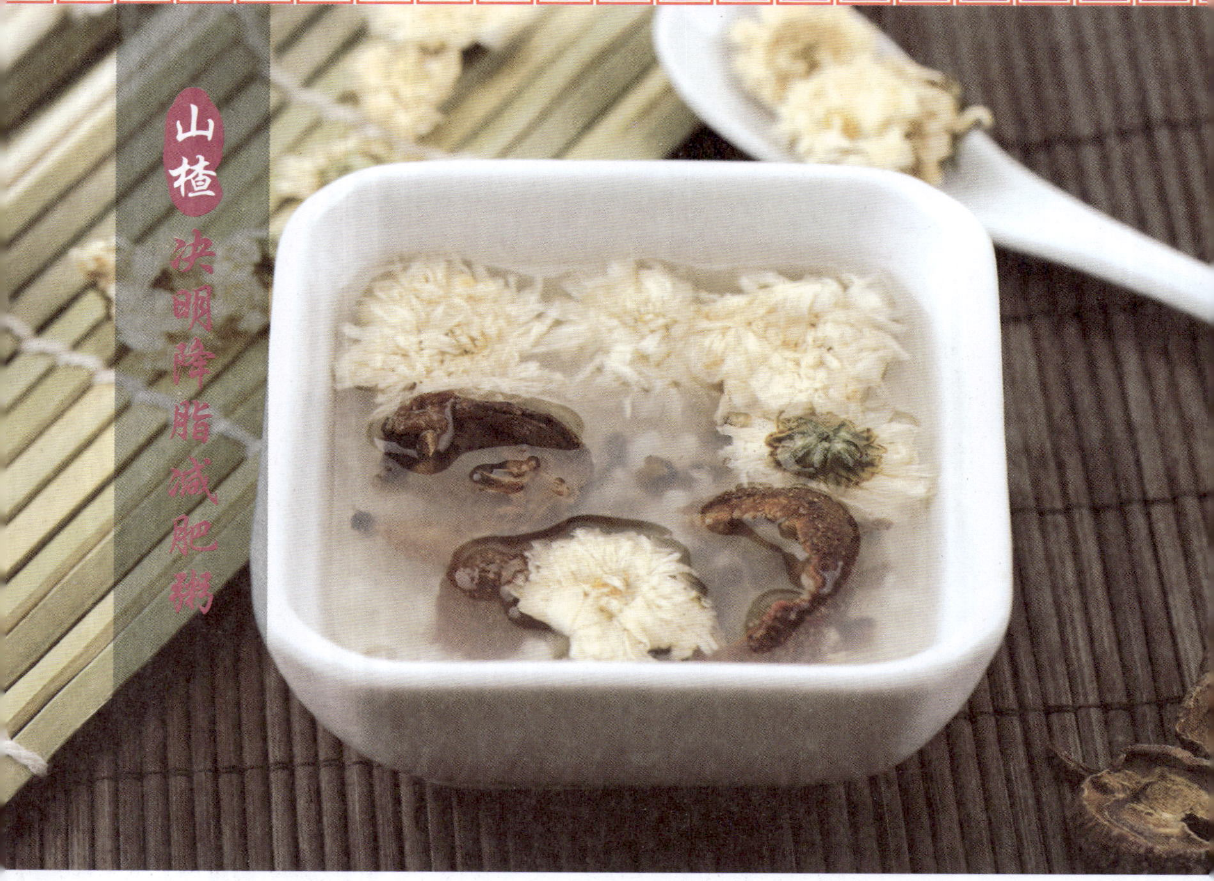

主治高脂血症，肥胖症，气滞血瘀型。

做法
① 将决明子、白菊花一起放入锅中。
② 在锅中加入清水煎煮2次，取其药液。
③ 将粳米淘洗干净，山楂去掉核，加入药液中熬粥。

用法　加入白糖调味，早晚各食1次。
症见　肥胖，胸胁胀满或刺痛，唇黯，舌紫有瘀点。

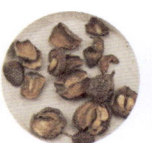
山楂 50克

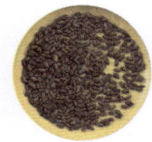
决明子 15克

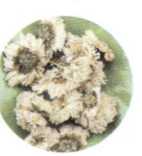
白菊花 10克

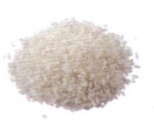
粳米 100克

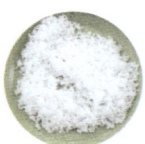
白糖适量

> 主治脾虚湿盛型高脂血症。

做法

①将藿香、荷叶、生姜片一起放入锅中。

②在锅中加入清水煎煮。

用法 每日2～3次。

症见 食少纳呆，呕恶脘胀。

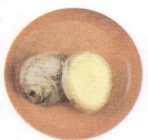
生姜4片

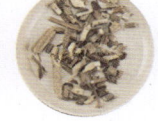
藿香6克

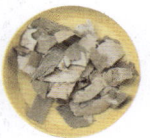
荷叶15克

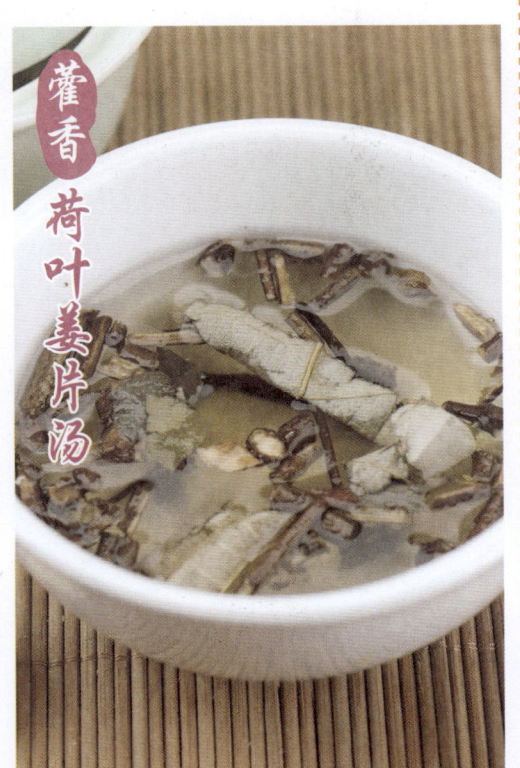
藿香荷叶姜片汤

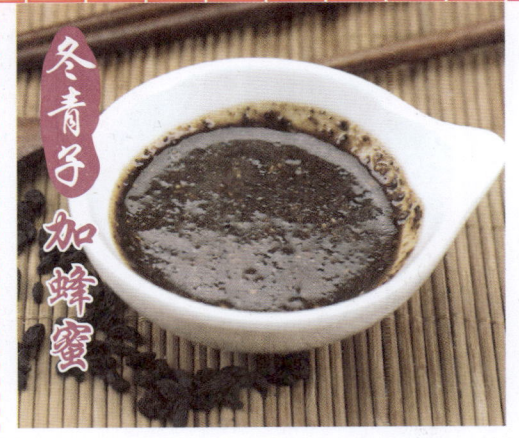
冬青子加蜂蜜

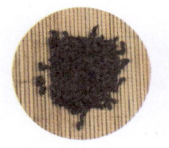
冬青子1500克

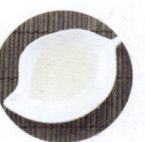
蜂蜜适量

> 主治肝肾阴虚型高脂血症。

做法

①将冬青子放入锅中。

②在锅中加入清水煎熬2次，每次1小时，滤掉残渣，取其汁液。

③将2次药液合并，浓缩成膏状。

④将药膏烤干并碾成碎末。

⑤在冬青子末中加入适量蜂蜜混合均匀，贮瓶备用。

用法 每日服用量相当于生药冬青子50克，分3次空腹服用。（服药1个月后抽血复查）

症见 头晕目眩，胁肋隐痛，腰酸腿软。

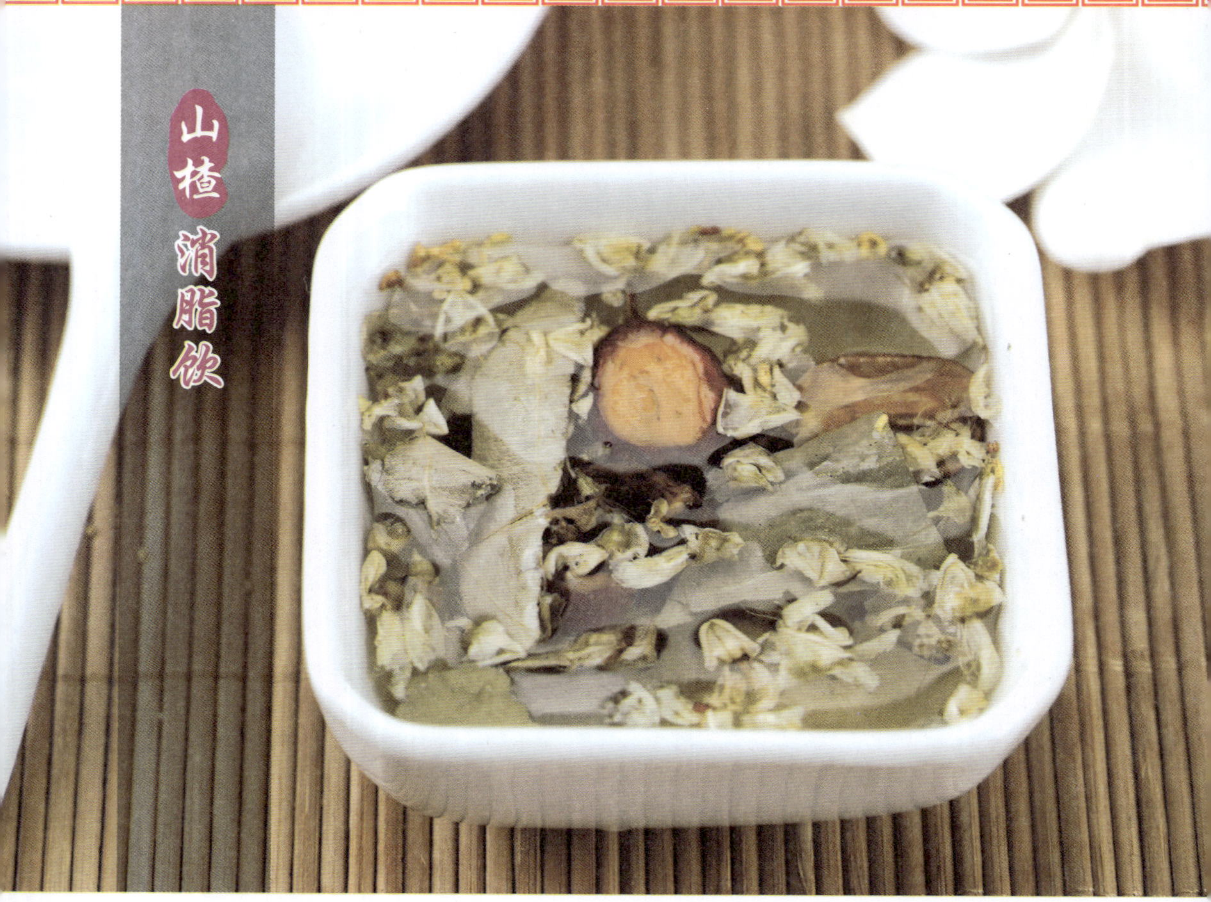

山楂消脂饮

主治气滞血瘀型高脂血症。

做法

①山楂、槐花、荷叶、决明子一起放入锅内，在锅中加入清水煎煮。

②待山楂将烂时，将其碾成碎末，再煮10分钟。

③滤掉残渣，取其汁液。

用法 加入白糖调味，频饮。

症见 头晕头痛，胸胁胀满。

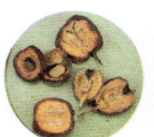
山楂 30克

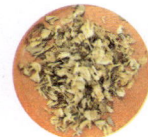
槐花 5克

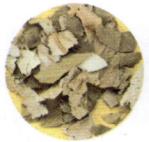
荷叶 15克

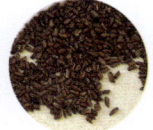
决明子 10克

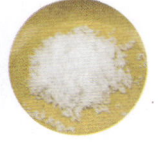
白糖适量

主治高脂血症，肥胖症，高血压病，瘀热型。

做法

①将山楂拍碎。

②将金银花、碎山楂、菊花一起放入锅中。

③在锅中加入清水煎汤，取其汁液。

用法 代茶饮，每日1剂。

症见 胸胁刺痛，头晕，咽干，心烦。

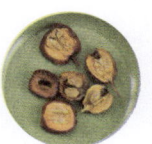 山楂 10克 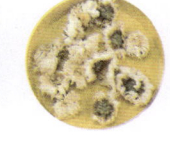 菊花 10克 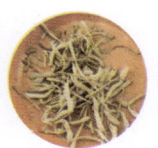 金银花 10克

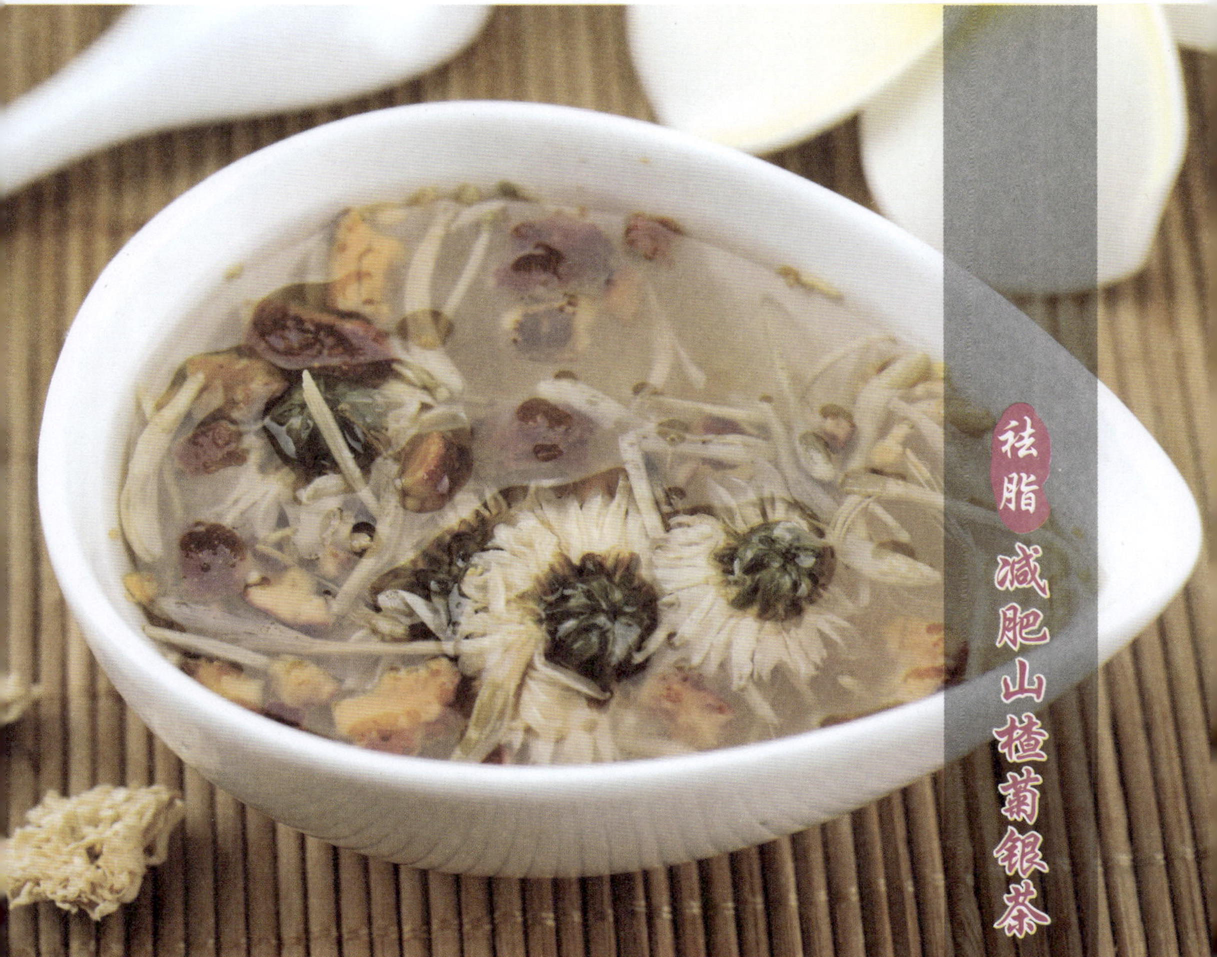

祛脂 减肥山楂菊银茶

高脂血症

尿路结石

尿路结石是指尿中挟有砂石，小便艰涩，或排尿时突然中断，尿道刺痛窘迫，少腹拘急，或腰腹绞痛难忍的疾病。

辨证分型

湿热蕴结型
症见尿中挟有砂石，尿道热涩疼痛，轻微腰痛，口苦恶心，身热困重。

肝郁气滞型
症见尿中挟有砂石，尿涩滞，少腹满痛，面色带青。

脾肾亏虚型
症见尿中挟有砂石，小便艰涩，少腹坠胀，腰膝酸软，面色白。

饮食控制

磷酸盐结石
磷酸盐结石主要是由碱性尿液形成的，所以这种结石患者应多吃酸性食物以中和尿液中的碱性物质，并同时限制食用含钙高的食物。

草酸盐结石
草酸盐结石大多数是由食物中大量的草酸生成的结石，所以这类患者在饮食中应减少摄入含草酸高的食物。

尿酸盐结石
尿酸盐结石主要是由高尿酸血症引起的结石，饮食中应注意不能食用含嘌呤高的食物，如肉汤、豌豆、蘑菇、龙须菜、沙丁鱼、凤尾鱼、动物内脏等。平时应多摄入一些新鲜的蔬菜、水果，也可以通过多饮水来降低尿酸浓度。

钙盐结石
患有钙盐结石的患者应禁食如海带、黑木耳、豆类、干酪、牛奶、虾皮等富含钙质的食物。适宜多食酸性食物，如肉类、禽类、蛋类，平时应该多饮水。

主治湿热型尿路结石。

做法
①将荸荠去掉外皮并切成薄片。
②将荸荠片、鸡内金一起放入锅中。
③在锅中加入清水煎汤,取其汁液。
用法 代茶饮。
症见 尿中有时挟有砂石,尿色黄赤混浊,小便艰涩灼痛,便时或突然阻塞,尿意窘迫,尿道刺痛。

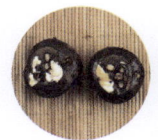 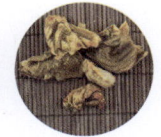

荸荠 120克　　鸡内金 15克

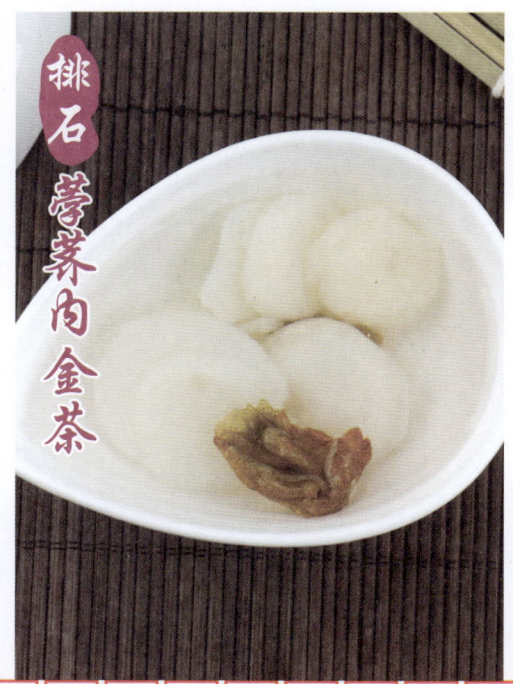

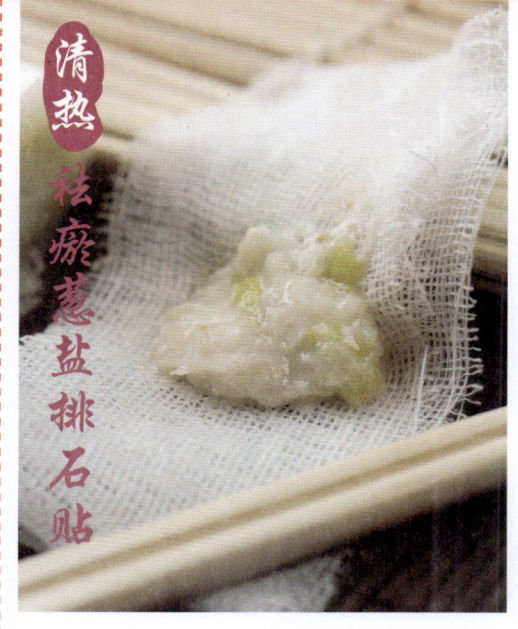

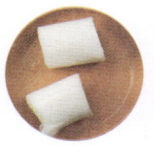 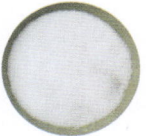

葱白 100克　　盐适量

主治尿路结石。

做法
①将葱白、盐混合均匀。
②将混合后的葱白、盐捣烂如膏状。
用法 取如枣大一块药膏,放纱布中间,贴敷肾俞穴,每日换药1次。
症见 尿中挟有沙石,尿色黄赤混浊,尿时突然中断,剧痛难忍,小便刺痛,或腰腹剧痛,或尿时阴茎如抽,尿中带血,苔白滑腻,脉沉或弦。

尿路结石　69

痔疮

痔疮是由于直肠上、下静脉丛的曲张静脉呈团块，并出血、栓塞或团块脱出而致。痔疮临床分为内痔、外痔、混合痔。内痔：便时无痛性出血，血鲜红，便后出血停止，至二三期时可有痔核脱出，疼痛。外痔：为肛门外缘有柔软突起，既不痛也不出血，仅在站立过久或长期行走后，肛门部有瘙痒不适、发胀和异物感。

辨证分型

湿热瘀滞型
症见便血，便黏，呕恶，口苦，肛门灼热。

中虚内寒型
症见便血日久，气短，畏寒。

气血两虚型
症见便血日久，眩晕耳鸣，心悸乏力，面色白。

饮食疗法

合理的饮食是预防痔疮、减轻痔疮症状、减少痔疮复发的重要因素。由于便秘是诱发痔疮的病因之一，从预防的角度讲，应防止大便秘结，保持大便通畅，以便更好地治疗和预防痔疮的发生。因此，医疗健康专家建议：饮食方面应多食青绿蔬菜、新鲜水果，如芹菜、菠菜、韭菜、黄花菜、茭白以及苹果、桃、杏、瓜类等含有丰富纤维素的食物，另外食用槐花、黑芝麻、肉苁蓉、竹笋、猪大肠、鳖肉、胡桃肉、蜂蜜等食物，可以增进胃肠蠕动，润肠通便，排出肠道内的有害物质和致癌物质。在饮食调治方面，要特别注意不吃刺激性的食物以及生冷的食物。因为刺激性及生冷食物可刺激胃肠道，引起肠痉挛，使痔静脉充血、水肿而引起疼痛。

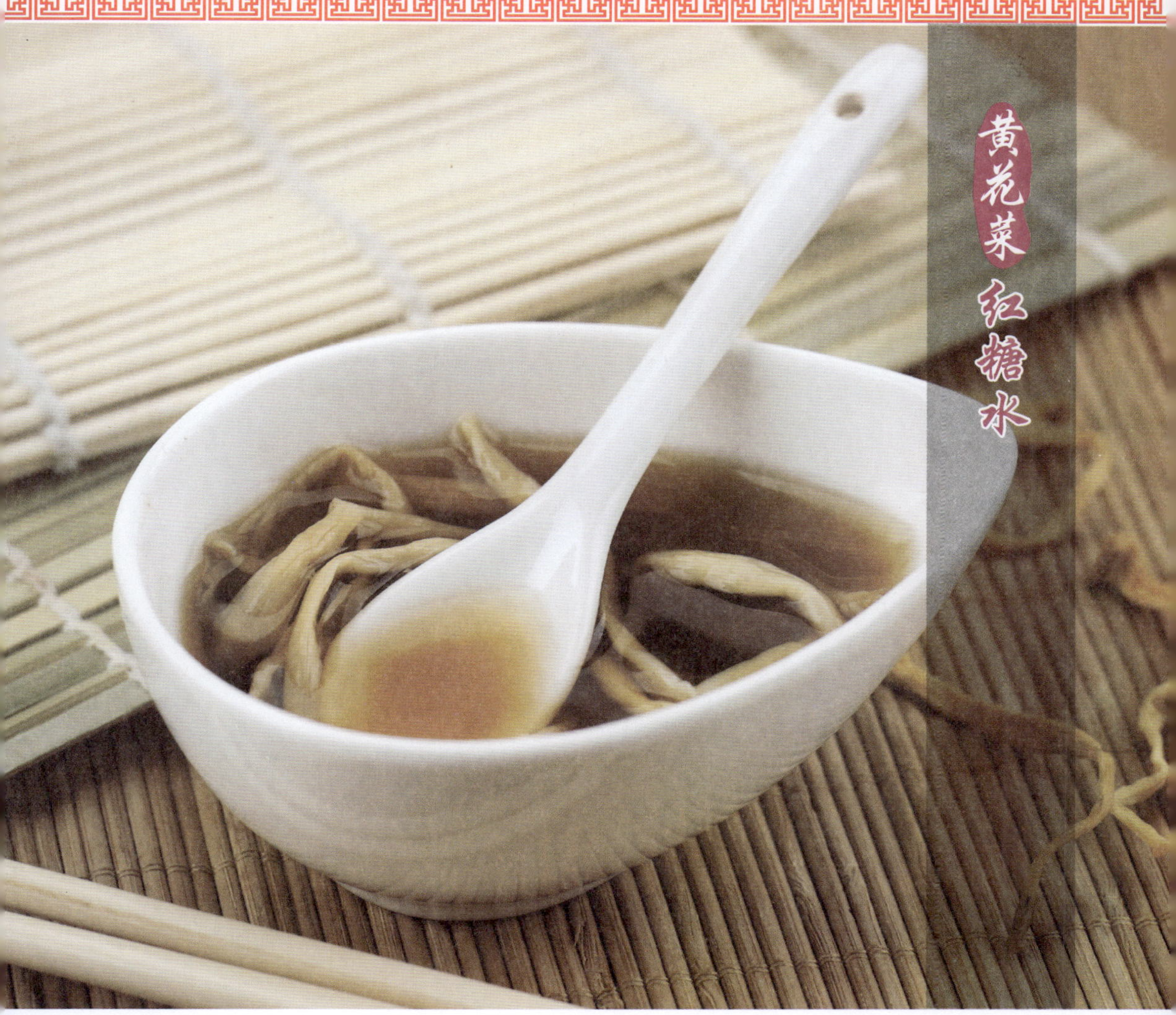

黄花菜红糖水

主治痔疮，内痔，湿热瘀滞型。

做法

①将黄花菜用清水洗净，放入锅中。
②在锅中加入清水煎煮。
③待熟后，在锅中加入红糖，至其溶解即成。

用法　饮服，早饭前1小时服用，连服3~4日。

症见　便时无痛性出血，血鲜红，便后出血停止。

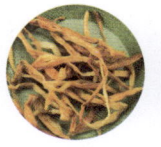 黄花菜 30克　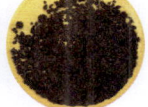 红糖适量

槐花地榆饮

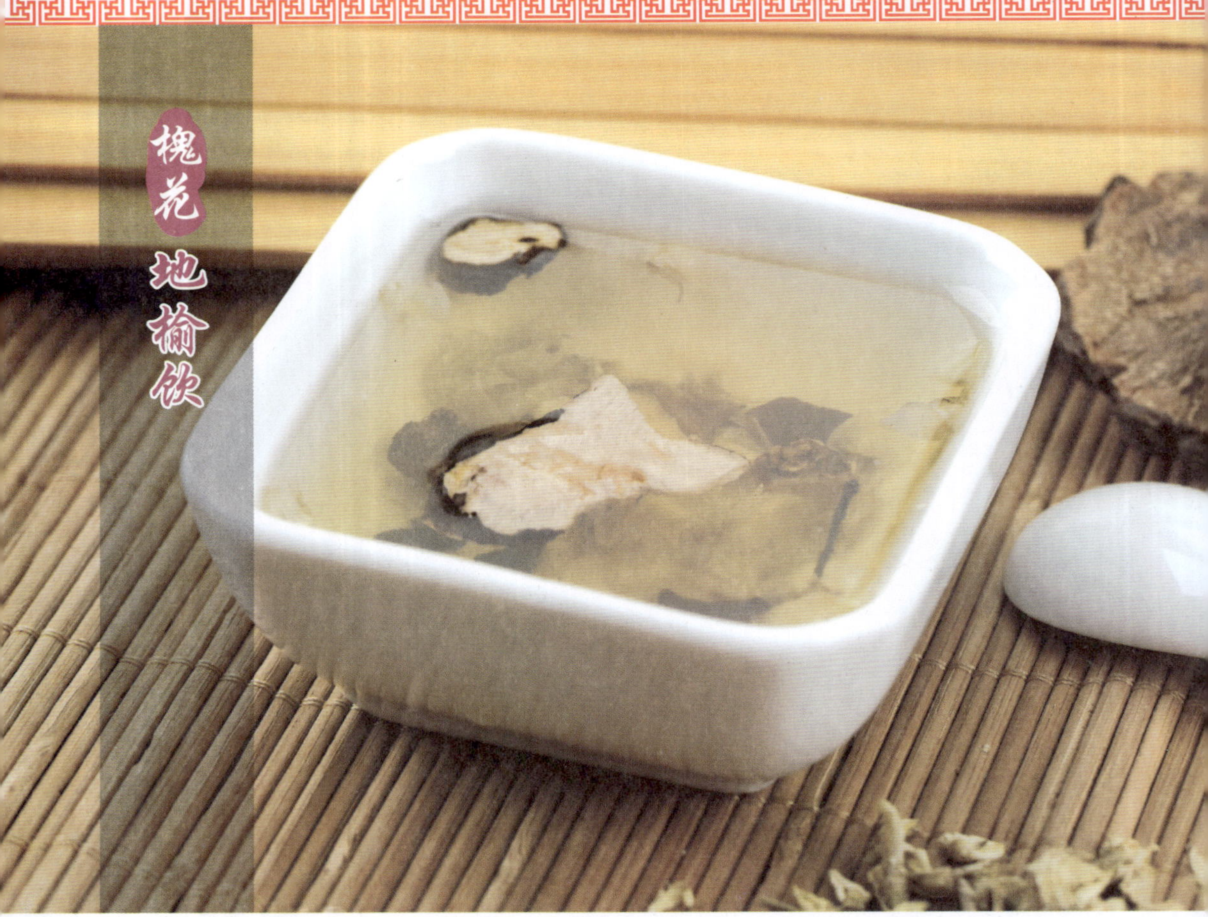

主治痔疮，内痔，湿热瘀滞型。

做法
①将槐花、地榆、苦参、赤芍一起放入锅中。
②在锅中加入清水煎煮。

用法 每日分2次服用。

症见 便时无痛性出血，血鲜红，肛门灼热。

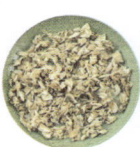
槐花 15克

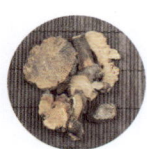
地榆 15克

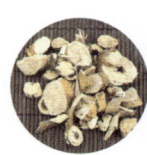
苦参 15克

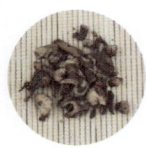
赤芍 10克

主治痔疮，内痔，湿热瘀滞型。

做法
①将黑木耳用清水泡发。
②将黑木耳、贝母、苦参一起放入锅中。
③在锅中加入清水煎煮。

用法　每日分2次服用。

症见　便时无痛性出血，血鲜红，便后出血停止。

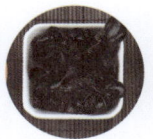 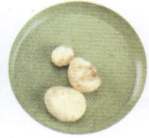 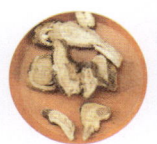

黑木耳 10克　　贝母 15克　　苦参 15克

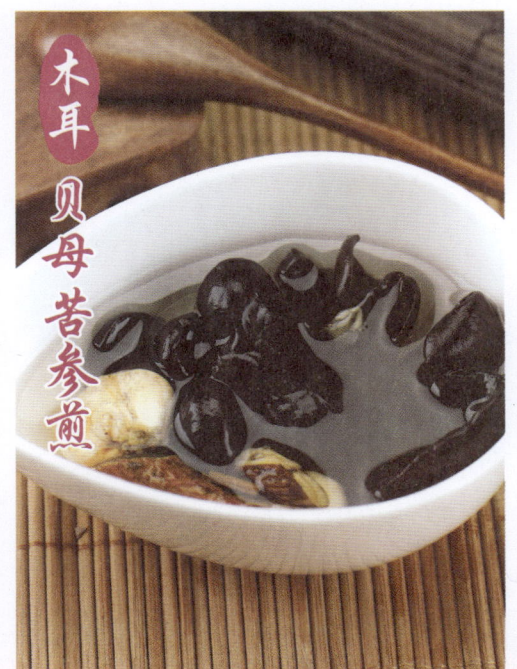

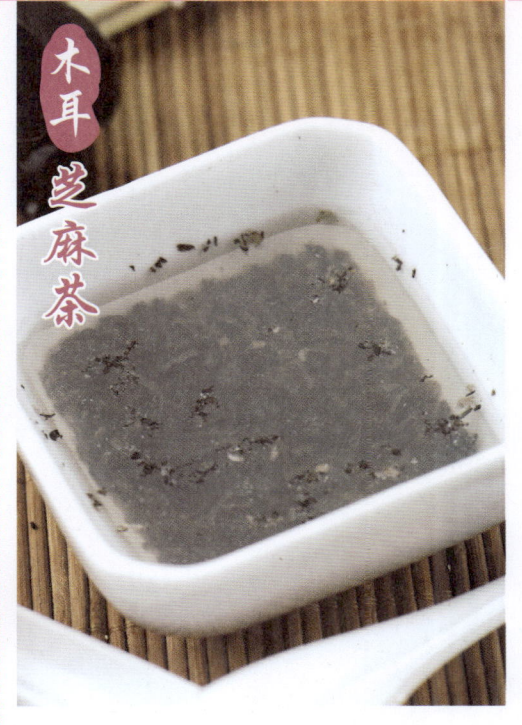

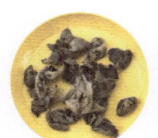 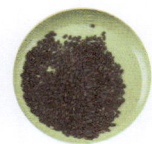

黑木耳 120克　　黑芝麻 120克

主治痔疮，内痔，湿热瘀滞型。

做法
将黑木耳、黑芝麻平均分成两份，一份生用，一份炒熟。

用法　每次取生熟混合药15克，用沸水冲泡15分钟后，代茶频频饮之，每日1~2次。

症见　便血，肠风下血，便秘等。

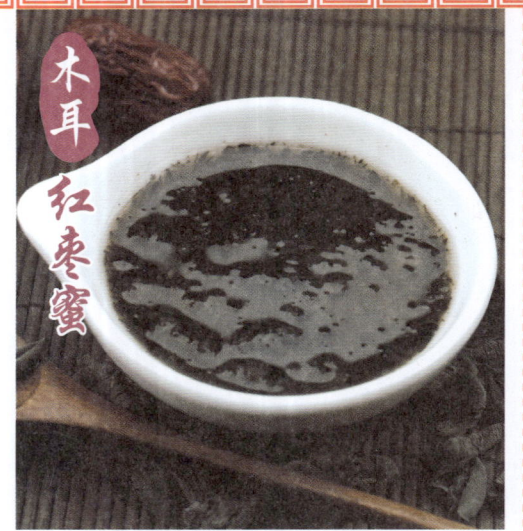

木耳红枣蜜

主治痔疮，外痔。

做法
①将桑葚用清水洗净并浸泡。
②将泡发的桑葚与糯米一起放入锅中。
③在锅中加入清水熬粥。
④粥熟后，加入冰糖，稍煮片刻。

用法 每日分2次空腹食之，7日为1个疗程，可经常服用。

症见 站立过久或长期行走后，肛门部有发胀和异物感。

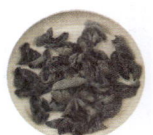
黑木耳 15克

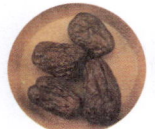
红枣 15枚

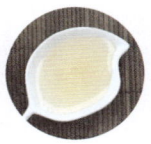
蜂蜜适量

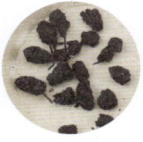
桑葚 30克

冰糖 30克

糯米 100克

主治痔疮，内痔，气血两虚型。

做法
①将黑木耳用清水泡发，撕成小块；红枣去掉枣核。
②将黑木耳块、去核红枣一起放入锅中。
③在锅中加入清水熬煮。
④待熬煮至黑木耳黏稠，加入蜂蜜并搅拌均匀，再煮5分钟即成。

用法 晚餐后服用。

症见 便血日久，眩晕耳鸣，心悸乏力，面色白。

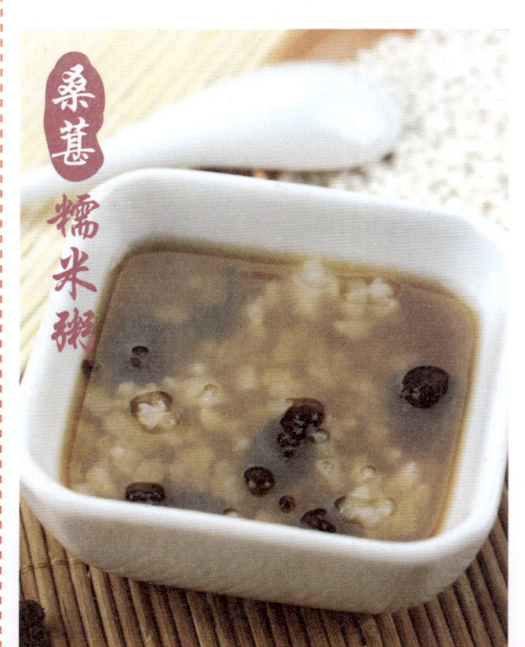

桑葚糯米粥

主治痔疮，内痔，湿热郁滞型。

做法
① 将猪大肠用清水洗净；绿豆、薏苡仁用清水浸泡。
② 将绿豆、薏苡仁放入猪大肠内并加适量水（以便煮发绿豆、薏苡仁）。
③ 将猪大肠两端用线扎紧。
④ 在砂锅中加入猪大肠、粳米，清水煮至烂熟。

用法 每天1剂，连服7～8天。

症见 便时无痛性出血，血鲜红，肛门灼热。

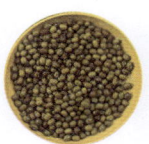
绿豆 50克

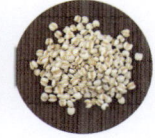
薏苡仁 30克

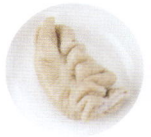
猪大肠 250克

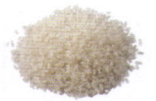
粳米适量

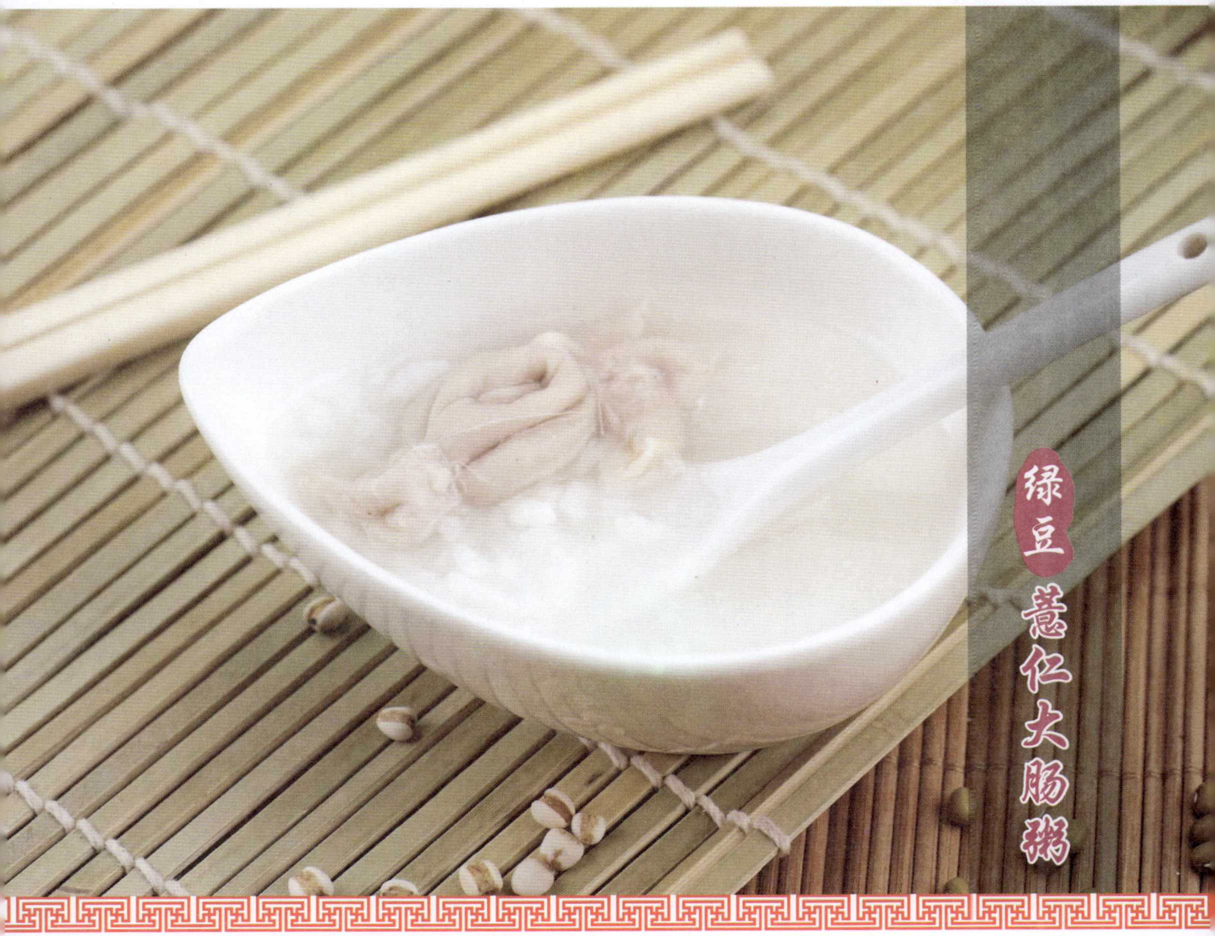

绿豆薏仁大肠粥

尿路感染

尿路感染是以尿频，尿急，尿痛，尿多或尿少，腰痛为主要症状的临床常见疾病，个别患者可有血尿。尿路感染包括尿道炎、膀胱炎和肾盂肾炎。尿道炎、膀胱炎的症状是尿频、尿急、尿痛；肾盂肾炎的症状是高热、腰痛。尿路感染在治疗上大同小异。

辨证分型

外感风寒型
症见恶寒发热，尿频，尿急，尿痛，尿多或尿少，轻微腰痛。

湿热蕴结型
症见尿频，尿急，尿痛，尿多或尿少，尿道热涩疼痛，轻微腰痛，口苦恶心，身热困重。

肝郁气滞型
症见尿频，尿急，尿痛，尿涩滞，少腹满痛，面色带青。

脾肾亏虚型
症见尿频、尿急、尿痛，少腹坠胀，腰膝酸软，面色㿠白。

日常注意

注意生活卫生
性生活要讲究卫生、和谐、有规律，严禁月经期进行性生活。
在旅社、浴池、游泳池等公共场所时，注意不要使用他人的毛巾及相关的卫生洁具。

多饮水
平时注意喝水，不要在口渴时才想到补充水分，应多喝水或其他补水型饮料。出现尿急时，不要憋尿，保证及时上厕所。排尿时，应尽量将膀胱里的尿液排放干净，不要造成尿液残留。

主治热迫血溢型尿路感染。

做法

① 将藕节、冬瓜用清水洗净，冬瓜切成薄片。
② 将藕节、冬瓜片一起放入锅中。
③ 在锅中加入清水煎汤。

用法 代茶频饮。

症见 尿频，尿急，尿道刺痛，尿中带血。

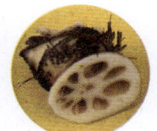

藕节 100 克　　冬瓜 100 克

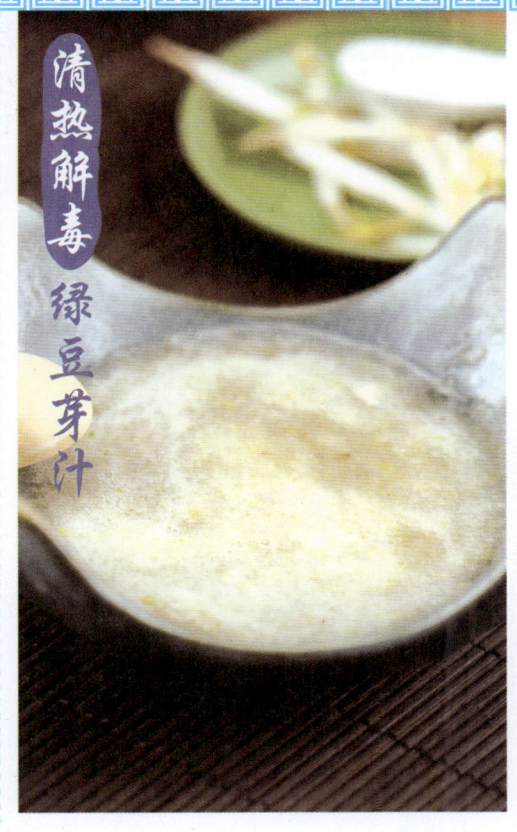

清热解毒 绿豆芽汁

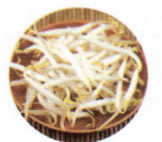 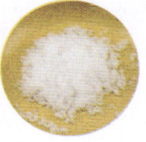

绿豆芽 500 克　　白糖适量

主治湿热型尿路感染。

做法

① 将绿豆芽用清水洗净。
② 将绿豆芽捣烂，绞取汁。

用法 加入白糖调味，可多次频服。

症见 尿频，尿急，尿痛，口苦。

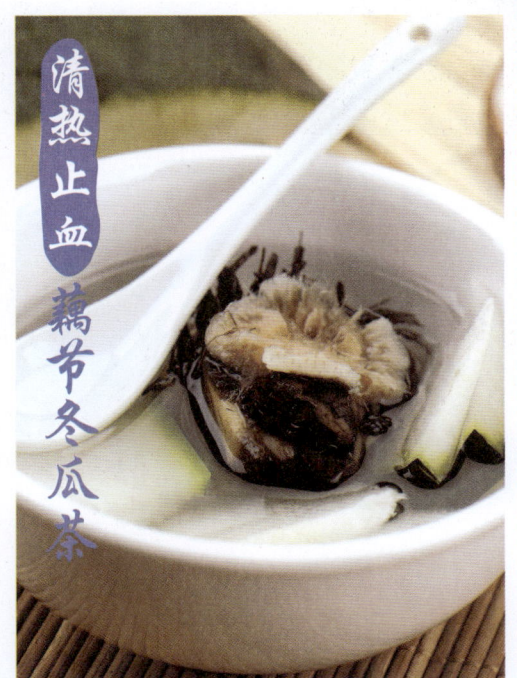

清热止血 藕节冬瓜茶

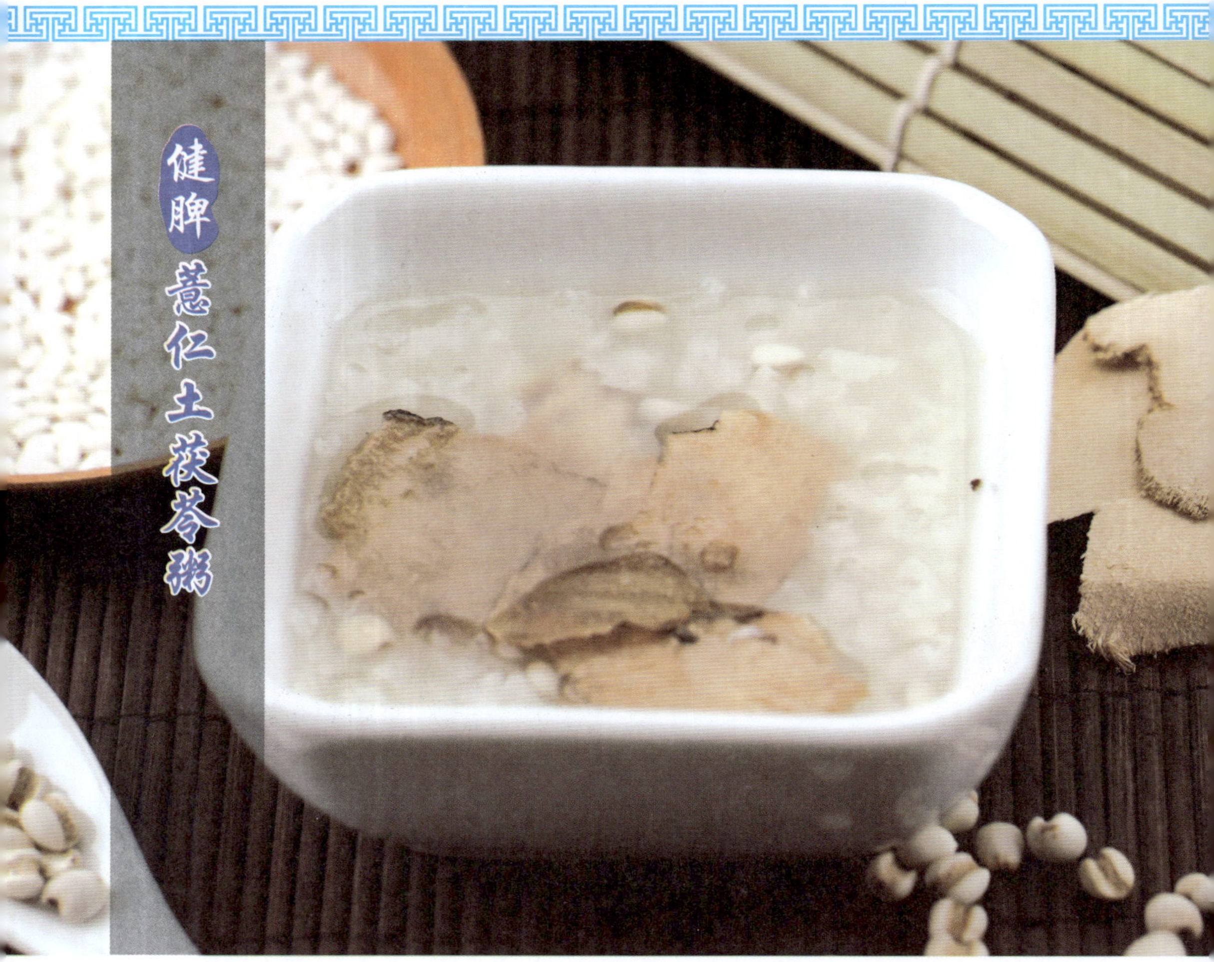

健脾 薏仁土茯苓粥

主治尿路感染，劳淋。

做法

① 将粳米、薏苡仁用清水淘洗干净。
② 将土茯苓装入纱布袋，扎紧袋口。
③ 将粳米、薏苡仁、土茯苓袋一起放入锅中。
④ 在锅中加入清水熬煮至米烂粥浓。

用法 去药袋，食粥。

症见 小便涩痛，时作时止，遇劳则发。

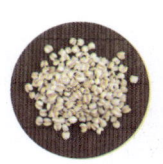 薏苡仁 50克

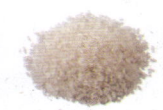 粳米 150克

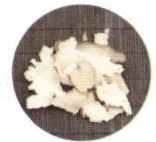 土茯苓 10克

主治慢性膀胱炎、尿道炎。

做法
①将鱼腥草放入锅中。
②在锅中加入清水煎煮。

用法 加入冰糖调味，每日1剂，每日3次分服。

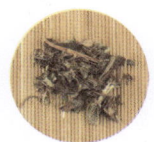 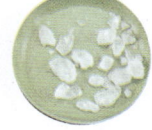

鱼腥草 30克　　冰糖适量

清热解毒 大白菜根汁

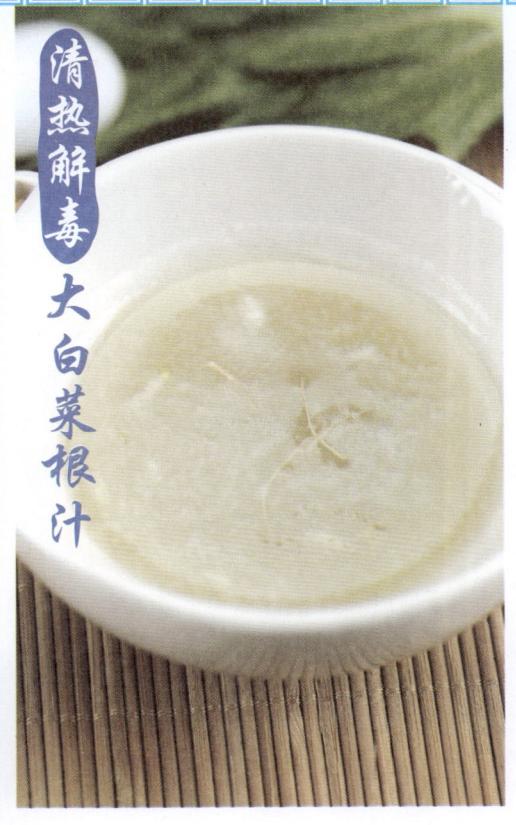

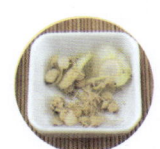

大白菜根切片适量

清热解毒 鱼腥草

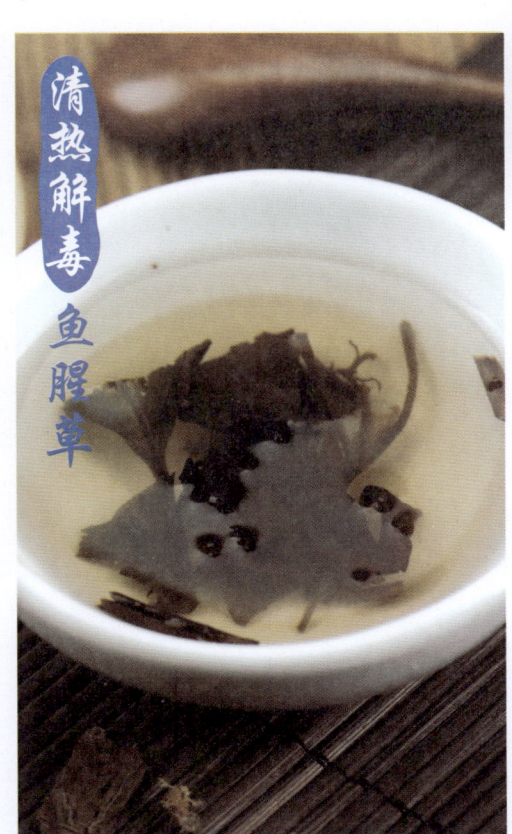

主治湿热型尿路感染。

做法
①将大白菜根切片用清水洗净。
②将大白菜根片捣烂成泥取其汁液。

用法 每次服用1茶匙，可经常服用。

症见 尿频，尿急，尿痛，口苦。

肝炎

肝炎一般是指由病毒引起的肝脏感染性炎症。依据所感染病毒的种类不同,病毒性肝炎可分为甲型病毒性肝炎、乙型病毒性肝炎、丙型病毒性肝炎、丁型病毒性肝炎、戊型病毒性肝炎以及未知型病毒性肝炎。

辨证分型

肝气郁结型
症见胀痛,走窜不定,因情绪变化而增减,嗳气。

气滞血瘀型
症见胸胁胀闷疼痛,舌质紫黯,脉弦细。

肝胆湿热型
症见胁痛,口苦,胸闷纳呆,恶心呕吐,甚则目黄、身黄。

肝阴不足型
症见胁肋隐痛绵绵不止,口干咽燥,头晕目眩。

生活建议

不宜用眼过度
有这样一句话"久视也会伤肝",这是因为肝通目,用眼过度则会伤害到肝。因此,经常对着电脑的人往往会觉得看其他东西是模糊的,这个时候最好考虑在保护眼睛的同时,也应保护一下肝脏。

不熬夜
晚上应尽可能地减少夜生活,保证8个小时的充足睡眠。如果条件允许,中午可小睡30分钟。

不发怒
怒易伤肝,所以应保持情绪的稳定,不要烦躁。

> 主治黄疸型肝炎。

做法
① 将大头菜籽晾干，研磨成粉末并放入碗中。
② 在碗中加入开水调服。

用法 每次服15克，每日1次。

症见 胁痛，恶心，目黄，身黄。

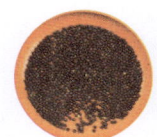
大头菜籽适量

祛黄 大头菜籽

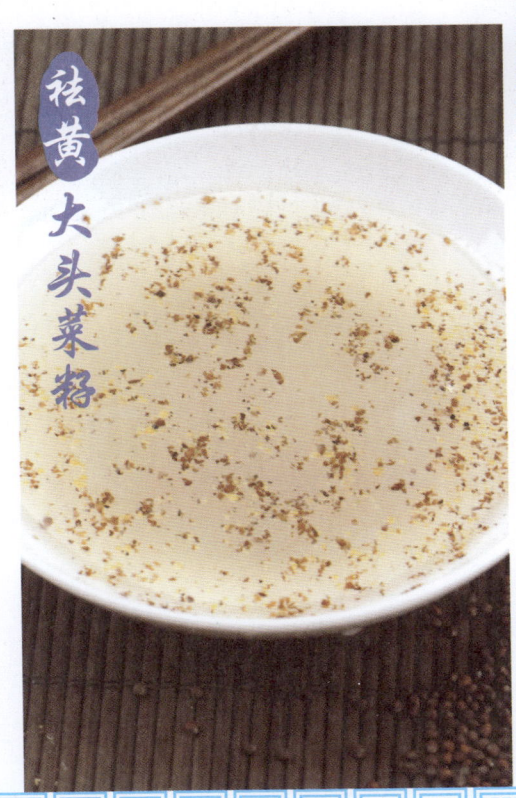

慢性肝炎绿豆蒜泥冷饮

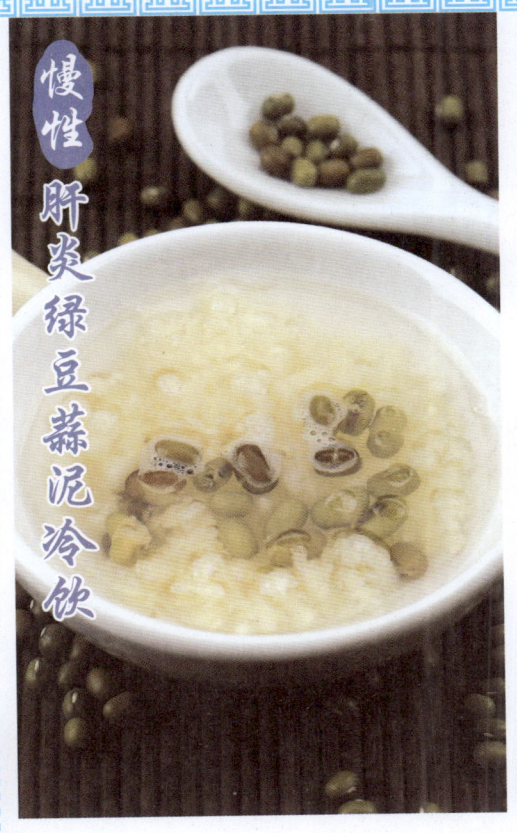

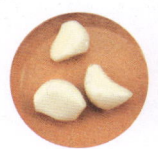
大蒜 50克

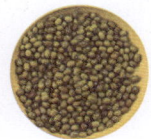
绿豆适量

> 主治慢性肝炎。

做法
① 将大蒜去掉外皮，并捣烂成泥。
② 将绿豆放入锅中，加入清水煮熟。
③ 将绿豆、白糖加入蒜泥中。

用法 冷却后冲服，每日2次。

补肝 五味红枣金橘汤

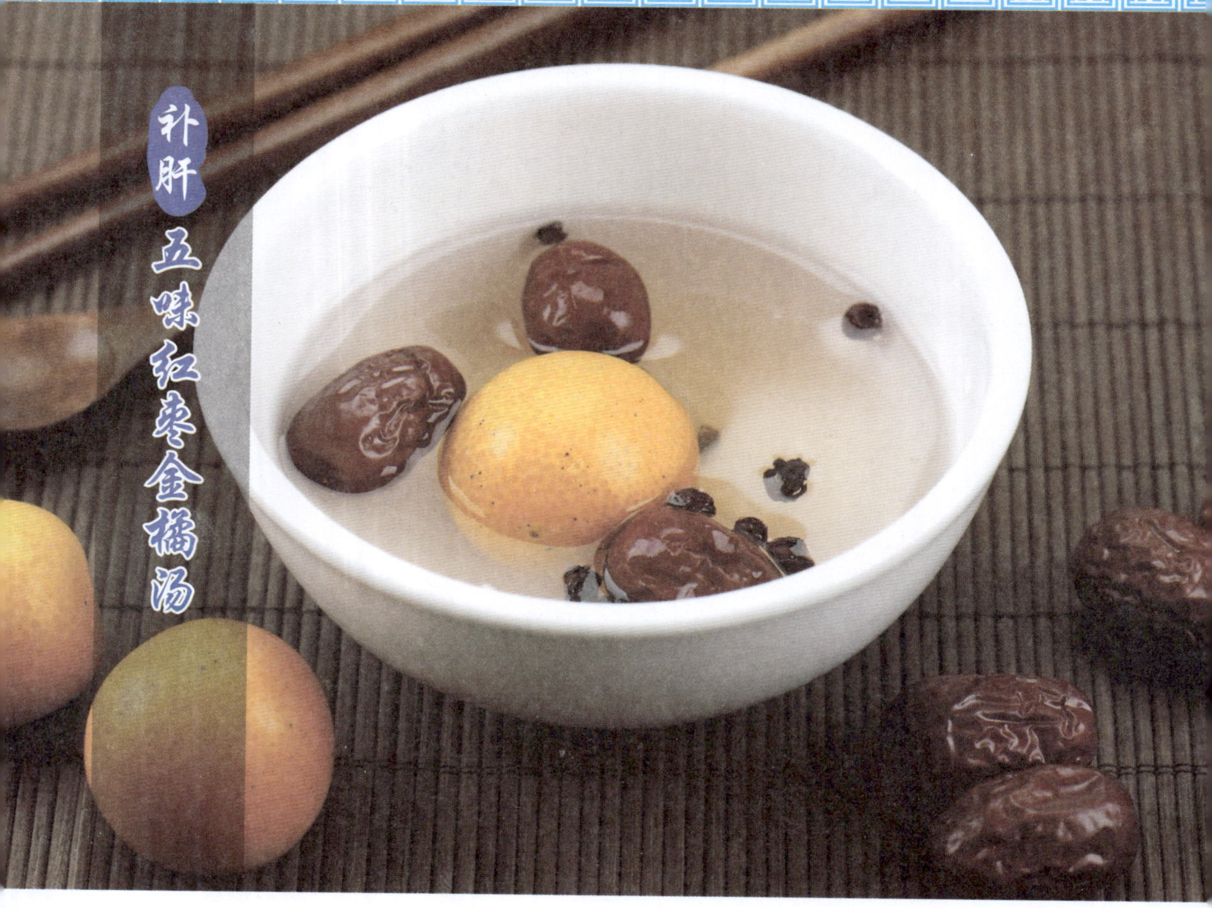

主治肝阴不足型慢性肝炎。

做法

① 将五味子、红枣、金橘一起放入锅中。
② 在锅中加入清水一起炖熟。
③ 饮其汤液。

用法 加入冰糖调味，每日1剂，分2次服用，连服10～15日。

症见 胁肋隐痛绵绵不止，头晕目眩。

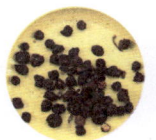
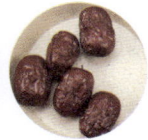

五味子 9克　　红枣 10枚

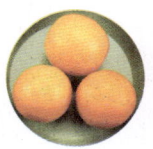
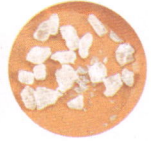

金橘 30克　　冰糖适量

主治慢性肝炎。

养肝粥

做法
① 将玄参放入锅中煎汤，滤掉残渣，取其汁液；粳米淘洗净。
② 在锅中加入猪肝、粳米一起熬煮成粥。

用法 加入白糖调味，趁热服用。

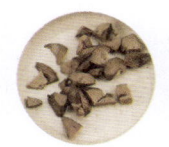 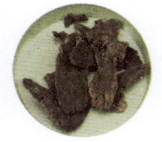
猪肝小块 100克　　玄参 15克

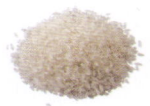 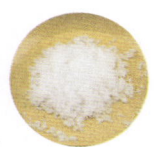
粳米 100克　　白糖适量

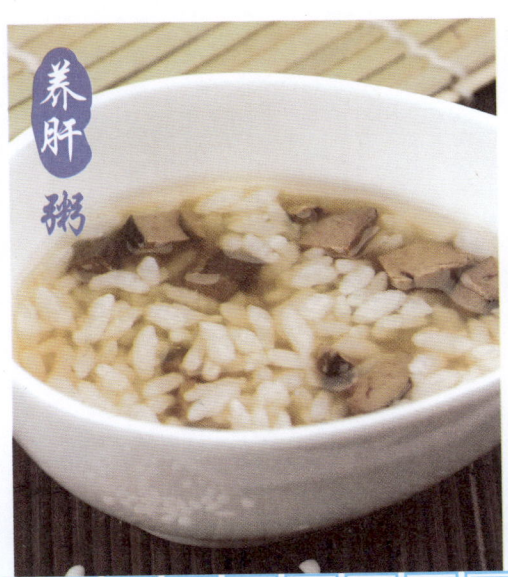

养肝 芹菜萝卜车前汤

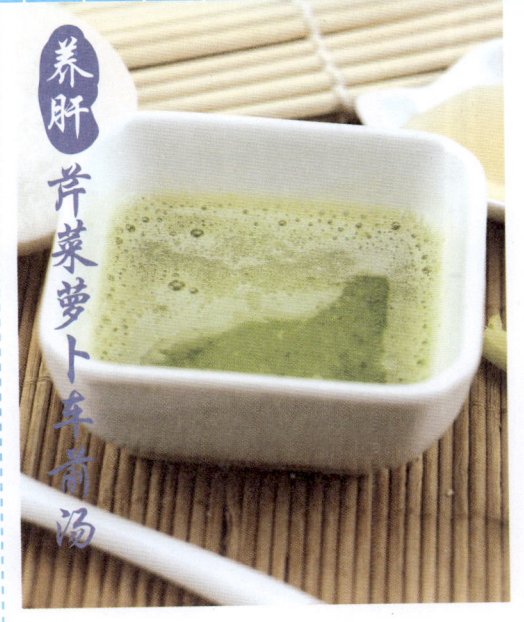

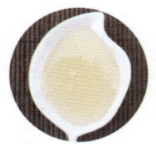 蜂蜜适量　　芹菜 100~150克

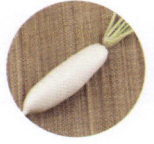 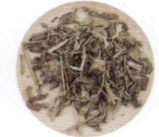
白萝卜 100克　　车前草 30克

主治慢性肝炎。

做法
① 将芹菜、白萝卜、车前草用清水洗净，捣烂成泥，绞取汁。
② 在汁液中加入蜂蜜，炖沸。

用法 温服，每日1次，疗程不限。

类风湿性关节炎

类风湿性关节炎是可能与变态反应、自身免疫有关的原因未明疾病。本病属中医的"痹证"范畴。临床上可参照中医"痹证"辨证分为风热偏盛型、湿寒偏盛型、痰瘀痹阻型、肝肾亏损型。

按摩治疗

家属可通过按摩的方法来缓解患者的症状,达到辅助治疗的目的。按摩主要采用揉、捻、按、摇、擦等手法,重点部位为上肢的双侧掌指、手指、腕关节,下肢的双侧足趾、踝关节。具体方法如下:

上肢

患者取仰卧位,身体放松,两手臂自然伸直放于身体两旁。家属可先在右侧用揉法,在患者的掌背面向上沿腕背、前臂至肘关节,来回5遍左右。然后患者翻掌再以揉法施治,并配合肘、腕、掌指关节的被动运动。

接上势,在肘、腕部用按揉法2分钟左右,并配合肘关节的伸屈和腕关节的摇动。然后以捻法,捻每一手指关节与掌指关节并配合小关节的摇动,最后再摇肩关节,搓上肢5次。左右按揉的顺序与时间相同,要长期坚持。

下肢

患者取仰卧位,家属站在旁边,用揉法施于大腿前部及内外侧,施力均匀,再沿膝关节向下到小腿前外侧、足背,直至趾关节。同时配合踝关节屈伸及内、外翻的被动运动。

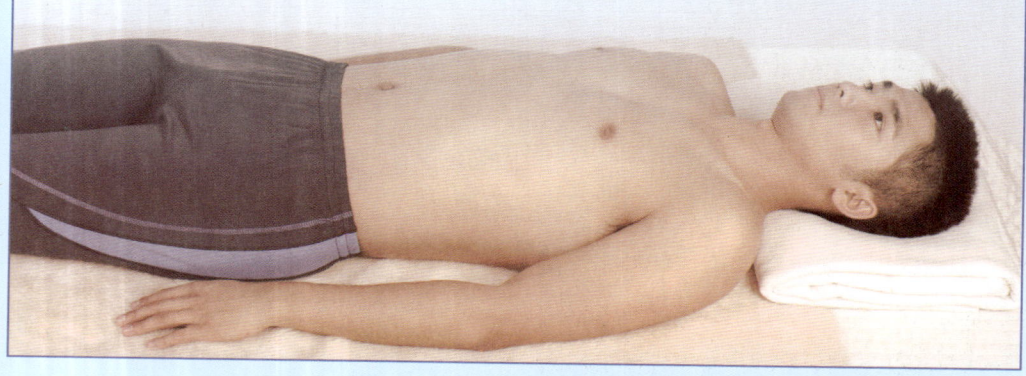

> 主治风寒偏盛型类风湿性关节炎。

做法

①将葱须、生姜片、乌梅、红枣洗净一起放入锅中。
②在锅中加入清水煎煮，取其汤液。

用法　每日1~2次。

症见　肢体关节疼痛游走不定，恶风，恶寒，舌苔薄白。

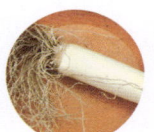　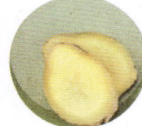

葱须 15克　　生姜 3片

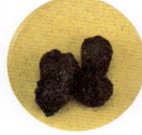　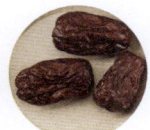

乌梅 10克　　红枣 10枚

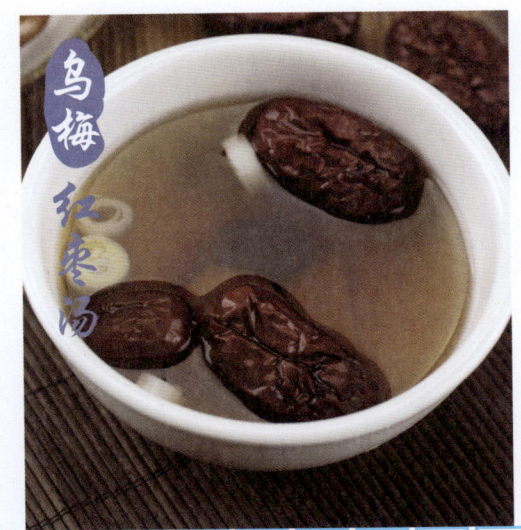

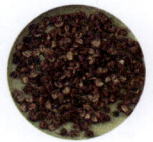　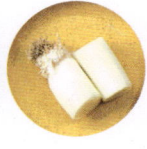　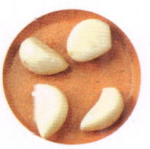

花椒 60克　　葱根 100克　　蒜瓣 100克

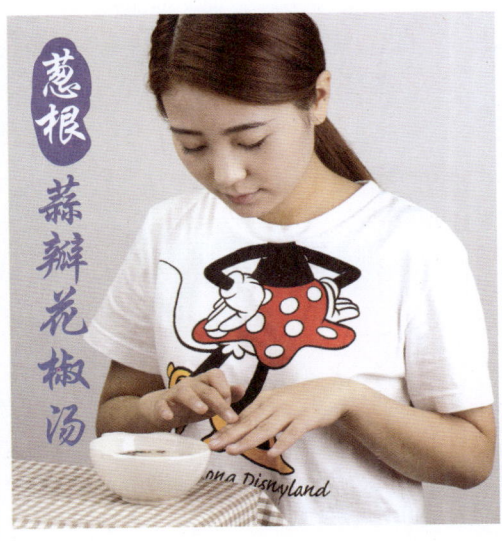

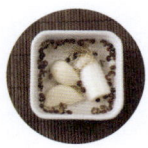

图1

> 主治湿寒偏盛型类风湿性关节炎。

做法

①将葱根洗净，与蒜瓣、花椒一起放入锅中，如图1。
②在锅中加入清水煎煮，取其汤液。

用法　熏洗患处，每天熏洗3~4次。

症见　肢体关节疼痛，惧湿畏寒。

消化不良

消化不良是指胸腹痞闷，满胀不舒的一种临床表现。

辨证分型

饮食停滞型
症见脘腹满闷，嗳腐吞酸，恶心呕吐，厌食。

脾胃虚弱型
症见脘腹满闷，时缓时急，喜温喜按，不知饥。

宜食食物

小米
小米又名粟米，古代叫禾。小米粒小，制成品有甜香味。小米熬粥营养丰富，人们美称其为"代参汤"。小米非精制而成，保留了大量维生素及无机盐，而小米富含的维生素B_1、维生素B_2等是粳米的数倍之多，能有效防止消化不良及口角生疮。

大麦
中医认为，大麦具有益气、宽中、化食、回乳之功效，有助消化、平胃止渴、消渴除热等作用。尤其适宜胃气虚弱、消化不良者；肝病、食欲缺乏、伤食后胃满腹胀者；妇女回乳时乳房胀痛者等。

苹果
苹果中含有丰富的营养物质，尤其适宜慢性胃炎、消化不良、气滞不通者，以及患有便秘、慢性腹泻、神经性结肠炎的人食用。

木瓜
木瓜在中国素有"万寿果"之称，还有"百益之果""水果之皇"的雅称，是岭南四大名果之一。木瓜富含17种以上的氨基酸及木瓜蛋白酶、番木瓜碱等，有抗痉挛、健脾消食、抗癌杀虫、通乳抗癌的功效。尤其适宜慢性萎缩性胃炎患者，缺奶的产妇，风湿筋骨痛、跌打扭挫伤患者，消化不良及肥胖患者食用。但是不适宜孕妇及过敏体质者食用。

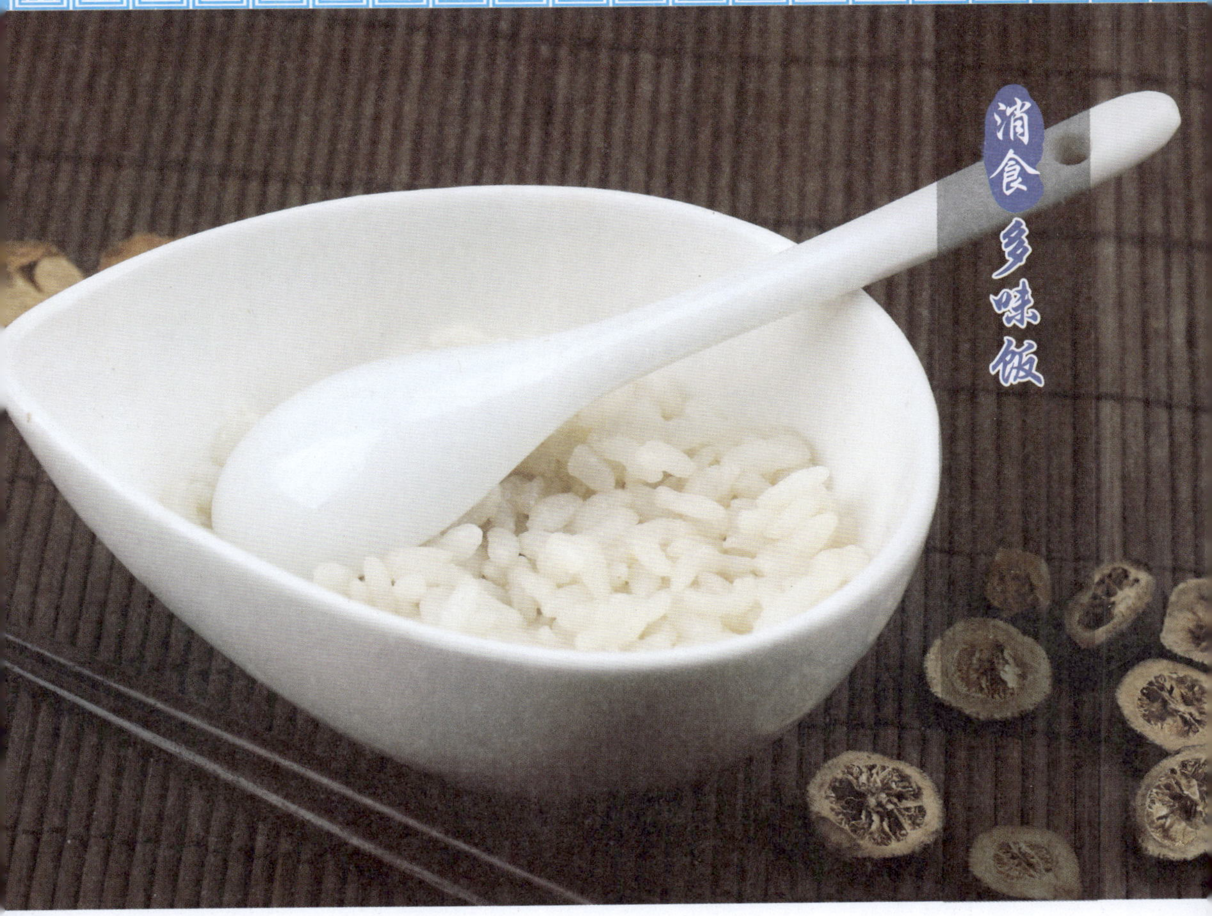

消食多味饭

主治 饮食停滞型消化不良。

做法

①将炒麦芽、枳实、山楂一起放入锅中。
②在锅中加入清水煎煮3次,合并药液。
③将粳米淘洗干净,加入药液及清水蒸成米饭。

用法 午、晚食用。

症见 脘腹满闷,痞塞不舒。

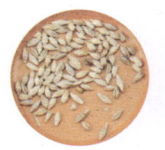 炒麦芽 50克

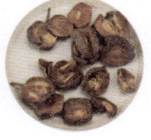 山楂 30克

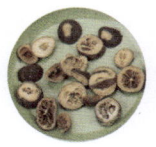 枳实 30克

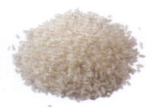 粳米 300克

清胃消食黄连饮

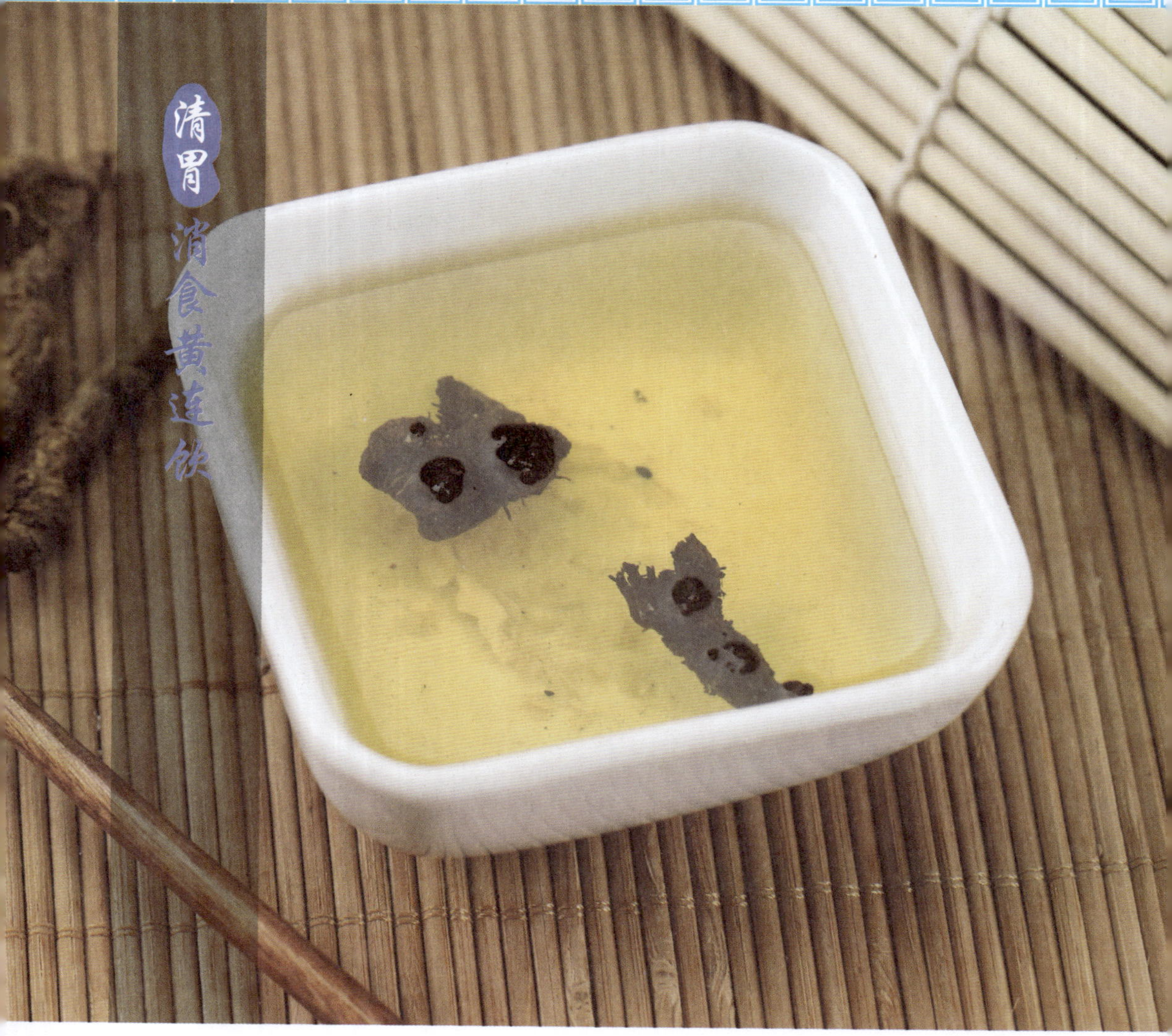

主治胃热型消化不良。

做法

①将黄连、乌贼骨一起放入锅中。

②在锅中加入清水煎煮，取其汤液。

用法 每日2次。

症见 吐酸而见心烦口苦、不思饮食。

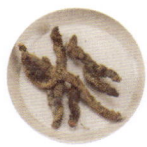
黄连 10克

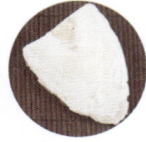
乌贼骨 15克

主治饮食停滞型消化不良。

做法
将鸡内金研磨成末,过筛,取其细末。

用法 早晚饭前1小时温水冲服,每次3克。

症见 脘腹满闷,嗳腐吞酸,恶心呕吐,厌食。

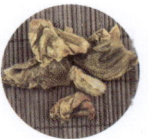

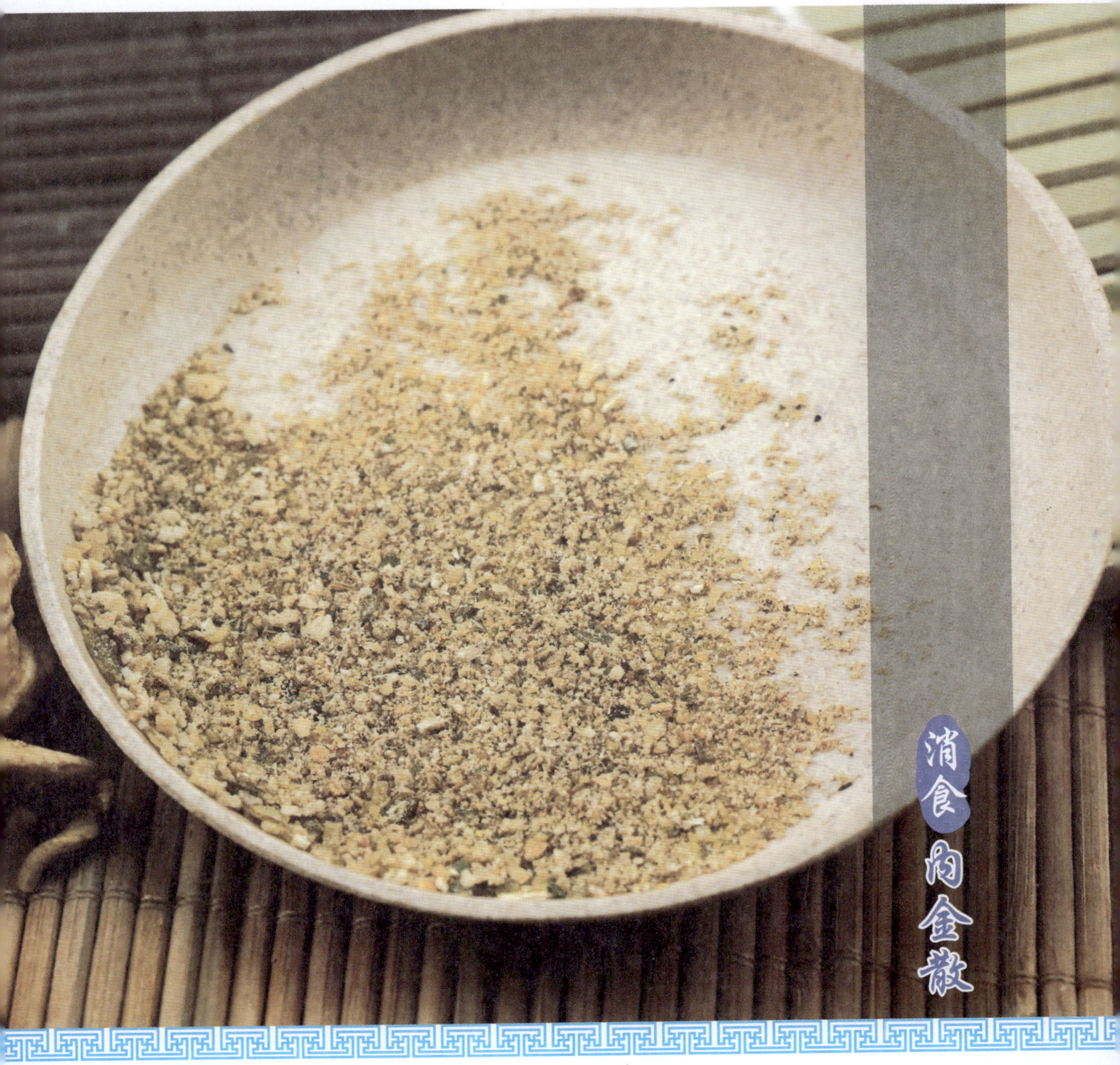

鸡内金适量

消食内金散

胃　痛

胃痛是以上腹部近心窝处经常发生疼痛的疾病。可参考现代医学上的胃炎、胃溃疡疼痛发作加以治疗。

辨证分型

寒邪客胃型
症见胃痛暴作，恶寒喜暖，脘腹得温痛减。

饮食停滞型
症见胃痛，脘腹胀满，嗳腐吞酸。

肝气犯胃型
症见胃脘胀闷，脘痛连胁，嗳气频频。

肝胃郁热型
症见胃脘灼痛，痛势急迫，烦躁易怒，口苦。

瘀血停滞型
症见胃脘疼痛，痛有定处拒按，痛有针刺感。

胃阴亏虚型
症见胃痛隐隐，口燥咽干，大便干结等。

脾胃虚寒型
症见胃痛隐隐，喜温喜按，得食痛减。

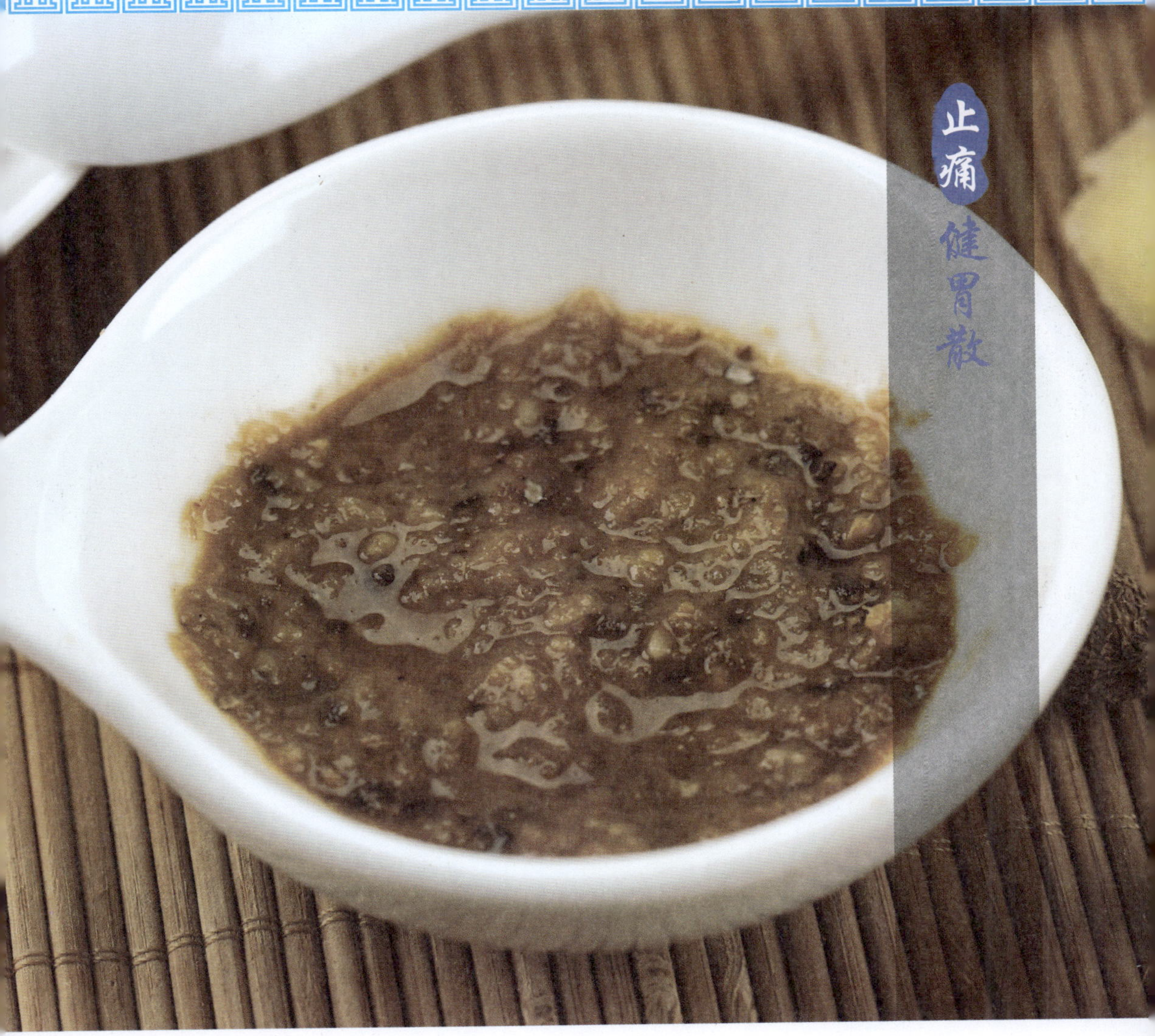

止痛健胃散

主治各型胃痛。

做法

① 将生姜、砂仁、红糖一起捣烂成泥，装入罐中。

② 将罐子埋入土中，10日后取出。

用法 每次取50克，加入开水冲服。

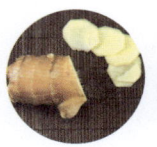 生姜 350克

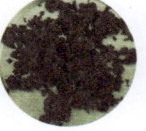 红糖 250克

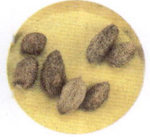 砂仁 50克

奶香止痛散寒饮

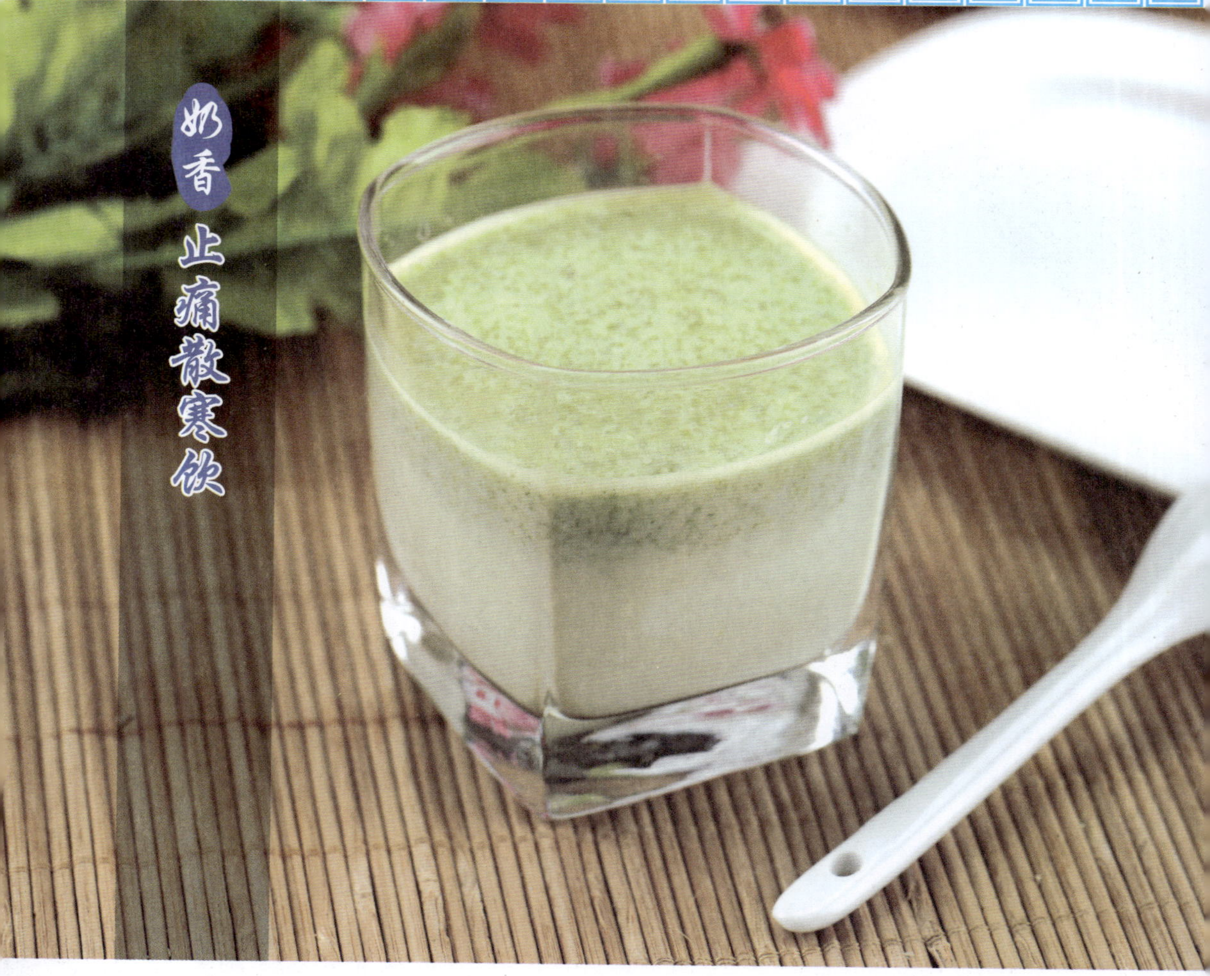

> 主治寒邪客胃型胃痛。

做法
① 将生姜、韭菜分别用清水洗净,捣烂成泥,绞取汁。
② 取韭菜汁、姜汁、牛奶一起放入锅中煮沸。

用法 趁热服食。

症见 胃痛暴作,恶寒喜暖,脘腹得温痛减。

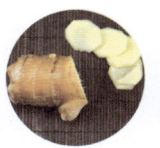  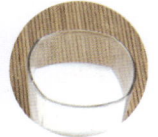

生姜 25克　　韭菜 250克　　牛奶 250克

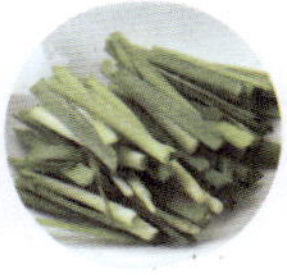

主治胃阴亏虚型胃痛。

做法
①将土豆去皮用清水洗净，捣烂成泥，绞取汁。
②将土豆汁先大火后小火煎熬浓缩。
③在锅中加入蜂蜜再煎。
④待煎至稠黏如蜜时，冷却装瓶。

用法 每日3次，每次2匙。
症见 胃痛隐隐，口燥咽干，大便干结。

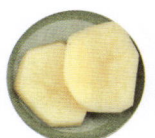
土豆100克

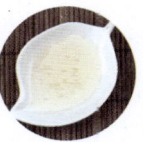
蜂蜜适量

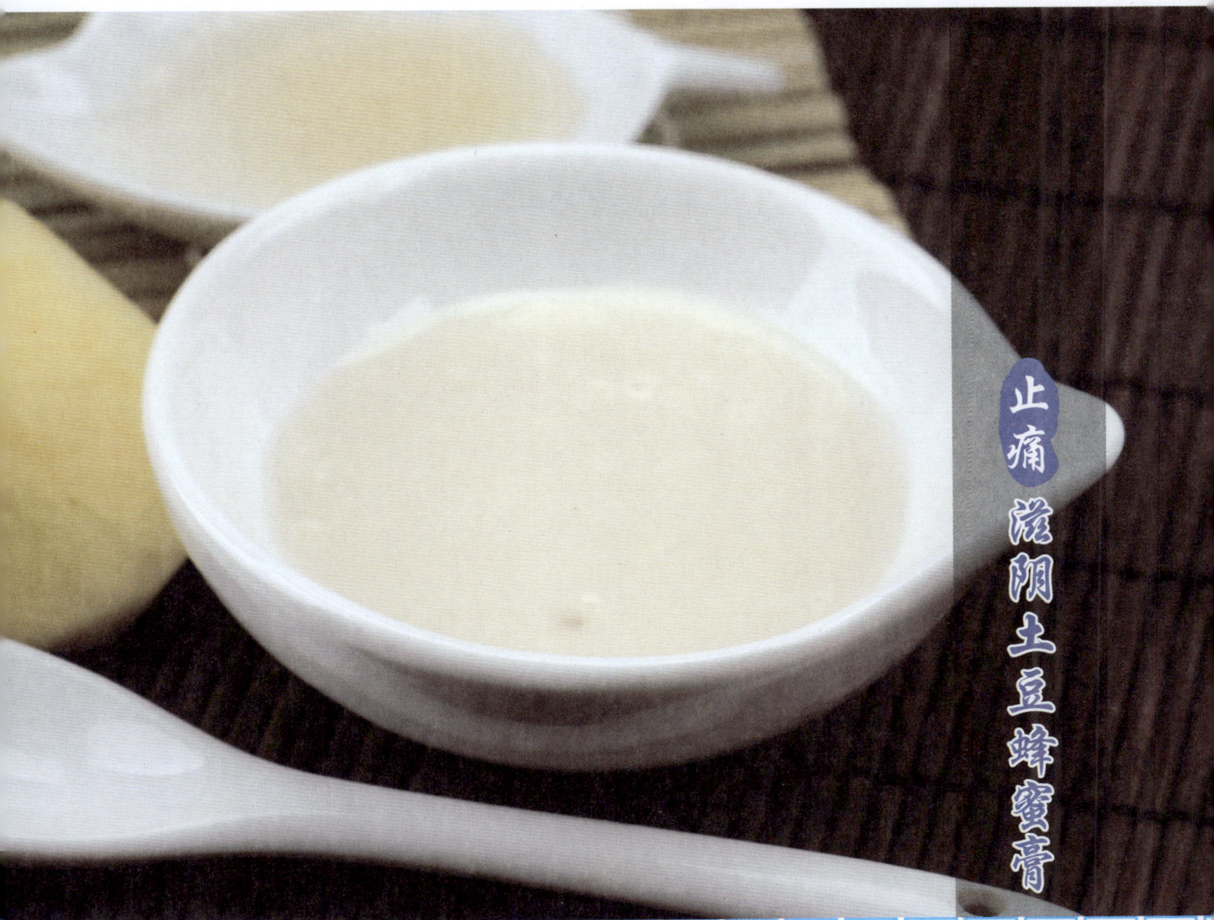

止痛 滋阴 土豆蜂蜜膏

便秘

便秘是指大便秘结不通，排便时间延长，或欲便而艰涩不畅的一种疾病。

辨证分型

热秘
症见大便干结，小便短赤，口干口臭。

气秘
症见大便秘结，欲便不得，嗳气频作。

虚秘
气虚型症见有便意而不出，便后疲乏，大便并不干硬。
血虚型症见大便秘结，头晕目眩、心悸。

冷秘
症见大便艰涩，排出困难，小便清长，喜热怕冷。

饮食原则

宜多吃含纤维素丰富的食物，如各种新鲜蔬菜、水果等，尤其要注意补充含有粗纤维较多的食物，如芹菜、燕麦、红薯等。

平时多喝温开水，有助于大便的软化，适当吃一些有润肠通便作用的食物，如蜂蜜、芝麻、香蕉、核桃、松子、牛奶、奶油等。

在烹调菜肴时可适当多放一些植物油，如豆油、菜籽油、茶树油、橄榄油、麻油、花生油等。

忌食烈酒、浓茶、咖啡、可乐、蒜、姜、辣椒等刺激性食物，少吃荤腥厚味的食物。

保持正常进食的良好习惯。节食、偏食、无规律进食，都对胃肠道的正常功能有不良影响。

冰糖炖香蕉

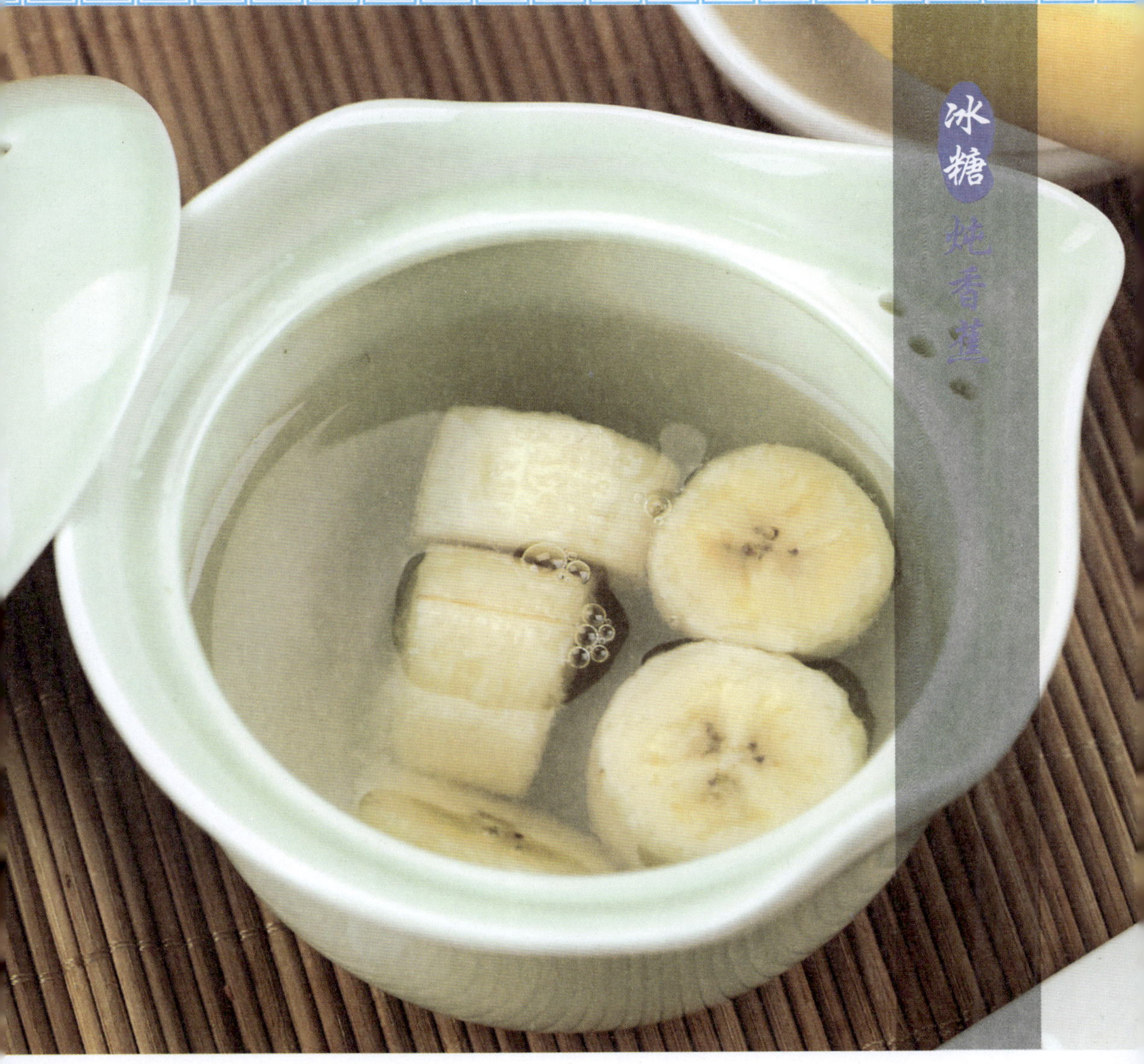

主治肠燥便秘，老年便秘，习惯性便秘。

做法

①将香蕉去皮，切成块。

②在香蕉中加入冰糖隔水炖。

用法 每日2次，连服数日。

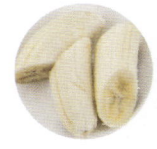 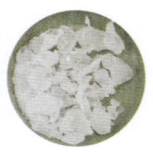

香蕉适量　　冰糖适量

润肠通便 麻仁蜜茶

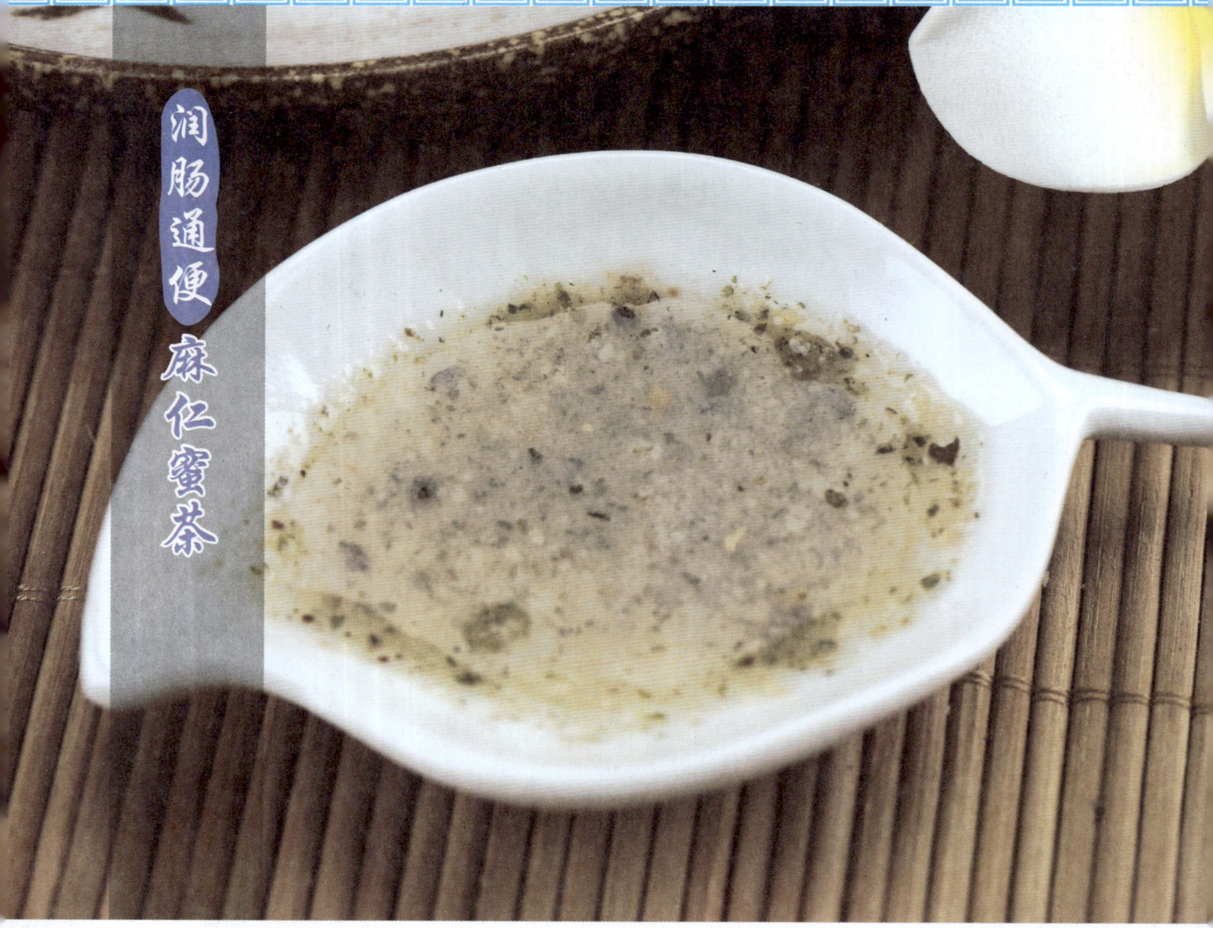

> 主治便秘，虚秘，老人、小儿及产妇大便秘结或痢疾后便秘。

做法

①将火麻仁放入锅中炒香。
②将炒好的火麻仁研磨成细末。
③取火麻仁末3~5克，加入蜂蜜，以开水冲泡。

用法 每日1次，饮服。

症见 气虚以有便意而不出，便后疲乏，大便并不干硬；血虚以大便秘结，头晕目眩、心悸。

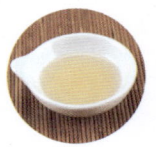
蜂蜜适量

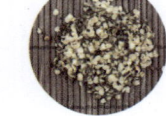
火麻仁 5克

主治便秘，热秘。

做法
①将番泻叶放入碗中。
②在碗中加入开水浸泡。
用法 代茶饮。

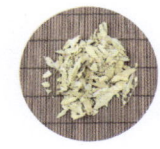
番泻叶 3～10克

清热润肠 连翘蜂蜜茶

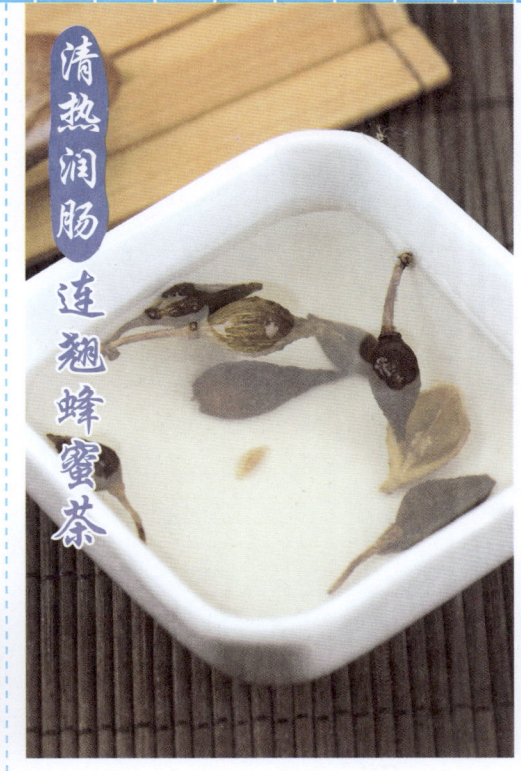

清热通便番泻叶茶

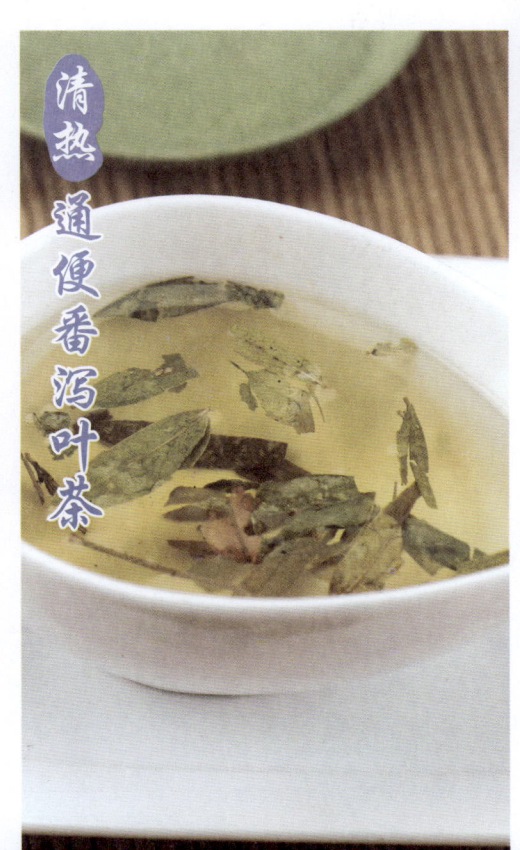

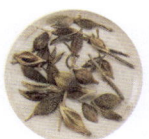
连翘 30克　　蜂蜜适量

主治便秘，热秘。

做法
①将连翘放入碗中，加入沸水冲泡。
②在碗中加入蜂蜜。
用法 代茶频饮，每日1剂。
症见 大便干结，小便短赤，口干口臭，咽红肿。

慢性胃炎

慢性胃炎是指不同病因引起的各种慢性胃黏膜炎性病变。现代医学上分为浅表性胃炎、萎缩性胃炎、肥厚性胃炎。

辨证分型

肝胃气滞型

症见胃脘胀痛，食后尤甚，痛无定处，攻撑连胁，嗳气频作，矢气较舒，或恶心呕吐，泛酸，苔薄白，脉沉弦。

胃热阴虚型

症见胃脘疼痛并有烧灼感，痛无定时，但下午或空腹较重，得食较缓，口干而苦，易怒食少，或有吐血，苔黄舌红，脉弦数。

脾胃虚寒型

症见胃脘隐隐作痛，喜食热饮，按之较舒，食则胃胀，或呕吐清涎，面色无华，神疲乏力，肢末不温，舌淡苔白，脉沉细无力。

宜食食物

生姜

生姜其味辛、性温，其特有的"姜辣素"能刺激胃肠黏膜，使胃肠道充血，增强消化能力，能有效地治疗吃寒凉食物过多引起的腹胀、腹痛、腹泻、呕吐等，还可发汗解表，温中散寒，有解毒、止吐、养胃的功效。

酸牛奶

酸牛奶通常简称为酸奶，又称乳酪、发酵乳、优酪乳、优格，是一种优质的发酵奶制品，味酸，以浆稠、色黄、气清、味甘为上品，或有结块现象。酸奶不仅保持了原有营养，还含有丰富的乳酸菌、乳糖酶、乳酸等，有助于消化，对慢性胃炎非常适宜。

南瓜

南瓜又名麦瓜、番瓜、倭瓜、金冬瓜。南瓜含丰富果胶，可"吸附"细菌和有毒物质，包括重金属（如铅）等，有排毒作用。同时，果胶可保护胃部免受刺激，减少溃疡。平时可用南瓜熬粥或汤，滋养肠胃。

养胃 生姜鸡蛋饼

主治脾胃虚弱型慢性胃炎。

做法
① 将生姜用清水洗净,切成细末。
② 在生姜末中加入鸡蛋调匀,放入锅中用麻油煎熟。

用法 分3次食用,每日3次,连食3~5天。

症见 胃脘隐隐作痛,喜食热饮,按之较舒,食则胃胀,或呕吐清涎,面色无华,神疲乏力,肢末不温,舌淡苔白,脉沉细无力。

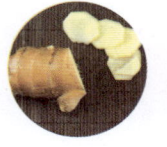
生姜 30克

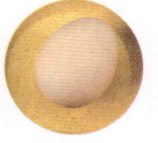
鸡蛋 1个

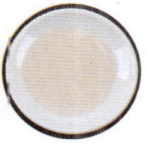
麻油 30克

行气祛湿砂仁粥

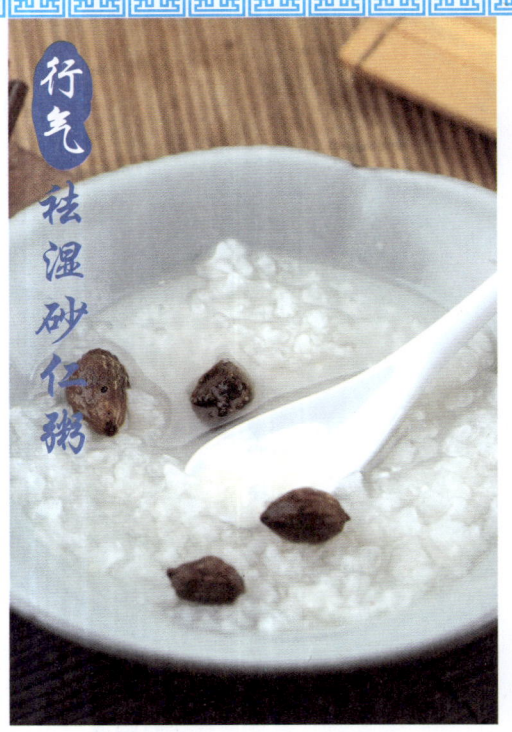

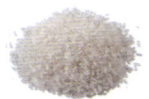

砂仁 5克　　粳米 100克

主治气滞挟湿型慢性胃炎。

做法
①将粳米淘洗净，放入锅中熬粥。
②将砂仁洗净。
③待粥将熟时，在粥中加入砂仁，稍煮。

用法　每日1次，可间断常食。
症见　胃脘胀痛，恶心呕吐。

主治萎缩性胃炎。

做法
将红椒、干姜、陈皮、甘草一起研磨成粉末。

用法　饭后服用，每次服用3~6克，每日2次。

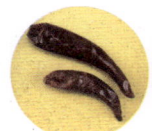 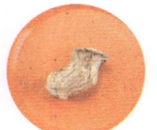

红椒等份　　干姜等份

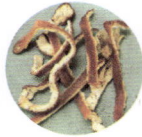 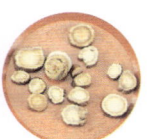

陈皮等份　　甘草等份

萎缩性胃炎散

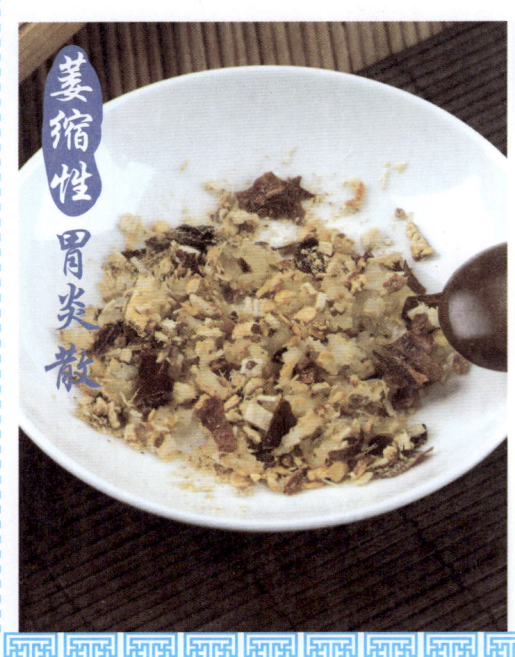

> 主治脾胃虚寒型慢性胃炎。

做法
①将红枣用清水洗净去掉枣核。
②将去核红枣、党参、陈皮一起放入锅中。
③在锅中加入清水煎煮，滤掉残渣，留下药液。
④将粳米淘洗净，放入锅中熬粥。

用法 每日1剂，分2次服食。

症见 胃脘隐隐作痛，呕吐清涎，面色无华，神疲乏力，肢末不温，舌淡苔白，脉沉细无力。

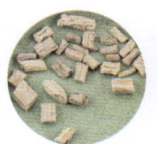 党参15～30克

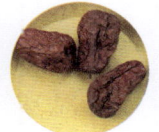 红枣 10枚

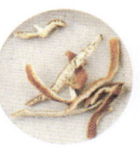 陈皮 10克

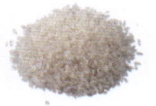 粳米 100克

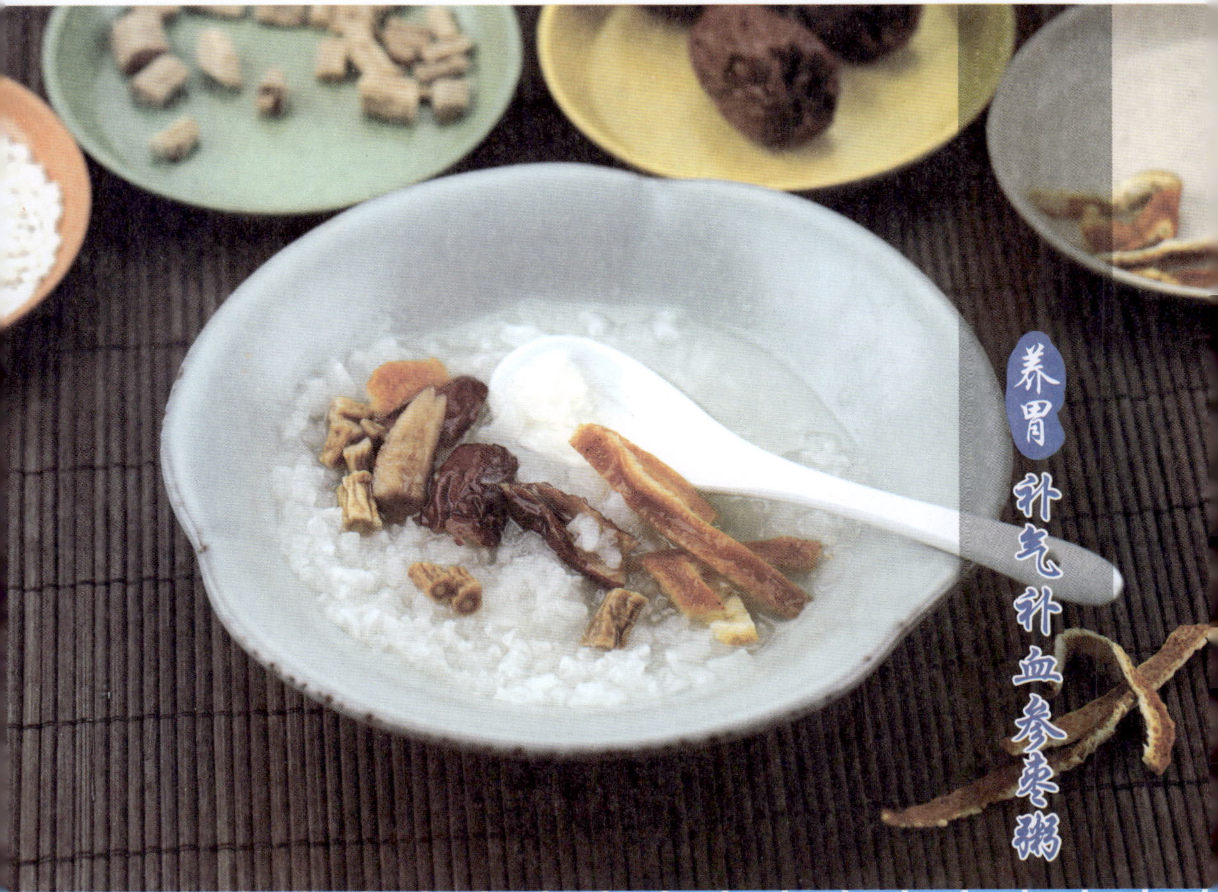

养胃 补气补血 参枣粥

胃十二指肠溃疡

胃十二指肠溃疡多与胃酸和胃蛋白酶的消化作用有密切的关系，发病部位多在胃和十二指肠。胃十二指肠溃疡是全球性多发病，也是消化道的常见病。目前认为胃十二指肠溃疡是由于大脑皮质接受外界的不良刺激后，导致胃和十二指肠壁血管和肌肉发生痉挛，使胃肠壁细胞营养吸收发生障碍和胃肠黏膜的抵抗力降低，致使胃肠黏膜易受胃液消化而形成溃疡。

辨证分型

气滞型
症见胃脘胀痛，两胁胀闷，嗳气吞酸，善怒而太息，脉弦。

郁热型
症见胃脘痛有烧灼感，食入疼痛无明显缓解，或食入易痛，喜冷饮。

阴虚型
症见胃脘隐痛，午后尤甚，嘈杂，心中烦热。

虚寒型
症见上腹部隐隐作痛，痛时喜按，或喜热畏寒，遇凉痛甚。

瘀血型
症见上腹部刺痛如刀割，固定不移而拒按。

理气清热粥

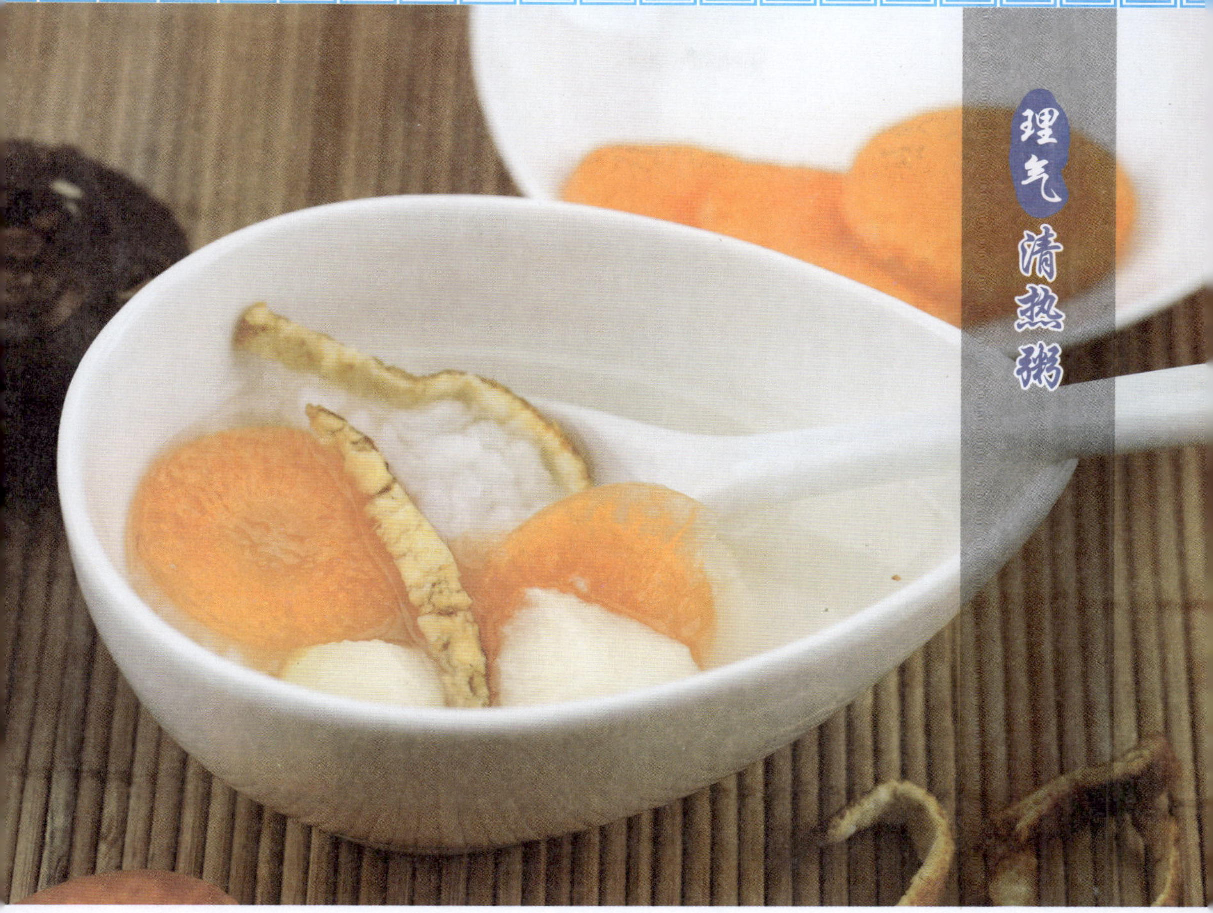

主治气滞郁热型胃十二指肠溃疡。

做法

①将胡萝卜用清水洗净；荸荠去皮切块。
②将胡萝卜、荸荠块一起放入锅中煮熟。
③在锅中加入粳米、陈皮一起熬煮成粥。

用法 每日1剂，10~15天为1个疗程。

症见 胃脘胀痛，时有烧灼感，喜冷饮。

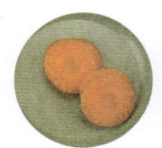
胡萝卜 250克

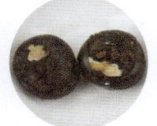
荸荠 250克

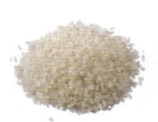
粳米 60克

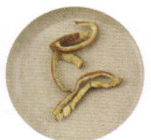
陈皮 10克

蒸蜂蜜

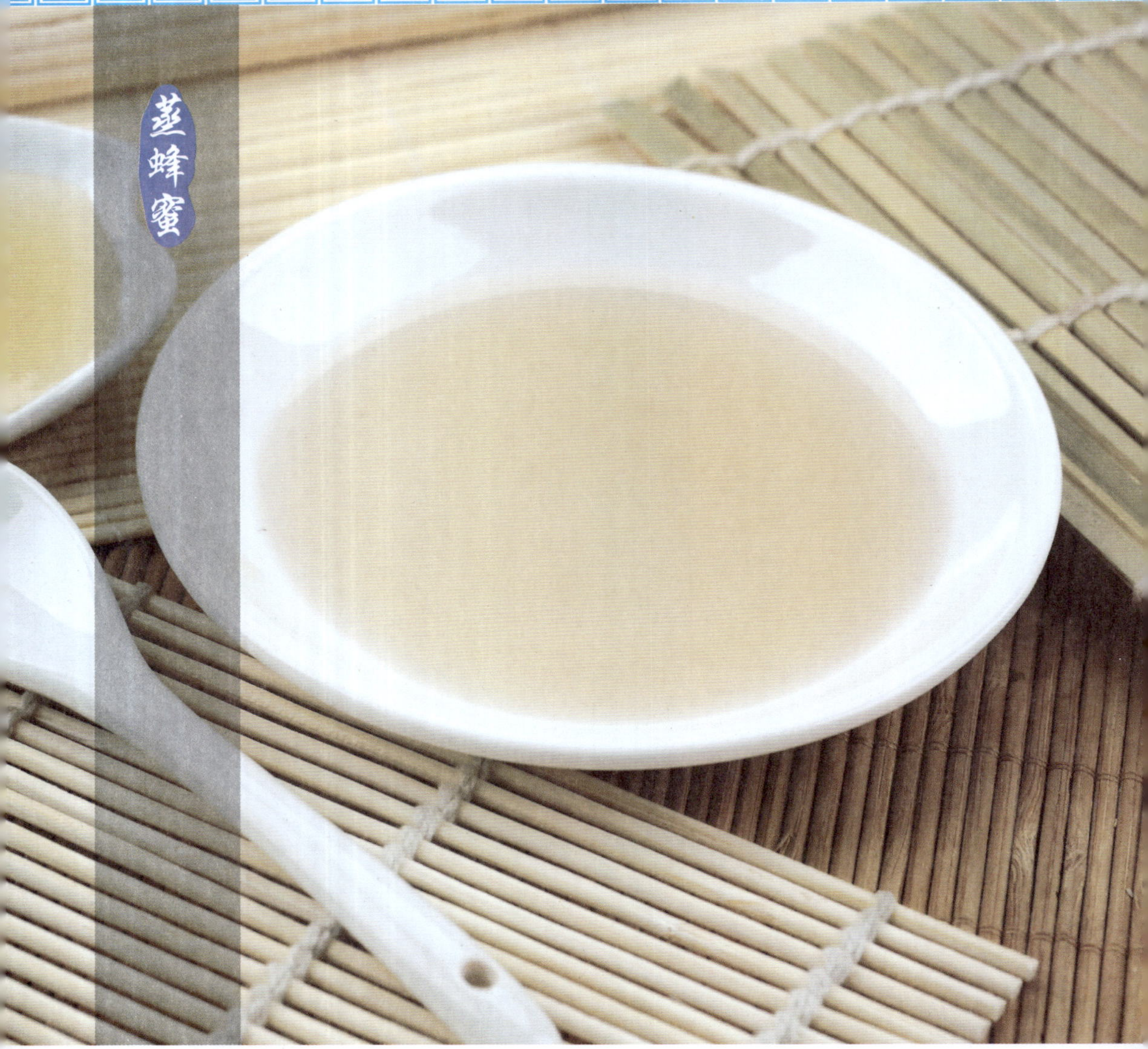

> 主治各型胃十二指肠溃疡。

做法 将蜂蜜放入碗内，入锅隔水蒸熟。

用法 于饭前空腹1次服下，每日3次，连服2~3周。

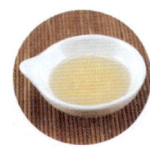

蜂蜜适量

| 主治脾虚型胃十二指肠溃疡。|

做法

① 将薏苡仁、白扁豆、佛手、山药一起放入锅中。
② 在锅中加入清水煎煮，取其汁，滤掉残渣。
③ 将药汁、粳米一起放入锅中熬煮成粥。

用法 每日1剂，连服7～10天。

症见 腹部隐痛，食少便溏。

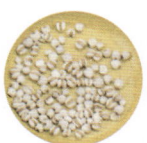 薏苡仁 30克

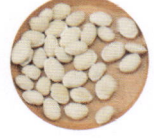 白扁豆 30克

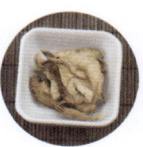 佛手 10克

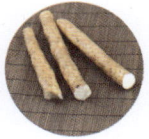 山药 30克

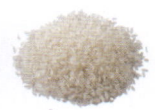 粳米 50～100克

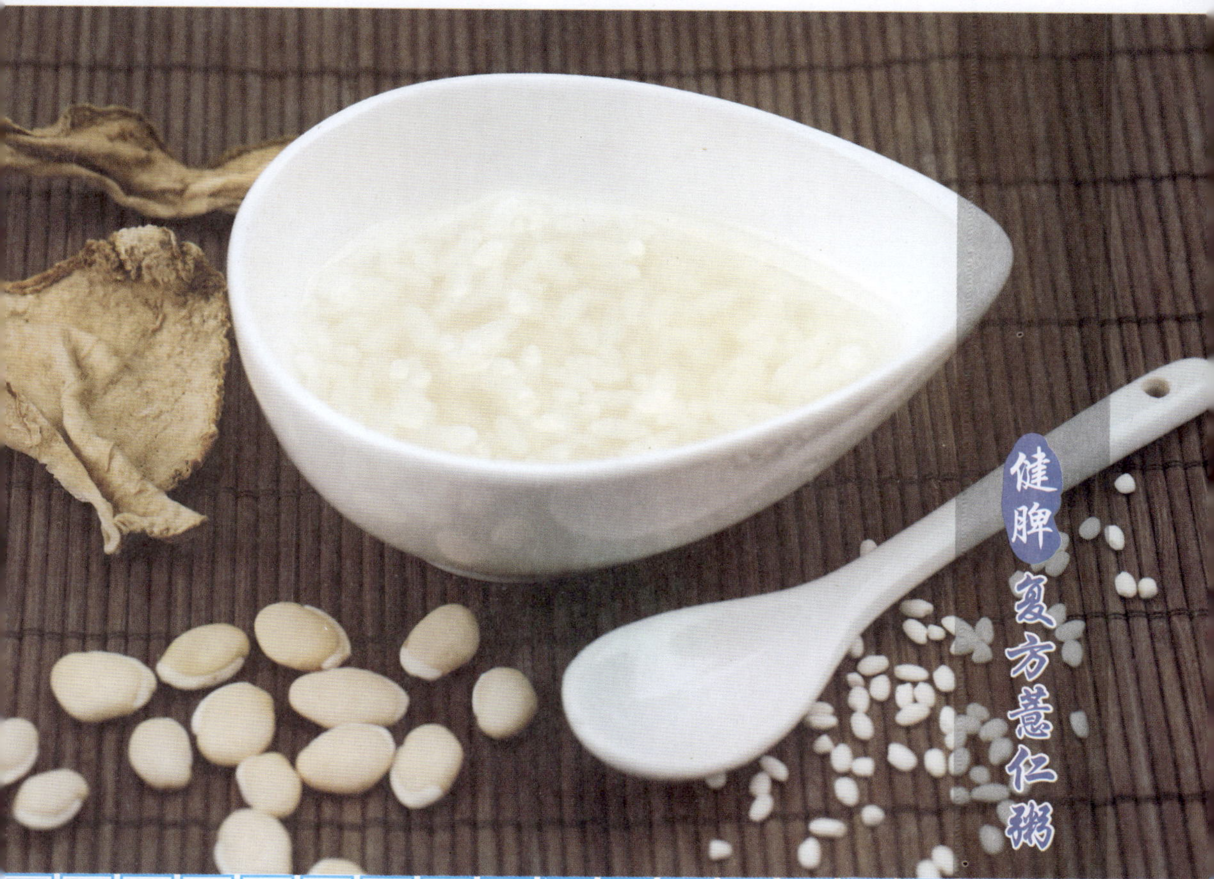

健脾复方薏仁粥

带状疱疹

带状疱疹是一种急性炎症性皮肤病，通常由水痘带状疱疹病毒引发。患者的主要症状表现为出现簇集水泡，并沿一侧周围神经分布，呈群集带状，还伴随出现明显神经痛。此病常出现于春秋季节，且成年人的患病概率较高。带状疱疹虽然发病突然，却极少复发。民间俗称此病为"蜘蛛疮"，中医称之为"缠腰火龙""缠腰火丹"。

辨证分型

热盛型
症见皮损鲜红，水疱丰满，疼痛剧烈，大便干，小便短赤，舌质红，苔黄白。

湿盛型
症见皮损淡红，水疱黄白松弛，疼痛略减，大便不干或略溏，舌苔薄。

生活建议

注意饮食
一旦患有此病，就要注意饮食，最好吃些清淡、易于消化的食物，宜多吃蔬菜水果，忌食鱼腥、辛辣刺激性和煎炒油炸食物。

保持皮肤清洁
要保持皮肤衣被清洁，最好选择穿纯棉旧内衣，以免皮肤受摩擦刺激。

避免感冒
因此病在季节交替时易发，所以要注意保暖，气候变化时应注意及时添减衣物，以免感冒而加重病情。

保持好心情
要保持良好的生活规律，注意劳逸结合，特别是要避免精神受刺激，保持开朗乐观的心情；加强体质，提高机体免疫功能，以减少患病率。

避免感染
发病期间，患者要避免与儿童、孕妇接触，以免传染他人。

三黄疱疹油膏

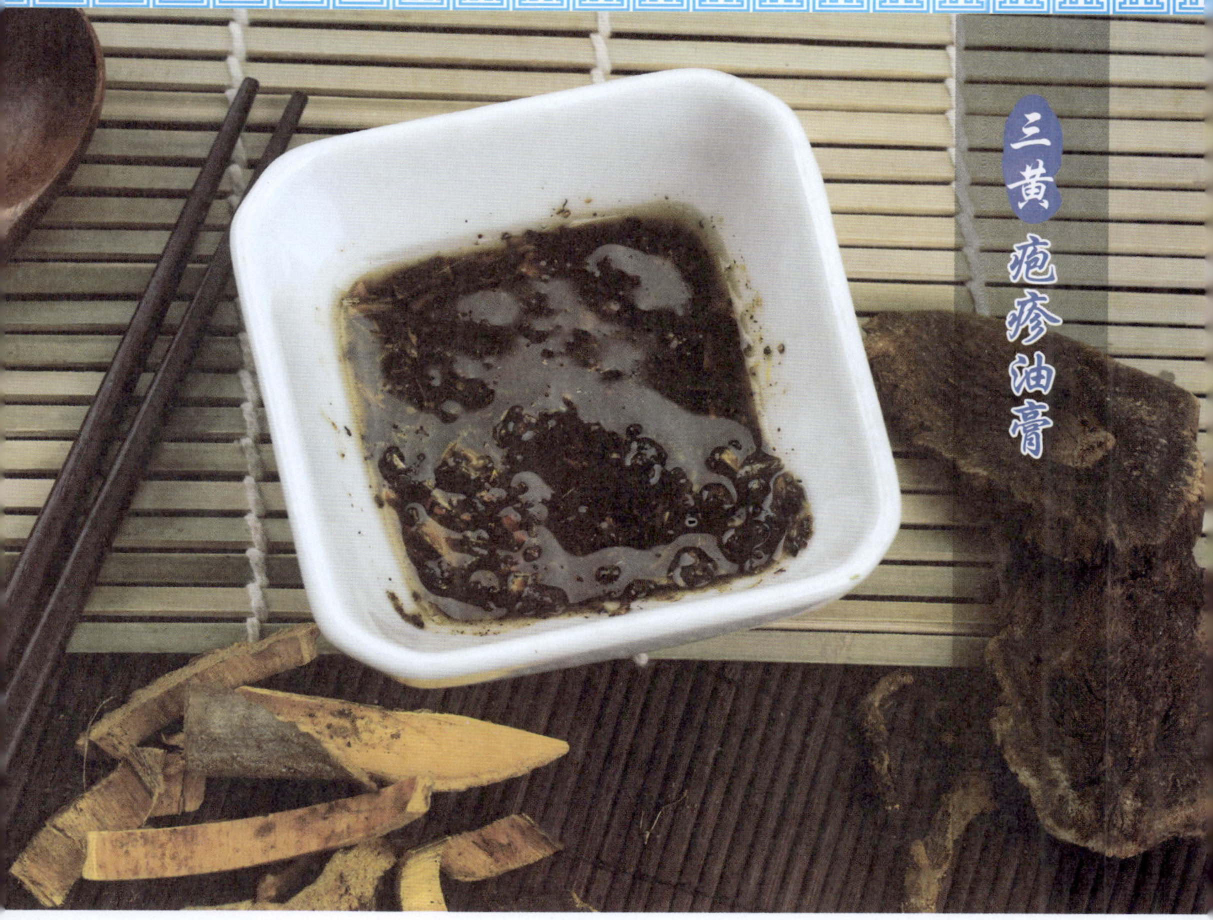

主治热盛型带状疱疹。

做法
①将黄柏、大黄、黄连一起研磨成粉末。
②在药末中加入香油搅拌均匀。

用法 外涂于患处。

症见 皮损鲜红,水疱丰满,疼痛剧烈,大便干,小便短赤,舌质红,苔黄白。

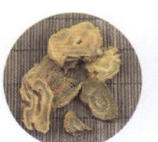

大黄 10克

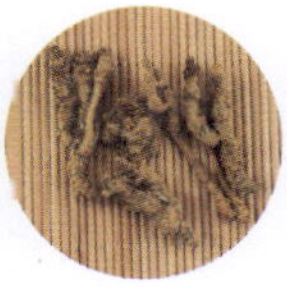

黄连 10克

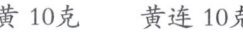

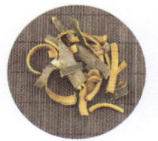

黄柏 10克

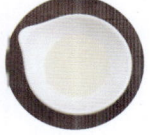

香油适量

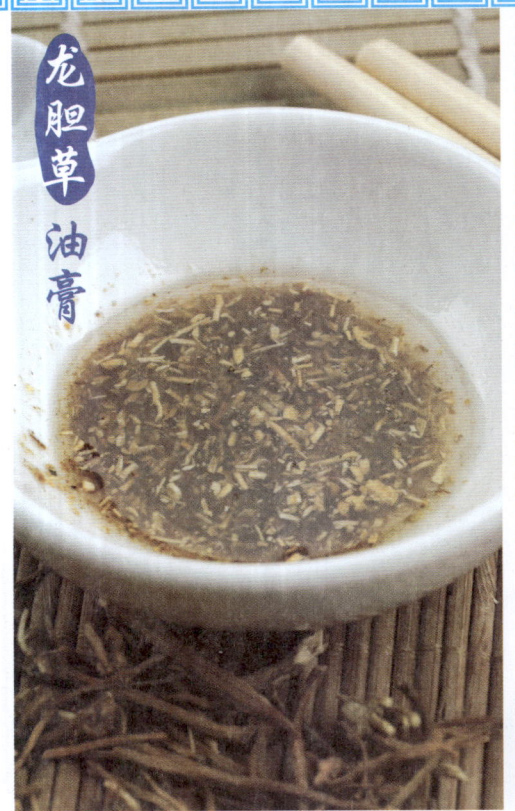

龙胆草油膏

主治热盛型带状疱疹。

做法
①将荸荠用清水洗净，去掉外皮，捣烂成泥；将鸡蛋打碎，取蛋清。
②在荸荠泥中加入鸡蛋清，搅拌均匀。
用法 每日数次，外涂患处。
症见 皮肤鲜红，水疱丰满。

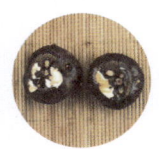 

荸荠 5个　　鸡蛋 1个

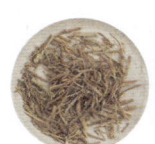 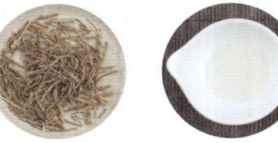

龙胆草 30克　　香油适量

主治热盛型带状疱疹。

做法
①将龙胆草研磨成粉末。
②在龙胆草末中加入香油搅拌均匀。
用法 外敷于患处。
症见 皮损鲜红，水疱破溃。

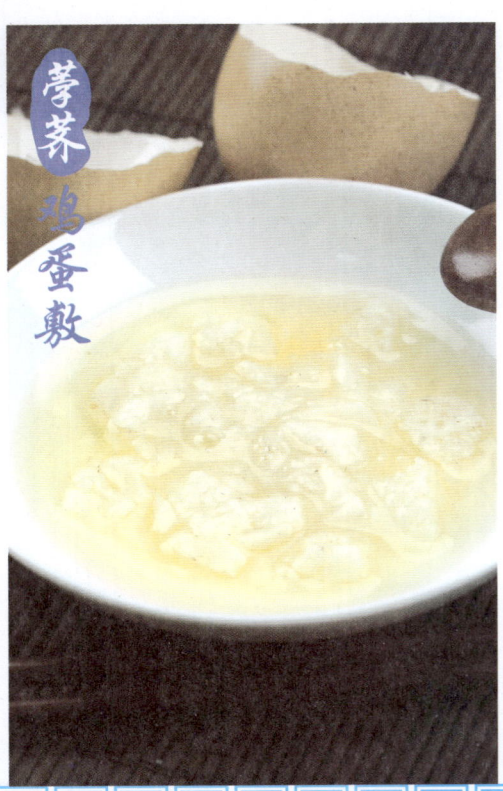

荸荠鸡蛋敷

主治热盛型带状疱疹。

做法
①将黄柏、侧柏叶一起研磨成粉末。
②在药末中加入蜂蜜搅拌均匀。

用法 外敷于患处。

症见 皮损鲜红,水疱丰满,疼痛剧烈。

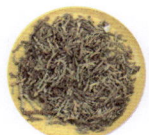
侧柏叶 30 克

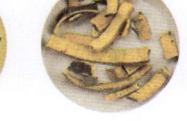
黄柏 20 克

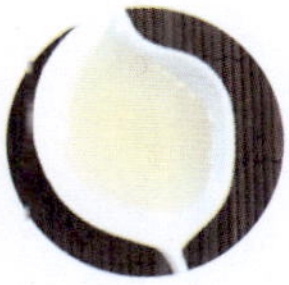

蜂蜜适量

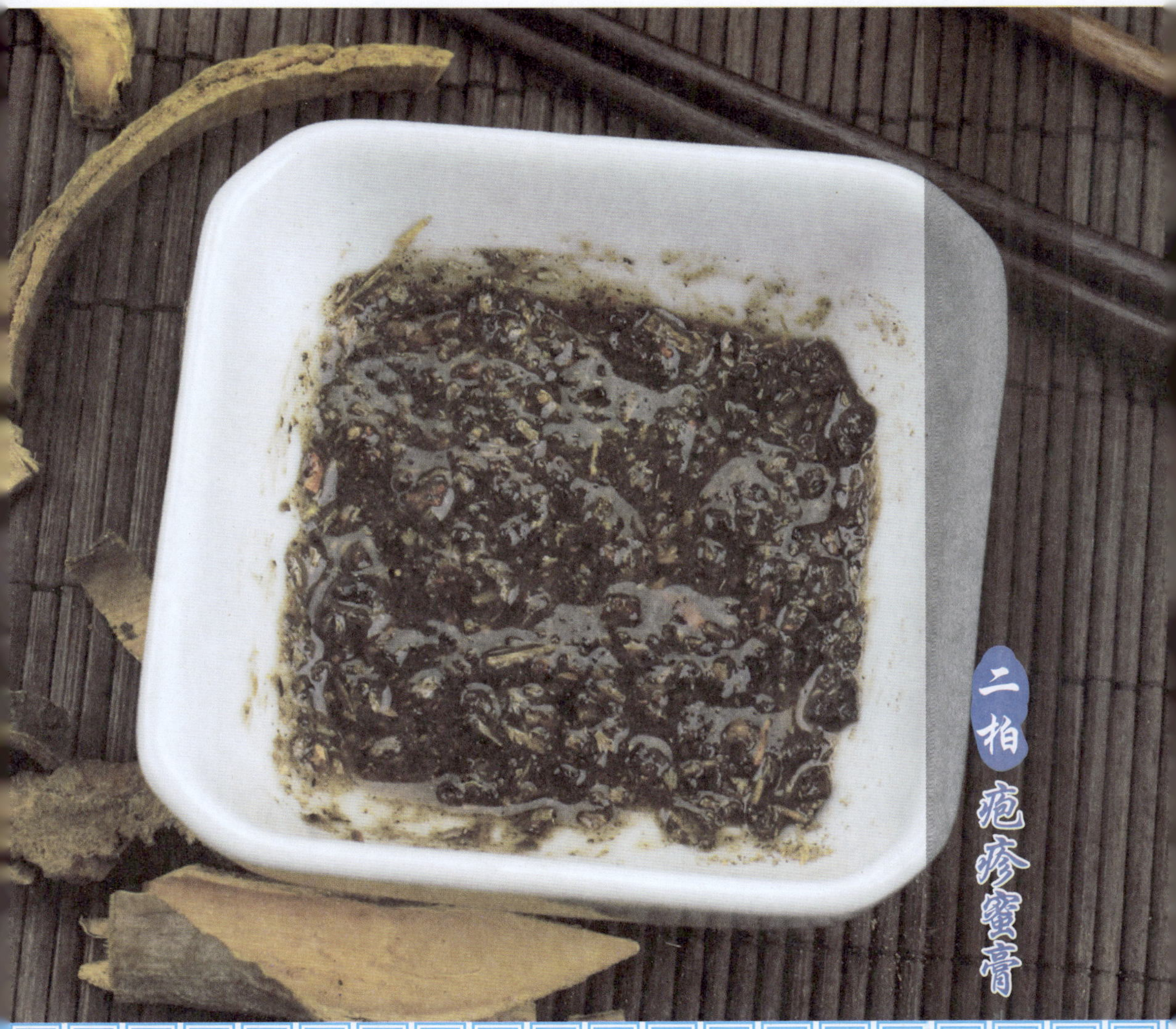

二柏疱疹蜜膏

阳痿

阳痿指阳事不举，或举而不坚，不能完成性交过程。相当于现代医学上的男子性功能障碍。

辨证分型

肾气不足型
症见举而不坚，气短乏力，腿软。

肾阳虚弱型
症见阴茎痿而不起，腰酸腿软，头晕耳鸣。

阴虚火旺型
症见性欲冲动时触而即泄，多思少寐，目涩，耳鸣。

生活建议

调节心理
要充分地了解性知识，充分地认识精神因素对性功能的影响。要正确对待"性欲"，不能把它看作是见不得人的事而感到厌恶和恐惧；更不应该由于一两次性交失败而沮丧担忧，缺乏信心。

饮食调养
多吃壮阳食物，有壮阳效果的食物主要有狗肉、羊肉、麻雀、核桃、牛鞭、羊肾等。动物内脏因为含有大量的性激素和肾上腺皮质激素，所以能够起到增强精子活力的作用，可提高性欲。

房事有度
夫妻分床，停止性生活一段时间，避免各种类型的性刺激，可以让中枢神经和性器官得到充分休息，这是一种防治阳痿的有效措施。

多运动
运动对身体有益想必大家都知道，它除了能让人拥有好身材外，对心血管的帮助也很大。对于男士而言，运动更有一项妙不可言的好处，那就是可以增强性能力。唯一不适当的运动就是骑自行车，这项运动反而会增加患阳痿的概率。

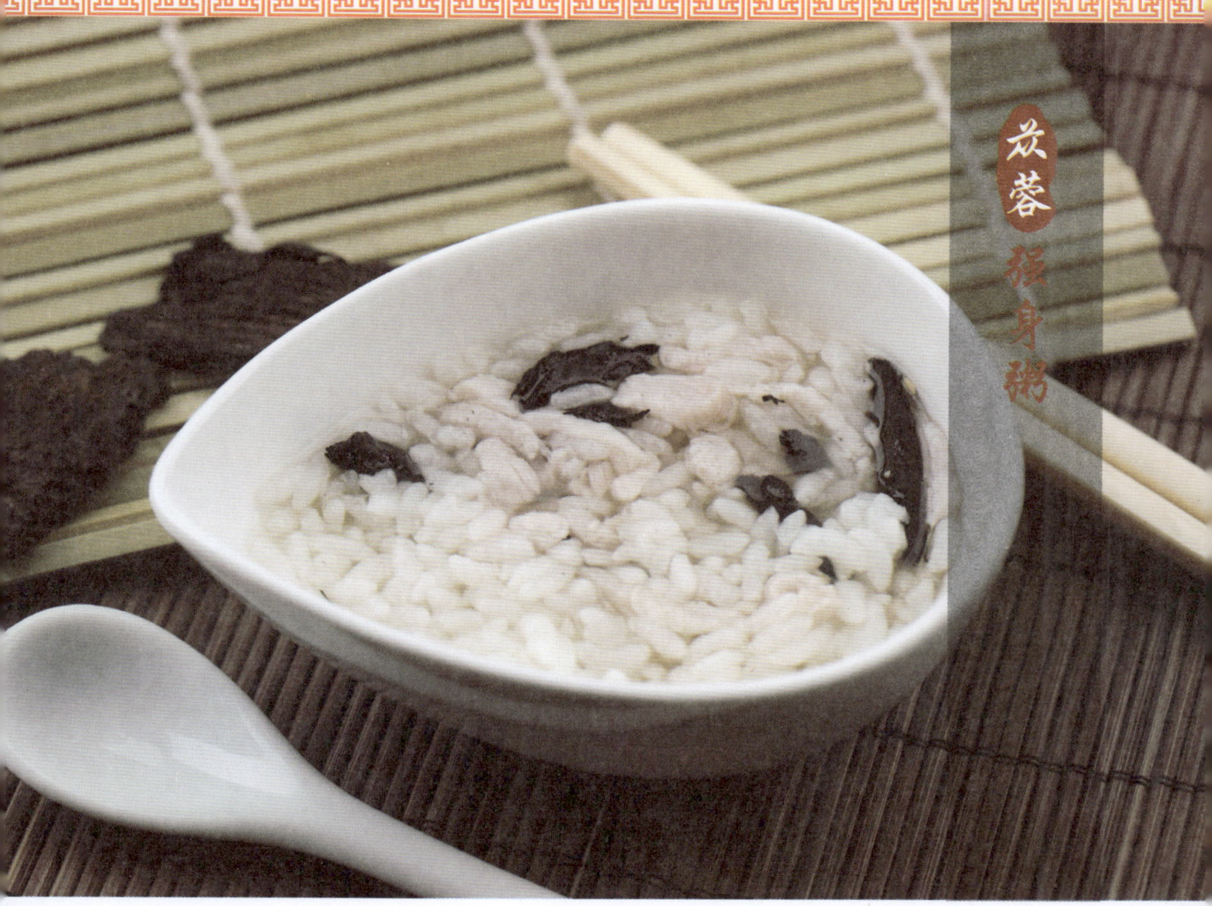

苁蓉强身粥

主治 肾阳虚弱型阳痿。

做法

①将肉苁蓉放入锅中煮熟。
②将羊肉洗净切成细条。
③将肉苁蓉、羊肉、粳米、葱白、生姜、盐一起放入锅中熬粥。

用法 空腹食用，每日早、晚各1次，连服数日。

症见 阴茎痿而不起，腰酸腿软，头晕耳鸣。

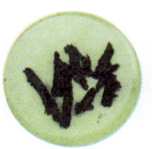
肉苁蓉 30克

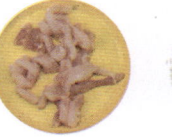
羊肉 100克

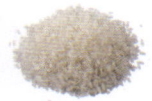
粳米 100克

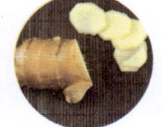
葱白适量

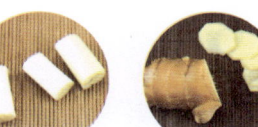
生姜适量

盐适量

遗精

遗精包括梦遗、滑精，有梦而遗精称为梦遗；无梦而遗精，甚至清醒时精液流出的称为滑精。常见于现代医学上的前列腺炎、精囊炎、性神经衰弱等疾病。

辨证分型

阴虚火旺型
症见梦遗，心烦少眠，头目昏晕，神疲乏力。

肾气不固型
症见滑精不禁，精液清冷，萎靡不振，面色苍白。

湿热下注型
症见遗精频作，茎中涩痛，小便热赤，口苦或渴。

生活建议

分清生理现象与疾病
成人未婚或婚后久别1~2周出现一次遗精，遗精后并无不适，这种现象属于生理反应。千万不要为此忧心忡忡，自寻烦恼。

放松心情
遗精时要注意中途不要忍精，更不要用手捏住阴茎不让精液流出，这样会导致败精潴留在精宫内引起其他疾病。遗精后要注意不可受凉，更不要用冷水洗涤，以防寒邪乘虚而入。

消除杂念
不看色情书画、录像、电影、电视，戒除手淫。

注意日常饮食起居
尽量少接触烟、酒、咖啡、葱、蒜等辛辣刺激性物品。此外还应注意不要用较烫的水洗澡，睡时最好采取屈膝侧卧位，被褥不宜过厚，内裤不宜过紧。

韭菜籽核桃仁煎

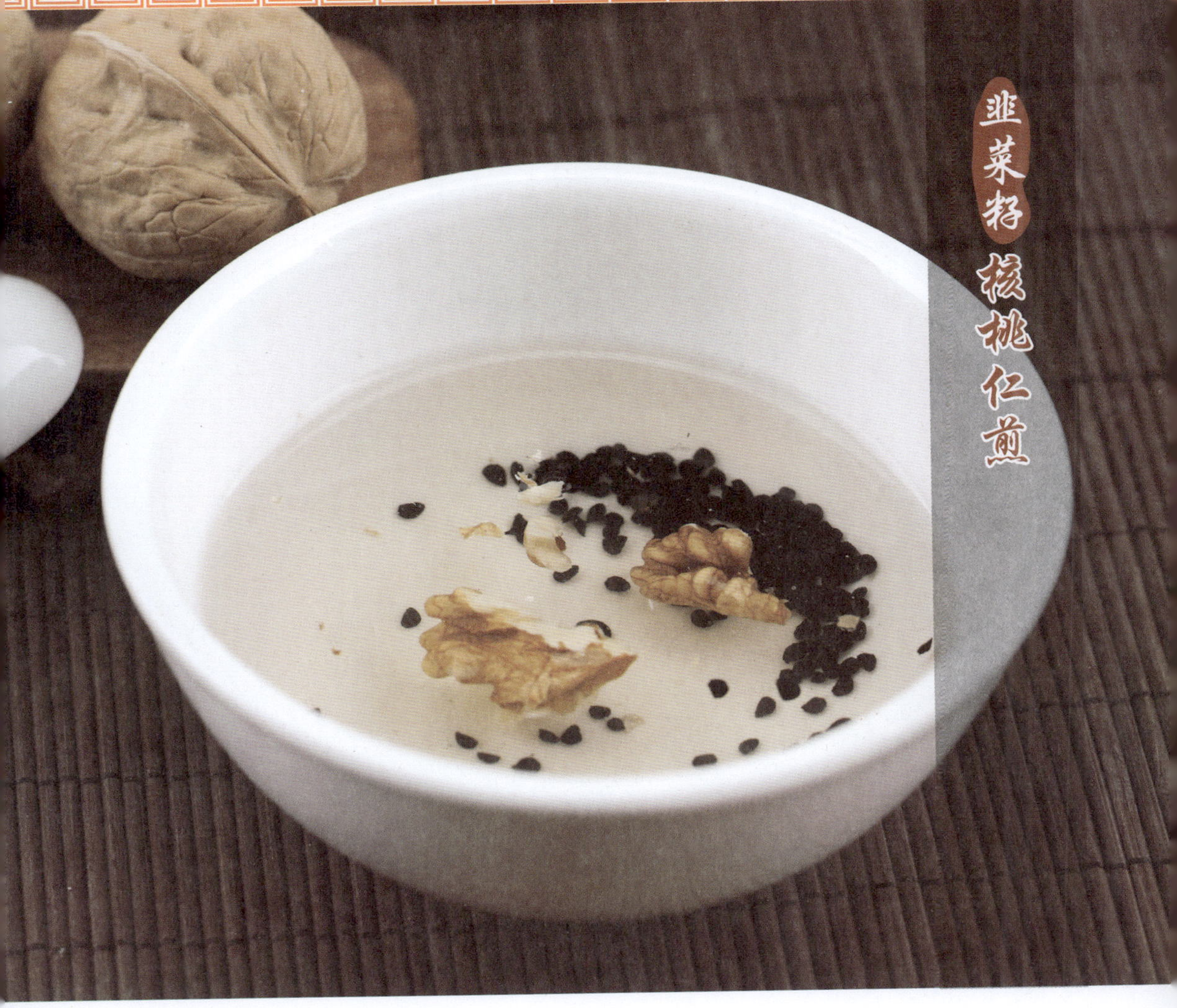

主治肾气不固型遗精。

做法
① 将韭菜籽放入锅中炒黄后与核桃仁一起放入锅中煮汤。
② 在锅中加入适量白酒煮沸数次。

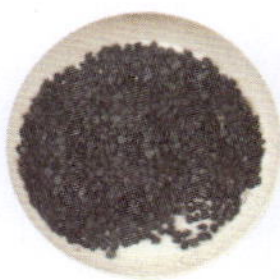

用法 温服。

症见 滑精不禁，精液清冷。

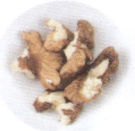 核桃仁 3个

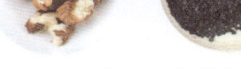 韭菜籽 9克

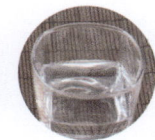 白酒适量

车前子韭菜籽核桃粥

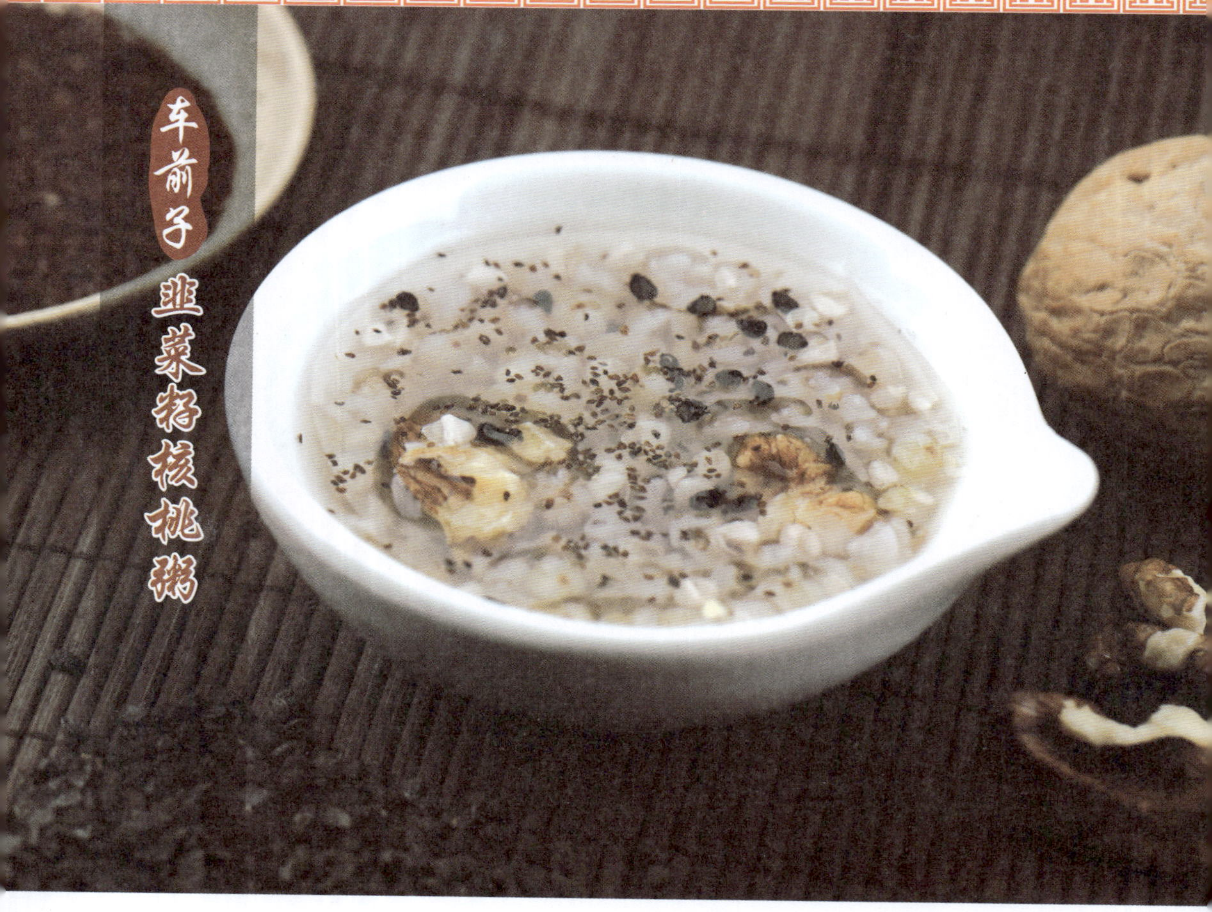

> 主治湿热下注型遗精。

做法

① 将韭菜籽放入锅中炒黄。
② 将炒韭菜籽、核桃仁、薏苡仁、炒车前子一起放入锅中。
③ 在锅中加入清水熬粥。

用法 待温饮服，每日1次，连服10～15日。

症见 遗精频作，茎中涩痛，小便热赤，口苦或渴。

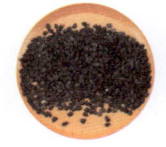 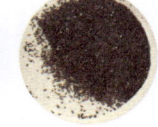

炒车前子 12克　韭菜籽 6克

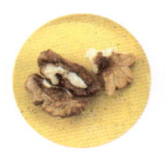 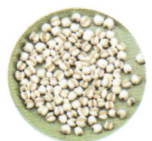

核桃仁 3个　薏苡仁 30克

主治肾气不固型遗精。

做法
①将韭菜籽放入锅中。
②在锅中加入少量清水煎汤。
③在汤中加入少量黄酒。

用法 每日2次。

症见 滑精不禁，无梦而遗。

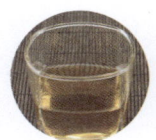
黄酒适量

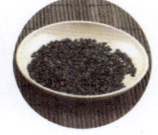
韭菜籽 10克

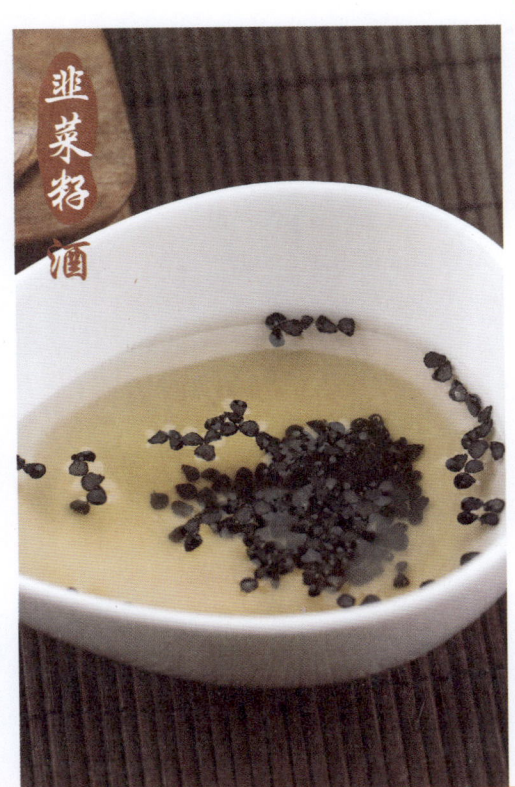

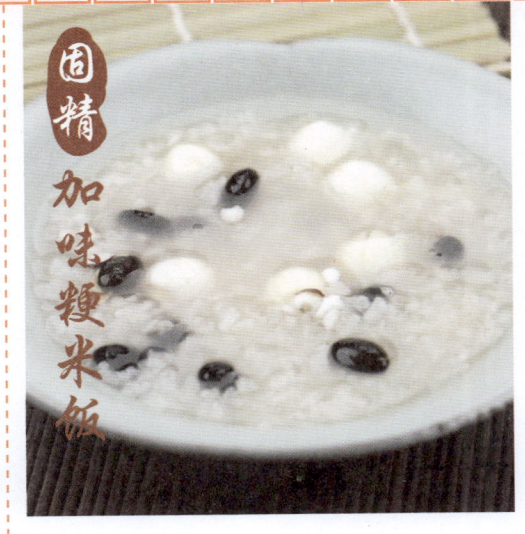

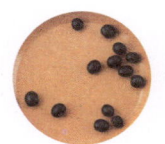
眉豆 50克

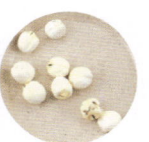
莲子 20克

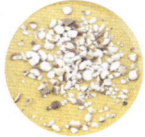
芡实 20克

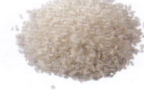
粳米 500克

主治肾气不固型遗精。

做法
①将眉豆、莲子、芡实用清水泡发。
②将眉豆、莲子、芡实、粳米一起放入锅中，隔水蒸成米饭。

用法 晚餐服食。

症见 滑精不禁，萎靡不振，不欲饮食。

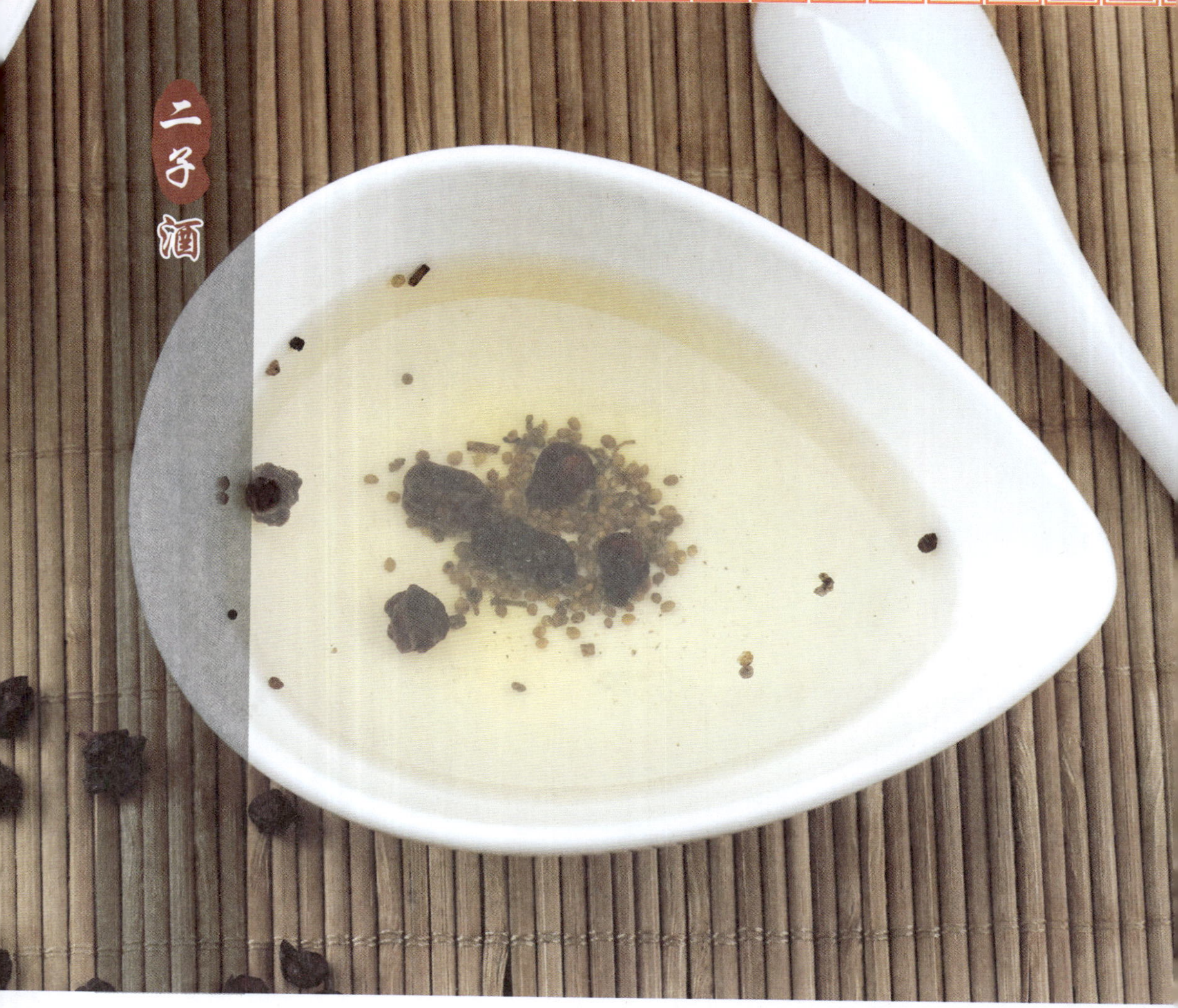

二子酒

主治肾气不固型遗精。

做法
将菟丝子、五味子一起放入白酒中浸泡7日。

用法 饮服，每次20～30毫升，每日2～3次。

症见 滑精不禁，腰酸，萎靡不振。

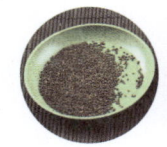 菟丝子 30克

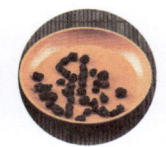 五味子 30克

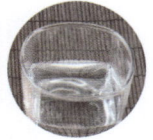 白酒 500毫升

主治脾肾两虚型遗精。

做法
①将怀山药研磨成粉末。
②将怀山药末放入锅中，加适量水煮糊。
③煮熟后加入1~2汤匙米酒。

用法 温服。

症见 滑精，四肢乏力，小便清长。

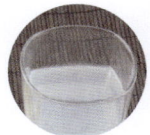 米酒适量

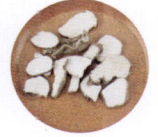 怀山药 60克

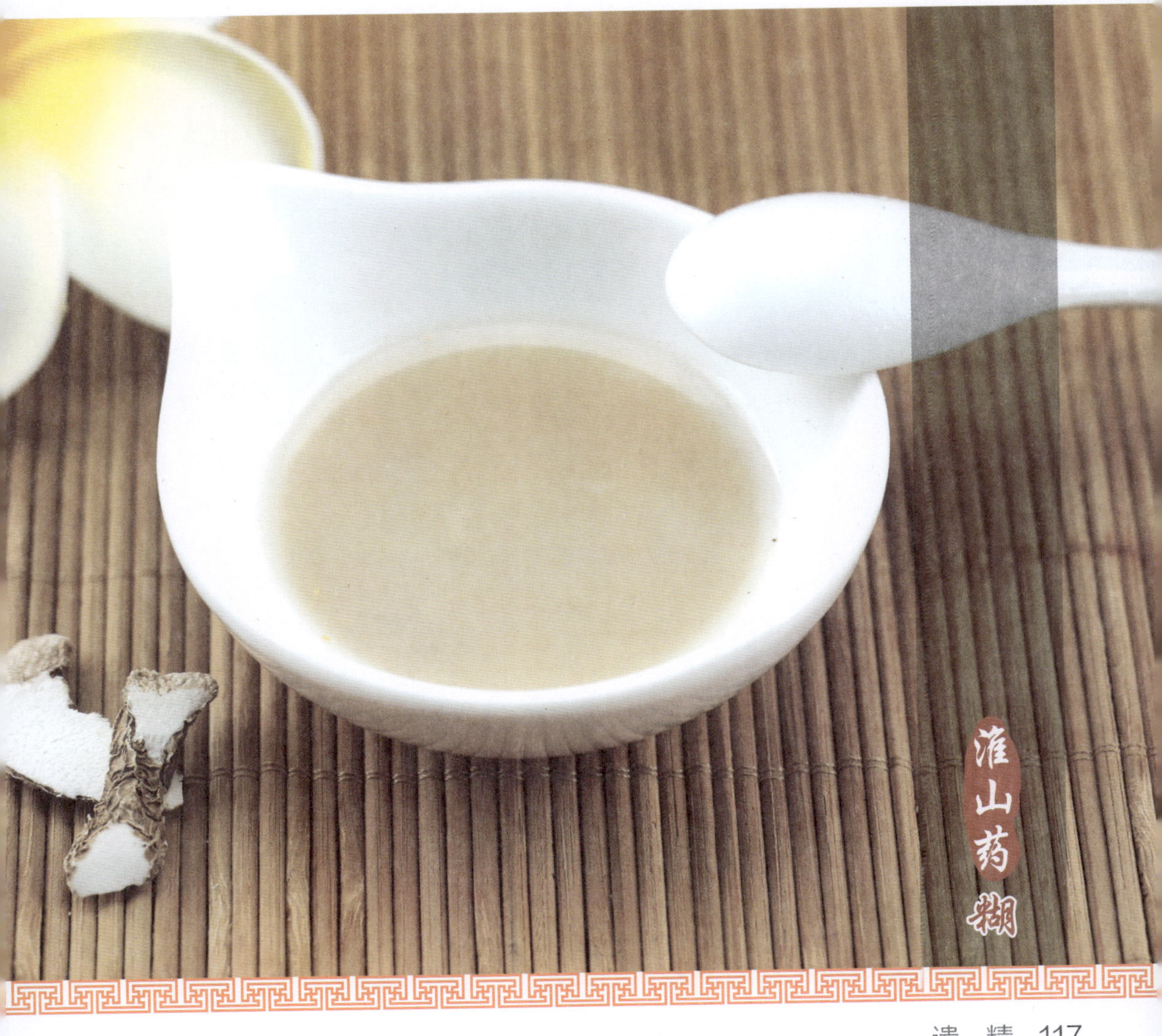

淮山药糊

阳强、阳缩

阳强也叫阴茎异常勃起，中医称之为"纵挺不收""强中病""阳强不倒"等。是指在无性欲刺激的情况下，阴茎会有痛性、持续长时间的勃起。这种勃起可持续6小时乃至更长时间，给患者造成极大的痛苦。此病的临床特点表现为：发病突然，阴茎海绵体持续性勃起、肿胀，伴有疼痛，发病后一般不会自行缓解。患者常会出现不能自行排尿或排尿困难的现象。中医认为，本病乃宗筋受损所致。

阳缩，又称"缩阴""缩阳""阴茎缩入""阴缩"等，是指患者自觉阴茎抽痛缩入、阴囊上缩抽动、睾丸上提、少腹拘挛疼痛的一种疾病。本病常突然发作，来势急迫，极凶极危，治疗不当或不及时常可危及生命。

阳强辨证分型

阴虚阳亢型

症见阴茎异常勃起，久不衰，精液自出，同房不射精，腰膝酸软，五心烦热，舌质红，少苔无津。

气滞血瘀型

症见阴茎异常勃起，疼痛或不射精，腰痛胁胀，少腹不适，舌质暗有瘀点或紫，苔薄白。

阳缩辨证分型

寒冷型

症见遇寒睾丸突然内缩，少腹疼痛。

肾虚型

症见遇寒睾丸突然内缩，少腹疼痛，腰膝酸软。

> 主治寒冷型阳缩。

做法
①将白酒用水温热；胡椒碾碎。
②将白酒冲入碾碎的胡椒上。
用法 趁热服用。
症见 遇寒睾丸突然内缩，少腹疼痛。

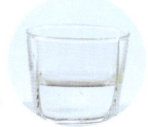
白酒（60度）适量

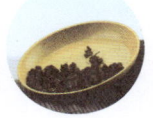
胡椒 50粒

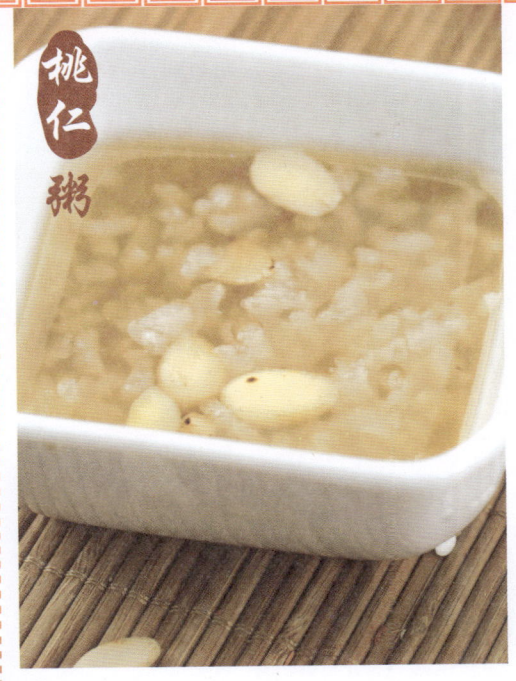
桃仁粥

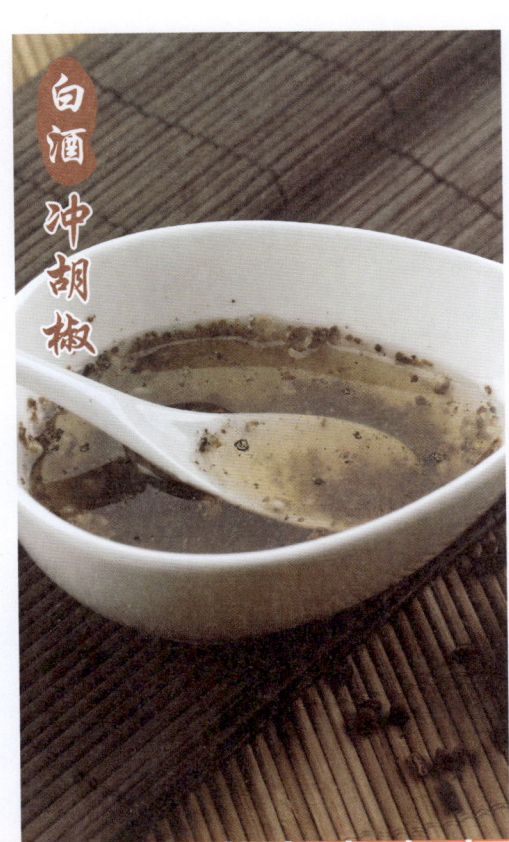
白酒冲胡椒

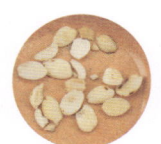
桃仁 15克

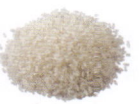
粳米 100克

> 主治气滞血瘀型阳强。

做法
①将桃仁捣碎；粳米淘洗净。
②将碎桃仁、粳米一起放入锅中。
③在锅中加入清水熬粥。
用法 趁热服用。
症见 阴茎异常勃起，疼痛或不射精，少腹不适，舌质暗有瘀点或紫，苔薄白。

夜盲症

夜盲症中医称之为"雀目",也称"雀盲眼"。夜盲症是指在夜间光线不足的地方时,视力出现了明显减退。眼睛外观正常,初起仅于黑夜或暗处视物不清,日久则白昼视力也发生了减退,视野缩窄甚则全盲。

辨证分型

肾气不足型
症见黑夜或暗处视物不清,腰膝酸软,头晕耳鸣。

脾失健运型
症见黑夜或暗处视物不清,四肢无力,气短食少。

肝气亏虚型
症见黑夜或暗处视物不清,胁肋胀痛,目涩口苦。

生活建议

遗传检查
对于患有夜盲症的患者而言,最好做遗传因子检查,以免影响下一代。

致病原因
造成夜盲症的主要因素是维生素A的缺乏,所以除了注意营养均衡外,治疗夜盲症必须从补充维生素A着手。平时应多吃含有维生素A的食物,如牛奶、鱼类、蔬菜等,以预防维生素A缺乏。而胡萝卜含丰富的β-胡萝卜素,β-胡萝卜素被人体吸收后,在肝脏和小肠中可转化为维生素A,而维生素A可与赖氨酸作用形成视黄醛,能够增强视网膜的辨色力。

多喝茶
茶树鲜叶中含有丰富的β-胡萝卜素,其含量为每100克干茶含17~20毫克,可与胡萝卜、菠菜中的β-胡萝卜素的含量相比拟。因此,多饮茶,尤其是绿茶,对夜盲症有一定的预防效果。

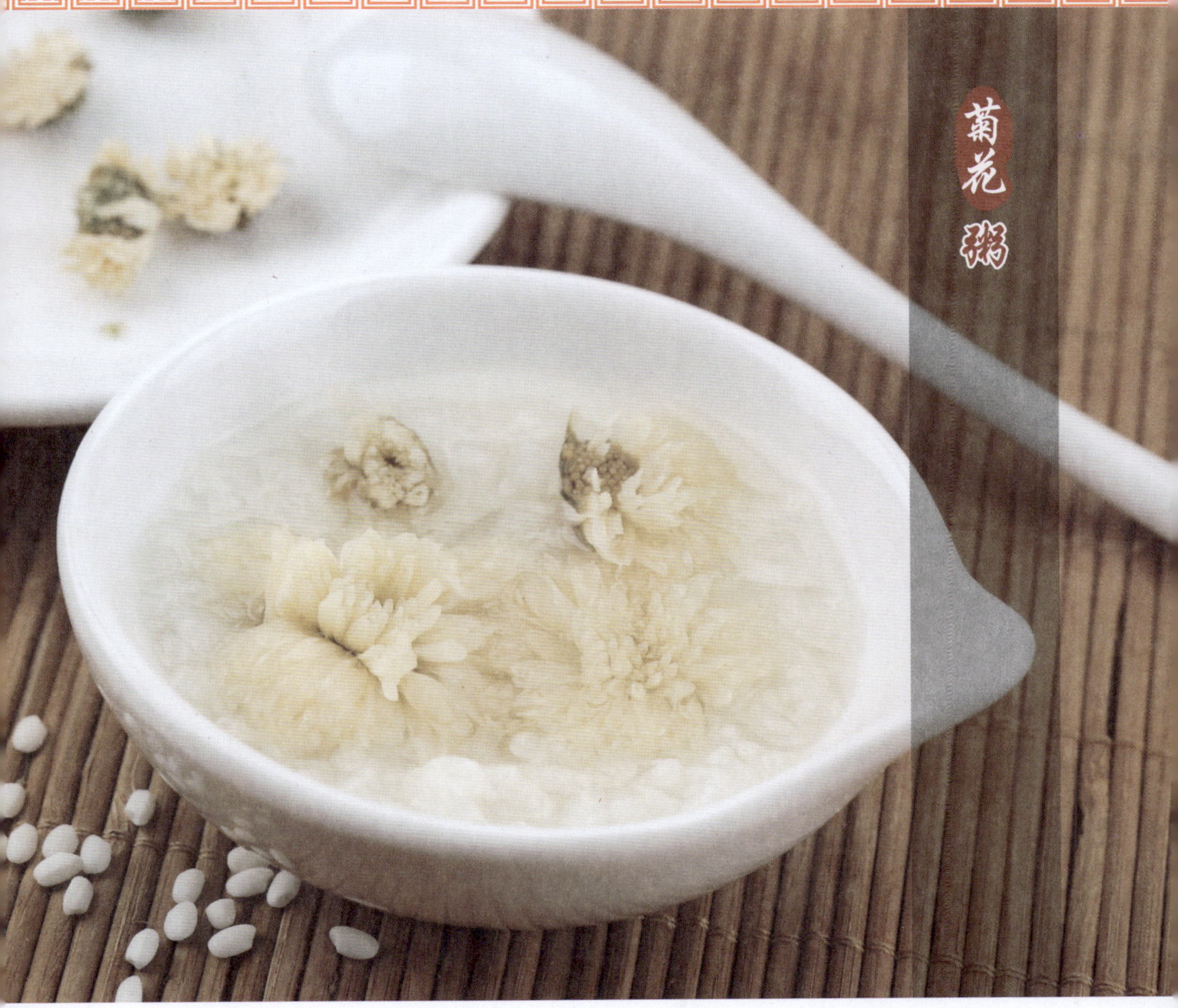

菊花粥

主治肝气亏虚型夜盲症。

做法

①将菊花放入锅中。

②在锅中加入清水煎煮,滤掉残渣,取其汁液。

③将菊花液、淘洗净的粳米一起放入锅中熬粥。

用法 趁热食用。

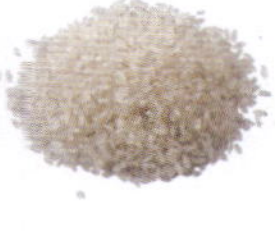

症见 黑夜或暗处视物不清,胁肋胀痛,目涩口苦。

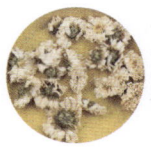

菊花 10克　　粳米 50克

蒸胡萝卜

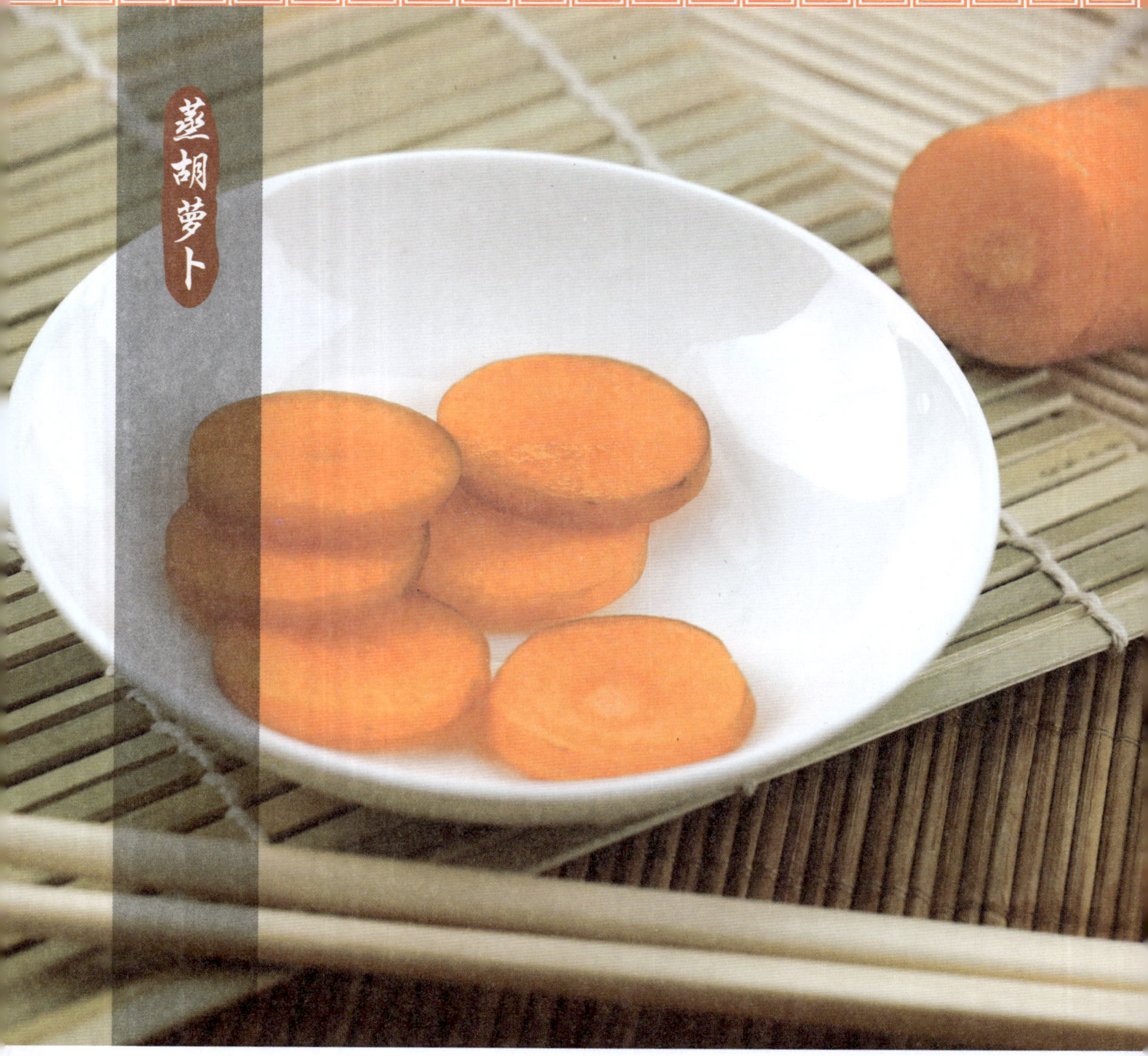

主治各型夜盲症。

做法

① 将胡萝卜用清水洗净。

② 将胡萝卜切成片，放入锅中蒸熟。

用法 可任意食用。

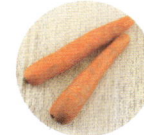

胡萝卜适量

主治肝阴不足型夜盲症。

做法

①将黑豆用清水泡发；番茄用清水洗净切块；猪肝切成小块。

②将黑豆、粳米淘洗净一起放入锅中，蒸成干饭。

③将番茄、猪肝一起放入锅中煮汤，加入盐。

用法 将番茄猪肝汤倒在米饭上，晚餐食之。

症见 黑夜或暗处视物不清，胁肋胀痛，目昏目涩，口苦。

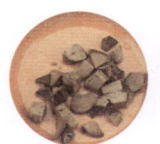 猪肝 50克

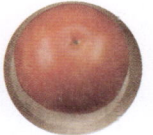 番茄 2个

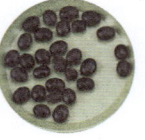 黑豆 50克

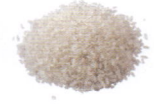 粳米 500克

 盐适量

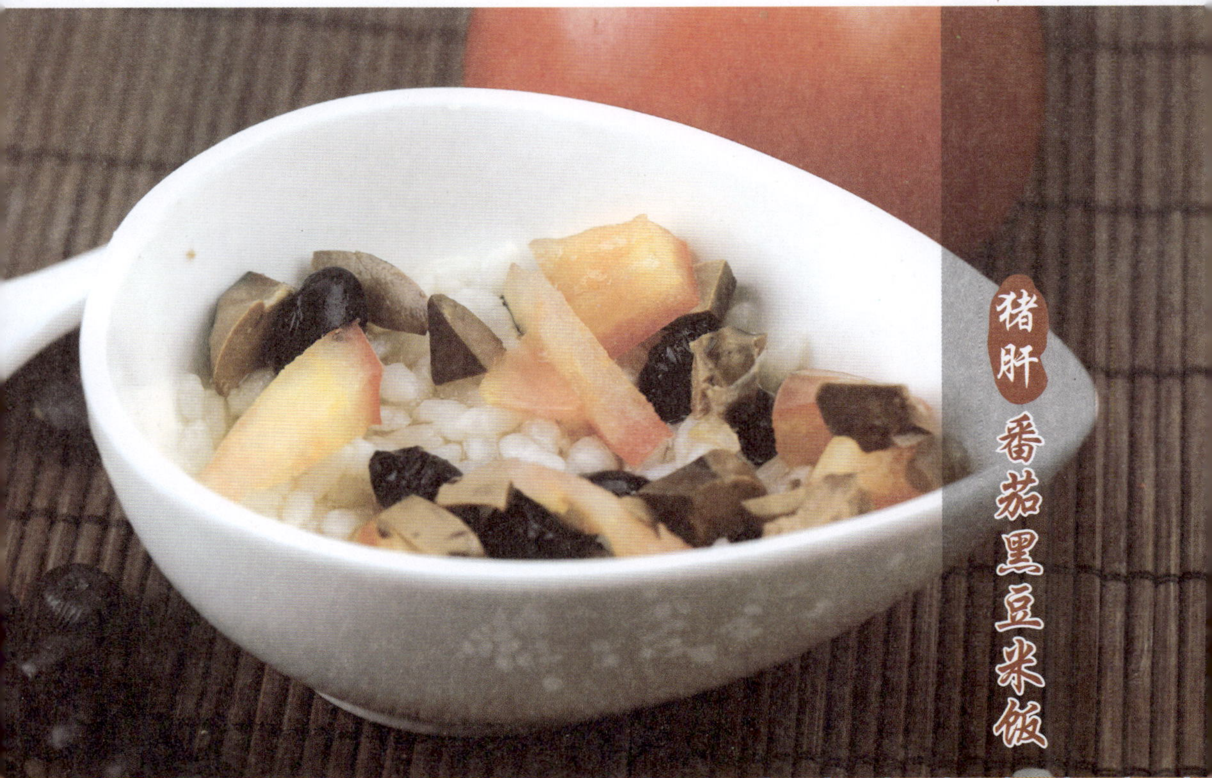

猪肝番茄黑豆米饭

结膜炎

结膜炎是以结膜急性充血，分泌物多为主要临床表现的疾病。中医称为"天行赤眼""暴发火眼""风热眼"，俗称"红眼病"。

辨证分型

风热型

症见初起眼红，白睛红赤灼热，痛痒交作，怕热畏光，流泪作痛，发热，咽痛。

热毒型

症见赤肿明显，头疼眼痛，灼热畏光，眵泪黏结，口渴烦躁。

眼部按摩

按揉攒竹穴

分别用双手拇指的指腹按在两侧攒竹穴（位于面部，眉毛内侧边缘凹陷处，取穴时采用正坐或仰卧姿势），由轻到重反复按揉穴位30次。（以感觉酸胀为度）

按压睛明穴

用一只手拇指、示指的指腹分别按在两侧内眼角的睛明穴（位于面部，目内眦角稍上方凹陷处），先向下挤按，再向上提捏，重复30次。（以感觉酸胀为度）

按揉四白穴

用双手拇指的指腹分别按在两侧四白穴（位于面部，两眼平视时，瞳孔正中央下约2厘米处或瞳孔直下，当眶下孔凹陷处），由轻到重反复按揉穴位30次。将两手的示指弯曲，用示指的桡侧面刮拭眼眶，由内向外，先上后下，重复30次。（以感觉酸胀为度）

轮刮眼眶

将两手的示指弯曲，用示指的桡侧面刮拭眼眶，由内向外，先上后下，重复30次。（以头部感觉轻松为度）

银耳茶

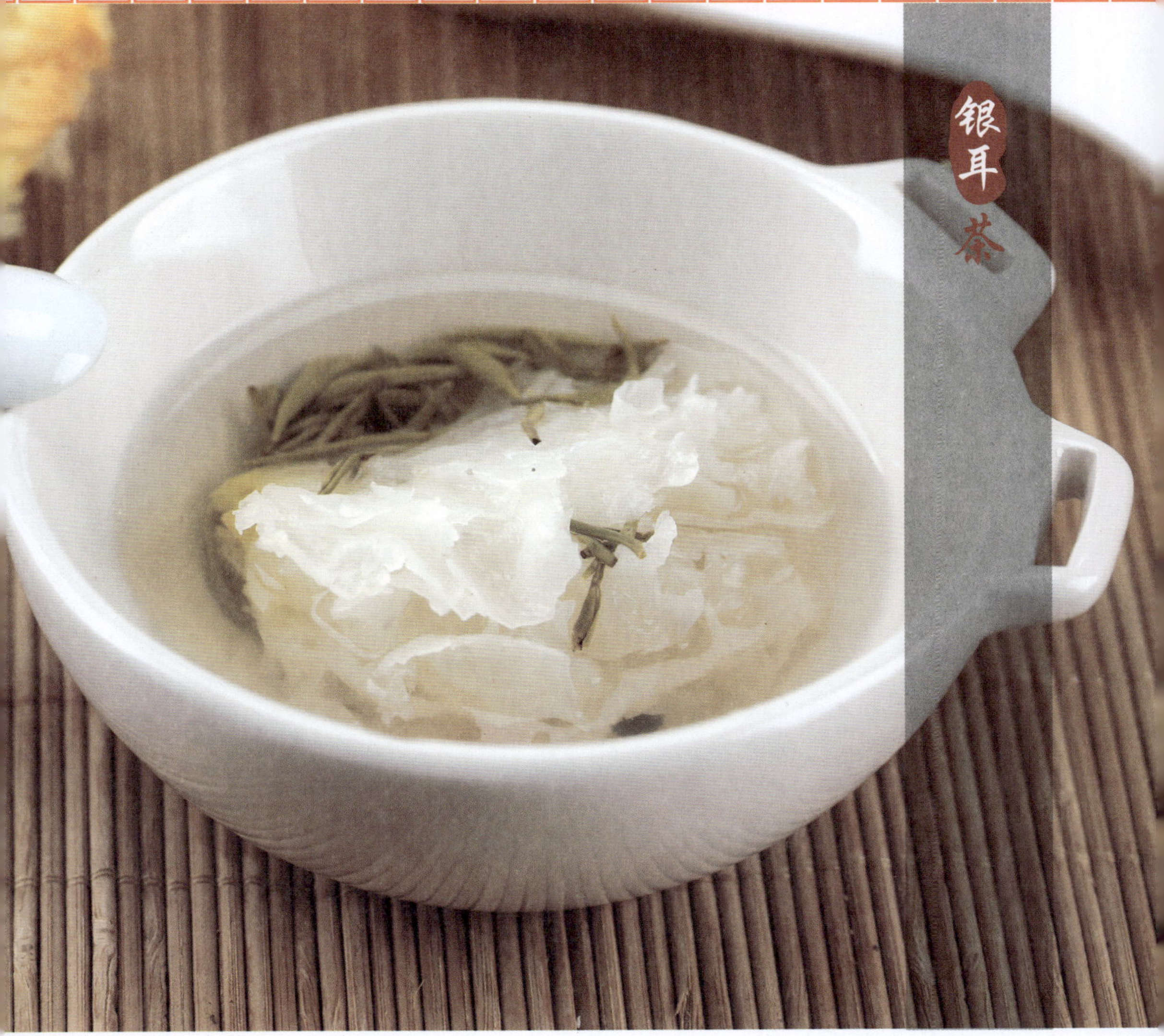

主治风热型急性结膜炎。

做法
①将银耳、绿茶、冰糖一起放入锅中。
②在锅中加入清水煮汤。

用法 饮汤并食银耳,每日1剂。

症见 赤肿明显,头疼眼痛。

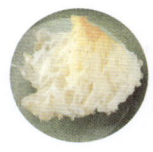 银耳 30克
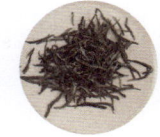 绿茶 5克
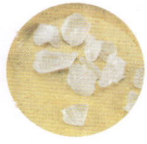 冰糖 50克

决明茶调散

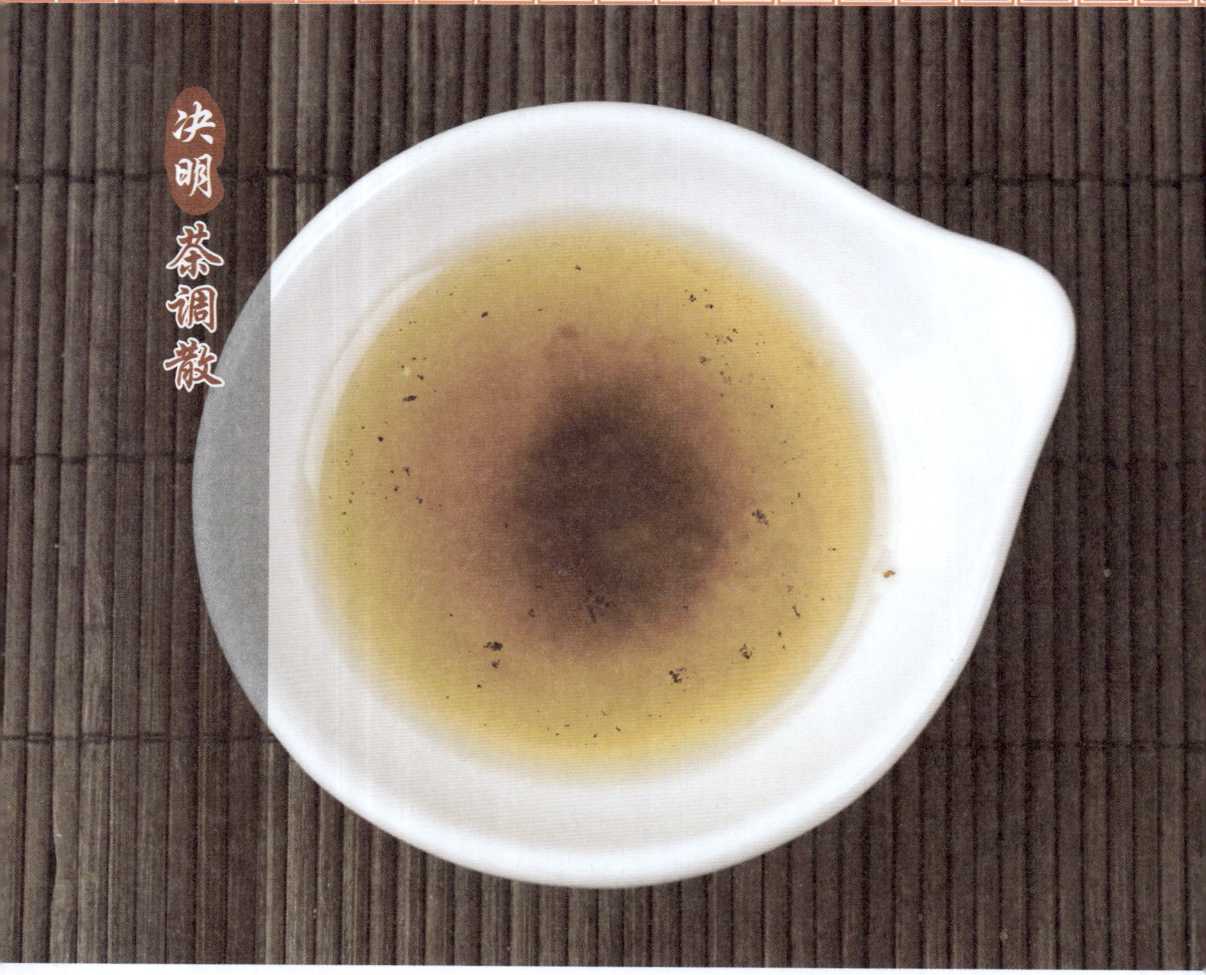

主治风热型急性结膜炎。

做法
①将决明子研磨成粉末。
②将决明子末、茶叶一起放入锅中。
③在锅中加入清水煎煮，滤取其汁，调和。

用法 涂敷于两侧太阳穴，药干则再涂敷，每日数次。

症见 目赤肿痛，头痛。

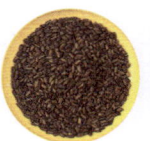
决明子适量

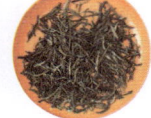
茶叶适量

主治风热引动肝经型急性结膜炎。

做法
①将龙井茶、菊花一起放入杯中。
②在杯中加入沸水冲泡5~10分钟。
用法 每日1剂，不拘时饮服。
症见 赤肿明显，头疼眼痛，灼热畏光。

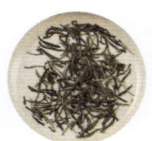

龙井茶 3克　　菊花 10克

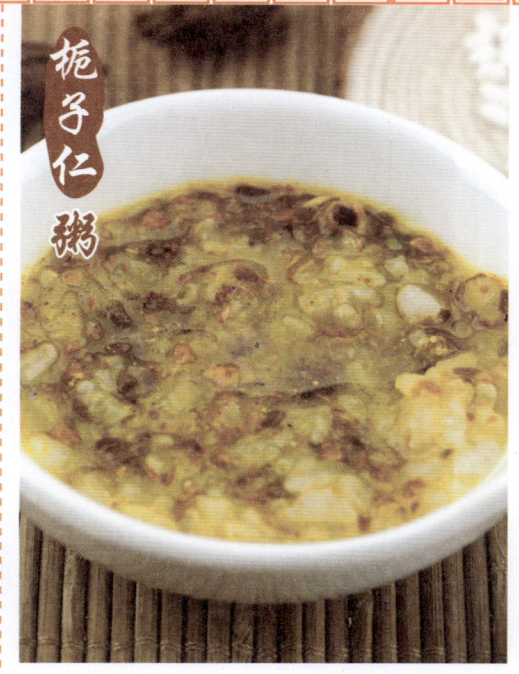

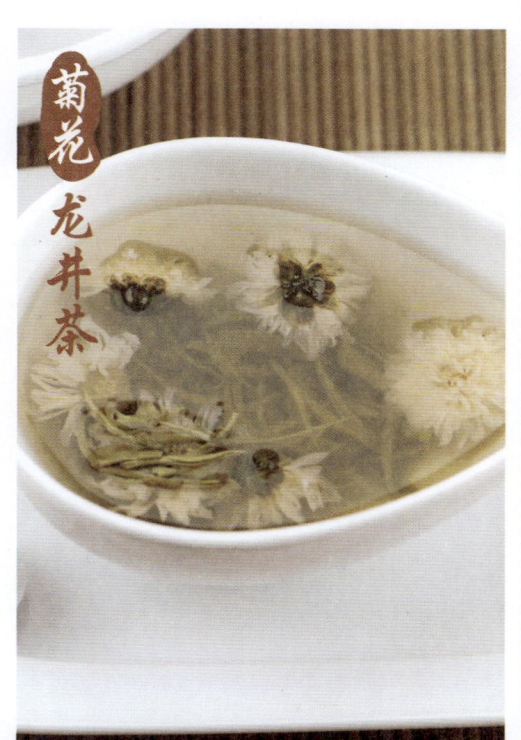

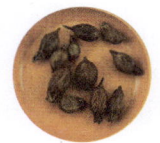 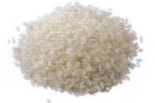

栀子仁 3~5克　　粳米 50~100克

主治热毒型急性结膜炎。

做法
①将栀子仁研磨成细末。
②将粳米淘净，放入锅中熬粥。
③待粥将熟时调入栀子仁末略煮。
用法 每日1剂，分2次服食，2~3日为1个疗程，不宜久服多食。
症见 赤肿明显，头疼眼痛，灼热畏光。

蒲公英粥

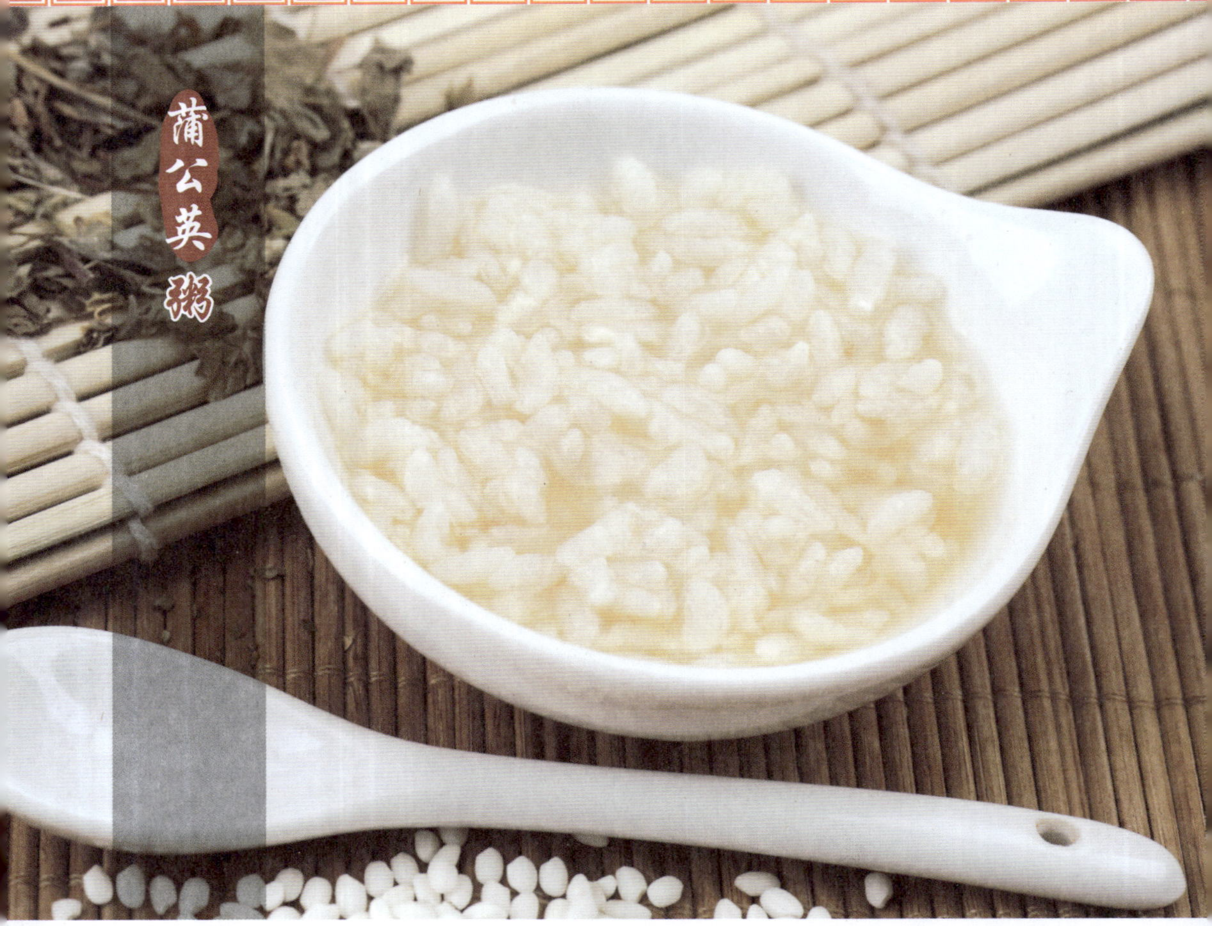

主治热毒型急性结膜炎。

做法
① 将蒲公英用清水洗净；粳米淘洗干净。
② 将蒲公英放入锅中。
③ 在锅中加入清水煎煮，取其汁液。
④ 将粳米放入锅中熬粥，调入药汁。

用法 每日1剂，分2次服用，3~5日为1个疗程。

症见 目赤肿痛，灼热。

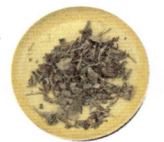
蒲公英 40~60克

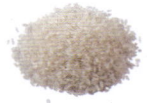
粳米 50~100克

主治心火亢盛型急性结膜炎。

做法

①将黄连、天花粉、菊花、川芎、薄荷、连翘、黄柏、茶叶一起研成粗末。

②将药末搅拌均匀，用袋装（最好用滤泡纸袋包装）好，每袋6克。

③加入沸水冲泡，闷10分钟。

用法 饮服，每日3次。

症见 赤肿明显，头疼眼痛，灼热畏光，小便赤涩。

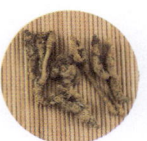 黄连 30克 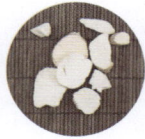 天花粉 30克 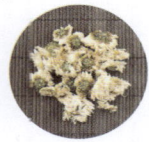 菊花 30克

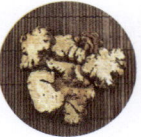 川芎 30克 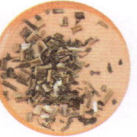 薄荷 30克 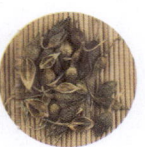 连翘 30克

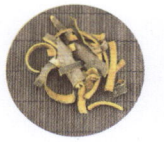 黄柏（酒炒）180克 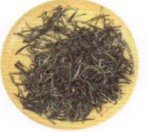 茶叶 60克

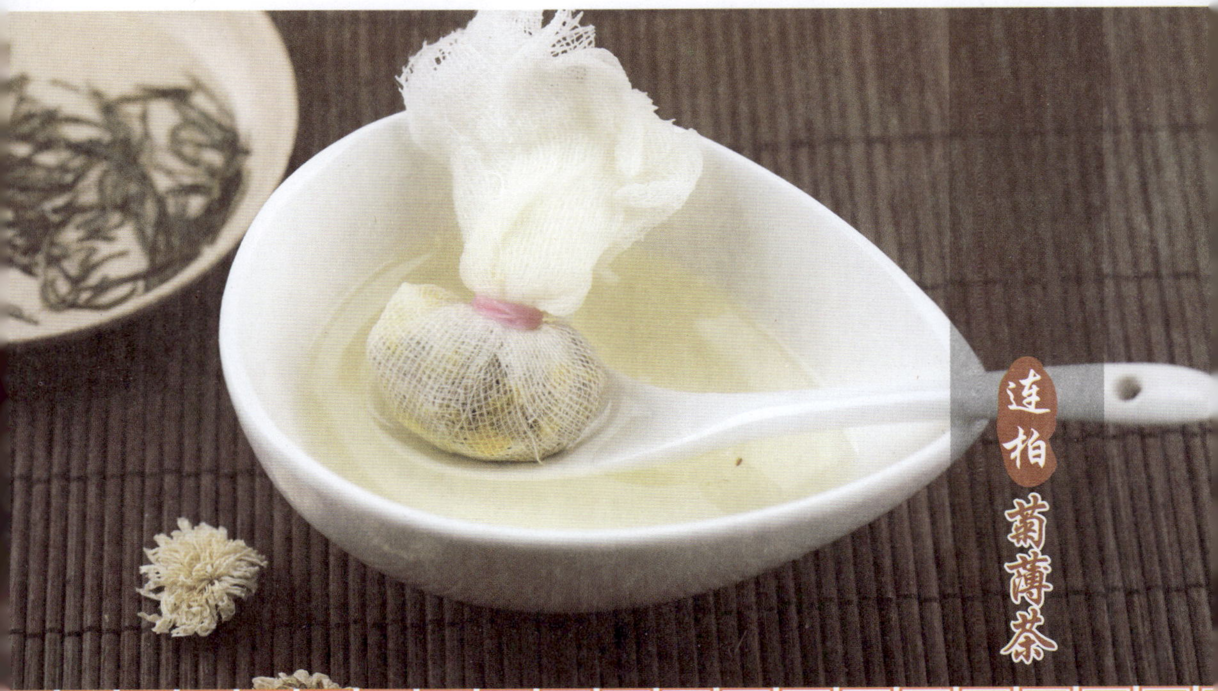

连柏菊薄茶

中耳炎

中耳炎是累及中耳（包括咽鼓管、鼓室、鼓窦及乳突气房）全部或部分结构的炎性病变。

辨证分型

肝胆火盛，邪毒外侵型

症见耳内疼痛渐重或跳痛，疼痛向头部放散，流脓后疼痛减轻，耳鸣声粗，听力障碍，兼有发热恶寒，头痛，鼻塞流涕，舌尖红。

脾虚湿困，上犯耳窍型

症见耳内流脓日久，时轻时重，兼见头晕乏力，纳呆便溏，唇舌淡白。

肾元亏损，邪毒停聚型

症见因骨伤或肿瘤所致，耳内流脓有腥臭味。

生活建议

积极治疗其他疾病

由于其他疾病也可能引起化脓性中耳炎，所以凡患急性上呼吸道炎症或急性传染病者，应及早治疗，以防引发耳疾。另外，还要注意检查耳部，做到早期发现、及时治疗。尤其是患有麻疹等急性传染病的病人，须注意口腔、鼻腔的清洁卫生，以防患中耳炎。患有鼻部及咽部慢性疾病的患者要积极治疗，以减少耳部感染的机会。

戒除挖耳习惯

很多人习惯用尖锐的东西，如发夹、绒线针等挖耳，这可能碰伤鼓膜，因此最好戒除挖耳的习惯。

增强身体素质

要想防病，最根本的一点就是增强自身的身体素质，平时要加强体育锻炼，提高健康水平，防止感冒。

避免耳朵感染

游泳是一项很好的锻炼项目，但是应注意的是要采取正确的姿势，防止鼓膜破裂和中耳发炎。而且还要避免污水入耳，如果有水入耳时，要尽早擦拭干净，保持外耳道清洁。陈旧性鼓膜穿孔或鼓室置管者禁止游泳。

> 主治肾元亏损型中耳炎。

做法
① 将冰片研磨成粉末。
② 在冰片末中加入核桃油，并搅拌均匀。

用法 每日3次，滴入病耳中。

症见 耳聋时轻时重，流脓少，有腥臭味。

核桃油适量

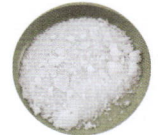
冰片适量

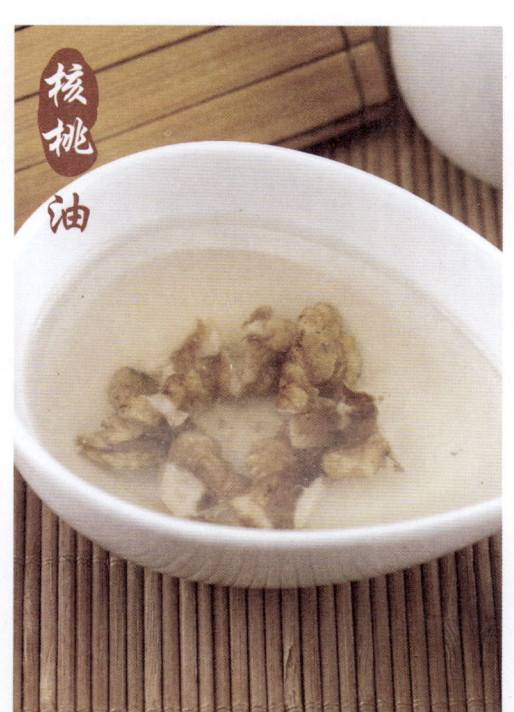
核桃油

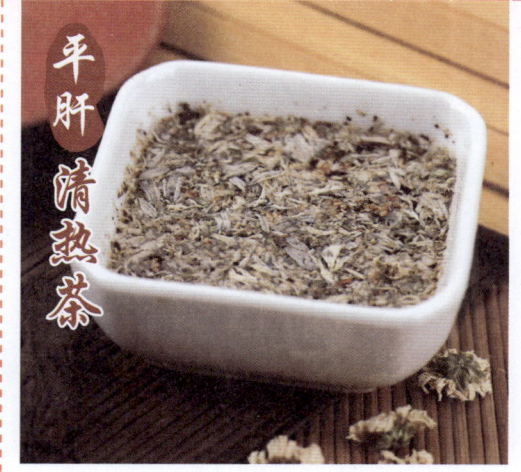
平肝清热茶

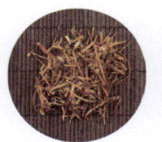 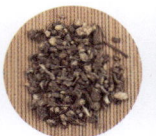 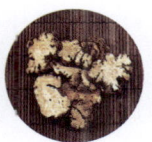
龙胆草 1.8克　醋柴胡 1.8克　川芎 1.8克

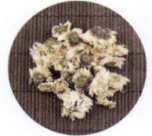 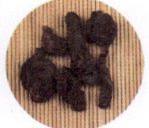
菊花 3克　　生地 3克

> 主治肝经湿热型急性化脓性中耳炎。

做法
① 将龙胆草、醋柴胡、川芎、菊花、生地一起研成粗末，并放入锅中。
② 在锅中加入清水煎汤或用沸水冲泡。

用法 代茶饮，每日1~2剂。

症见 耳内疼痛渐重或跳痛，疼痛向头部放散，流脓后疼痛减轻，耳鸣声粗，有听力障碍。

耳鸣、耳聋

耳鸣是各种病变引起的一种异常听觉，能听到正常人听不到的声音。耳聋为耳病最常见的症状，轻者日常生活中听话无障碍，但不能听到远处的声音；重者需近距离大声呼唤，才能听到声音；最严重者甚至全聋。

辨证分型

肝火上扰型

症见耳鸣如风声，耳聋时轻时重，随情志变化而波动，兼见头晕，目赤，面红，口苦咽干，大便秘，小便赤，舌红，苔黄。

痰火郁结型

症见两耳蝉鸣，持续不断，耳聋，听音不清，耳内闭塞感，兼见头昏胸闷，痰多口淡，舌红苔黄腻。

肾精亏损型

症见耳鸣声细调高如蝉鸣，夜间尤甚，听力逐渐下降，兼见虚烦失眠，头晕目暗，腰膝酸软，舌红少苔。

脾胃虚弱型

症见耳鸣耳聋，遇劳加重，兼见纳呆，便溏，腹胀乏力，面色萎黄，唇舌淡白。

按摩治疗

搓耳轮

两手示指弯曲，与拇指指腹一同分别夹住两侧耳轮，上下反复搓30次。（以局部感觉发热为度）

擦耳前

用两手拇指桡侧，或示指、中指指腹贴在耳前，上下反复摩擦30次。（以局部感觉发热为度）

鸣天鼓

用两手掌心紧紧地按住两侧耳孔，用示指、中指不断地叩击后脑，使耳中"隆隆"作响，叩击30次，然后突然拉开手掌。动作重复5次。（以感觉酸胀为度）

开窍葱汁

主治外伤瘀血型耳鸣、耳聋。

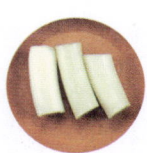

葱白适量

做法
① 将葱白用清水洗净。
② 将葱白捣成泥，绞取汁，如图1。

用法 将葱汁滴入耳内。
症见 瘀血结聚所致耳聋。

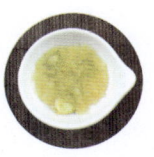

图1

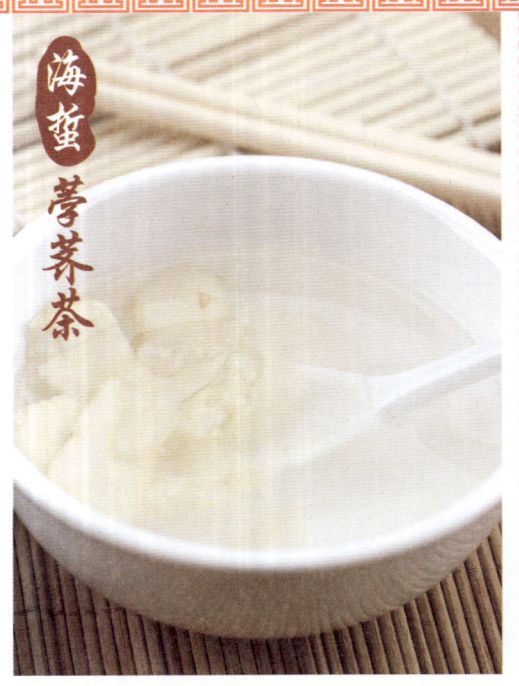

海蜇荸荠茶

> 主治肝火上扰型耳鸣、耳聋。

做法
①粳米淘洗净，和菊花一起放入锅中。
②在锅中加入清水熬粥。

用法 每日1剂，连服数日。

症见 耳鸣如风声，听力逐渐下降，目赤，面红。

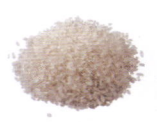 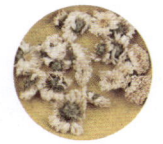

粳米 60克　　菊花 10～15克

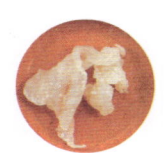 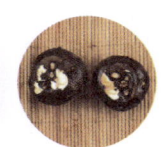

海蜇头 60克　　荸荠 60克

> 主治肝胆湿热型耳鸣、耳聋。

做法
①将海蜇头用清水漂洗去咸味；荸荠去掉外皮，切成小块。
②将海蜇头、荸荠块一起放入锅中煎汤。

用法 不拘时，代茶饮之。

症见 两耳蝉鸣，持续不断，耳聋，听音不清，耳内闭塞感，胸闷，痰多。

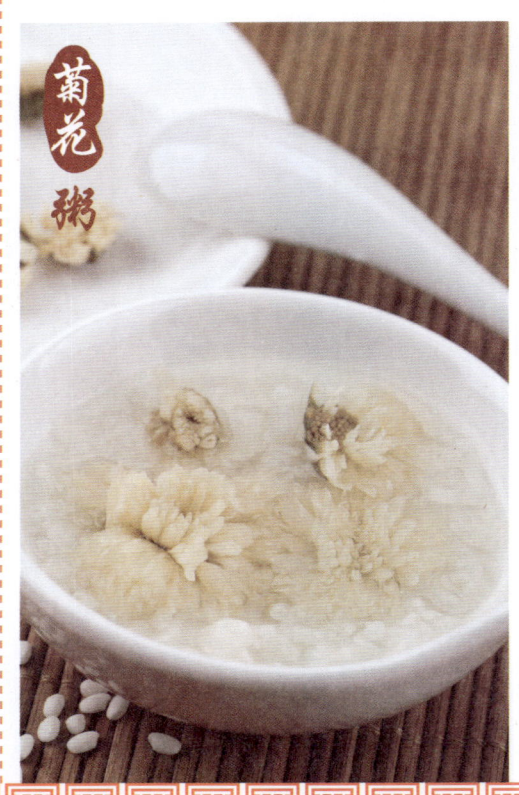

菊花粥

主治肝肾阴虚型耳鸣、耳聋。

做法

①将桑葚研磨成末；白糖放入铝锅中。

②在锅中加入清水，以小火煎熬至稠。

③在锅中加入桑葚末，搅拌均匀，继续熬至用锅铲挑起呈丝状，停火。

④将糖汁倒入涂有熟菜籽油的搪瓷盘内。

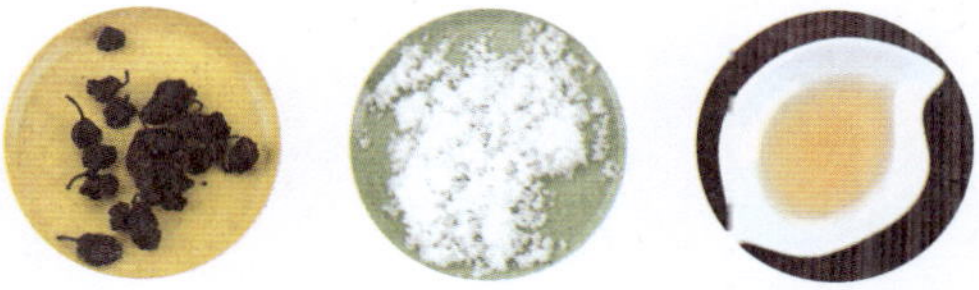

用法 待凉，切成小块食用。

症见 听力逐渐下降，声细调高如蝉鸣，胁胀腰酸，五心烦热。

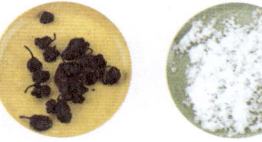

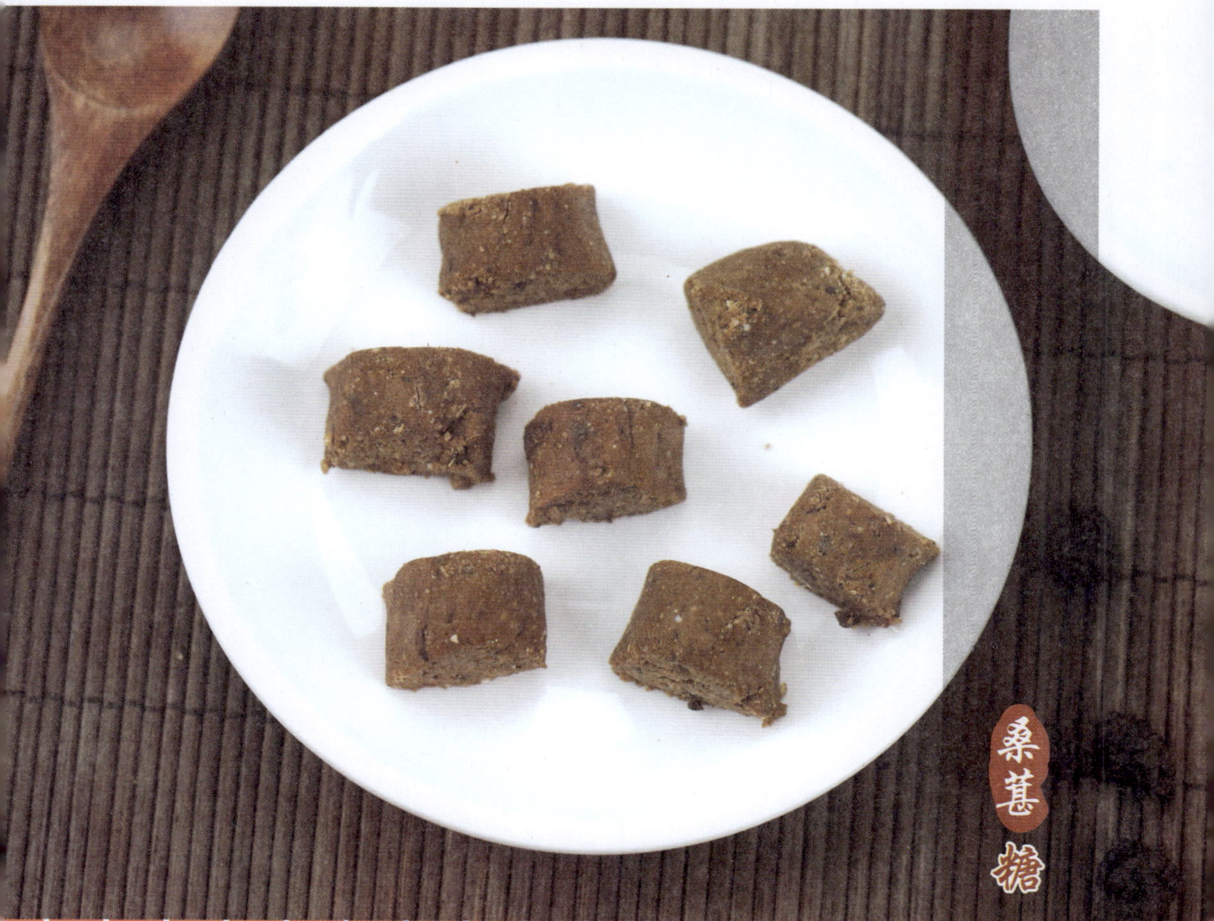

桑葚 200克　　白糖 500克　　菜籽油适量

桑葚糖

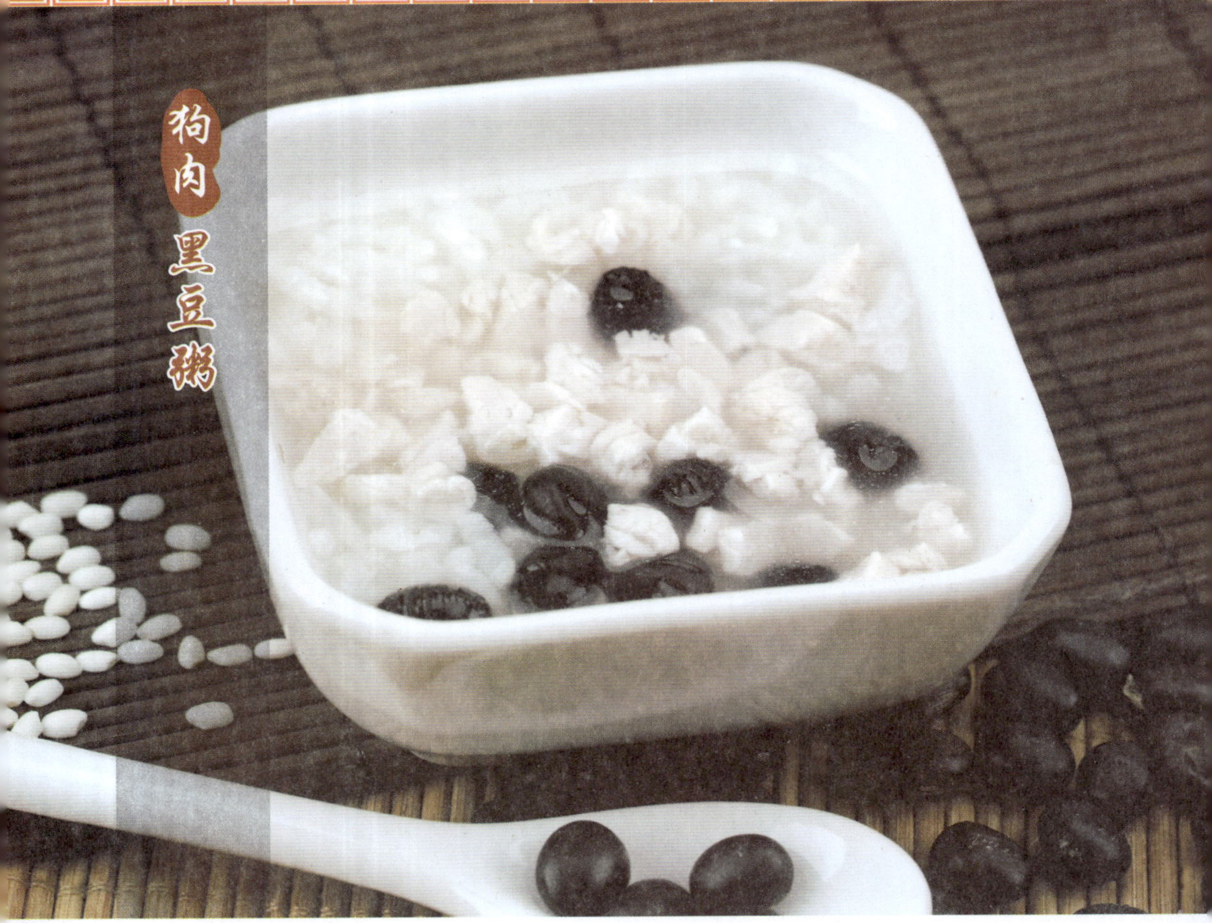

狗肉黑豆粥

主治肾精亏损型耳鸣、耳聋。

做法

① 将黑豆用清水浸泡12小时；狗肉用清水洗净并切成小块；粳米淘洗净。

② 将黑豆、狗肉、粳米一起放入锅中熬粥。

用法 随意服食。

症见 耳鸣声细调高如蝉鸣，夜间尤甚，听力逐渐下降，头晕目暗，腰膝酸软，舌红，少苔。

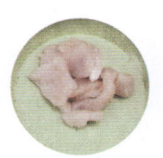
狗肉 250克

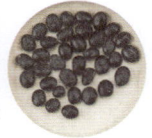
黑豆 60克

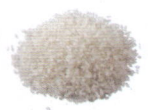
粳米 100克

主治肝火上扰型耳鸣、耳聋。

做法
① 将芹菜连根一起用清水洗净并切成小段。
② 将芹菜段、粳米一起放入锅中。
③ 在锅中加入清水熬粥。

用法 每日1剂，连服数剂。

症见 耳鸣如风声，随情志变化而波动，头晕，目赤，面红。

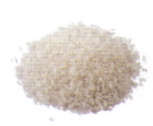 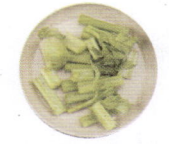

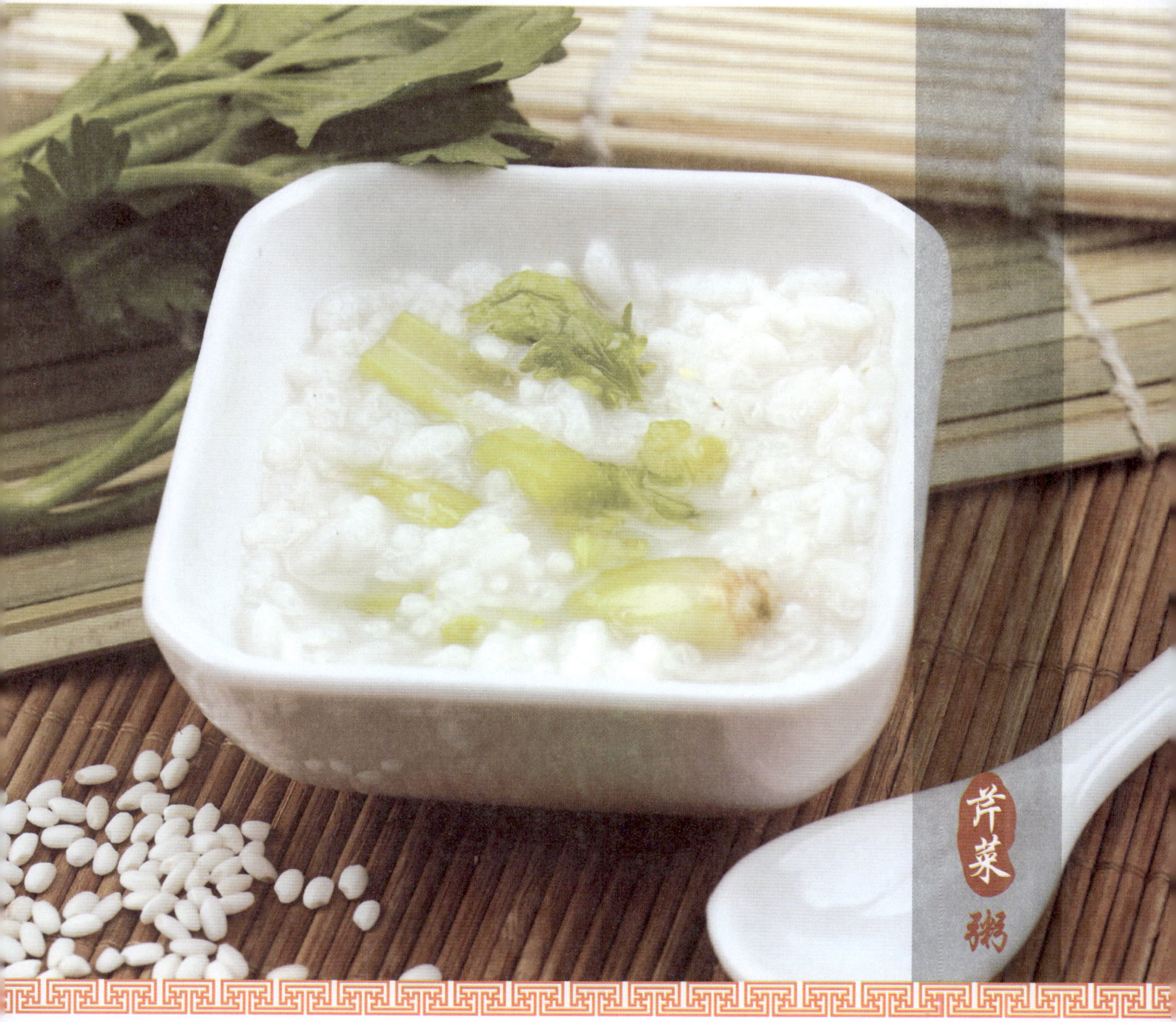

粳米 250克　　连根芹菜120克

咽炎

咽炎是一种常见的上呼吸道炎症，是慢性感染所引起的弥漫性咽部病变。此病多发生于成年人，常伴有其他上呼吸道疾病，常因急性咽炎反复发作、鼻炎、鼻窦炎的脓液刺激咽部，或鼻塞而张口呼吸，均可导致慢性咽炎的发生。患者常出现咽痛、咽痒、声嘶、咽异物感、频繁干咳。慢性咽炎为咽喉病中最常见的多发病。

辨证分型

肺热型

症见多有急性咽炎史，反复发作，咽痛不适，或伴有微咳，口干欲饮，舌质红，苔薄白。

虚火型

症见音哑，声粗甚至失声，常以晨起为重，咽浅红或暗红，咽干咽痛，伴有咳嗽，唇红颧赤，精神疲乏，苔薄，舌质红。

生活建议

注意饮食

在饮食方面，要注意少吃煎炒和刺激性食物，更不要饮烈性酒，并戒烟。尽量多吃富有营养及清润作用的食物，如萝卜、菜花等。

保持环境清洁

要尽量保持居室内空气的湿润清洁，不在室内吸烟，不把有刺激气味的物品放在室内。如果是在室内生炉子取暖的家庭，可在炉子上放置一盆水，以改善干燥的环境。

积极治疗

急性咽炎治疗不当就会转为慢性咽炎，因此，如果发现自己得了急性咽炎要及时治疗，避免转为慢性咽炎。同样，对于鼻、口腔、下呼吸道及牙齿疾病等也要积极治疗。另外，良好的生活习惯也是必要的。如保持每天通便，清晨用淡盐水漱口或少量饮用，但是高血压、肾病患者要注意，请不要饮用盐水。日常生活中，要多加锻炼身体，以增强身体素质，预防急性上呼吸道感染。另外，还应保持劳逸结合，规律地饮食起居，保证休息充足，避免过度疲劳。

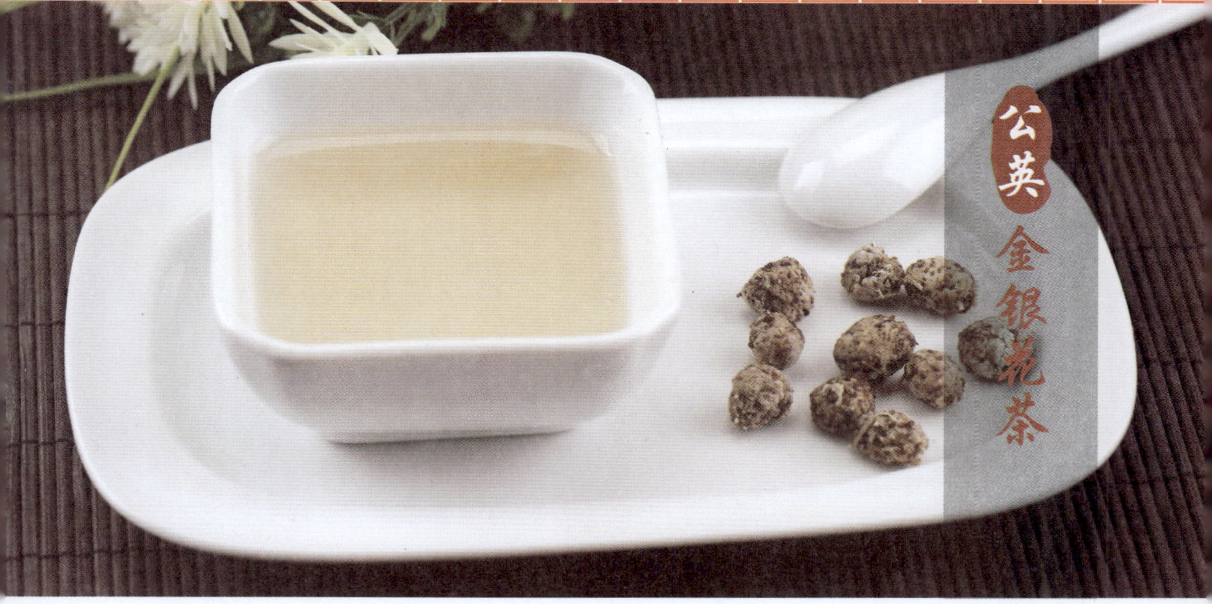

公英金银花茶

主治急性咽喉炎，扁桃体炎，风热感冒。

做法

① 取一半的蒲公英与金银花、薄荷、甘草、胖大海一起研磨成细粉，过筛；在淀粉中加入适量清水制成淀粉浆。

② 将剩下的蒲公英、金银花一起放入锅中。

③ 在锅中加入清水煎煮2次，并合并2次煎液，滤掉残渣。

④ 将药液浓缩至糖浆状，与淀粉浆混合在一起，经煮沸成糊状。

⑤ 将药糊与药粉混合均匀，做成软块。

⑥ 用20目筛制成颗粒，烘干。

用法 每次取7～10克，以沸水冲泡，喝上清液；药渣可再冲泡1次，饮服，每日2～3次。

症见 咽痛不适，或伴有微咳，口干欲饮，舌质红，苔薄白。

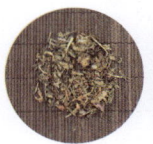 蒲公英 400克
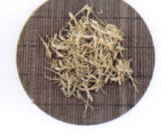 金银花 200克
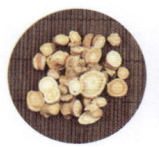 甘草 100克
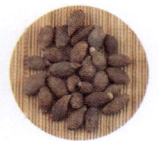 胖大海 50克
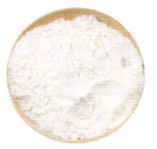 淀粉 30克
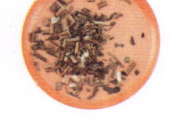 薄荷 200克

板蓝根 清咽茶

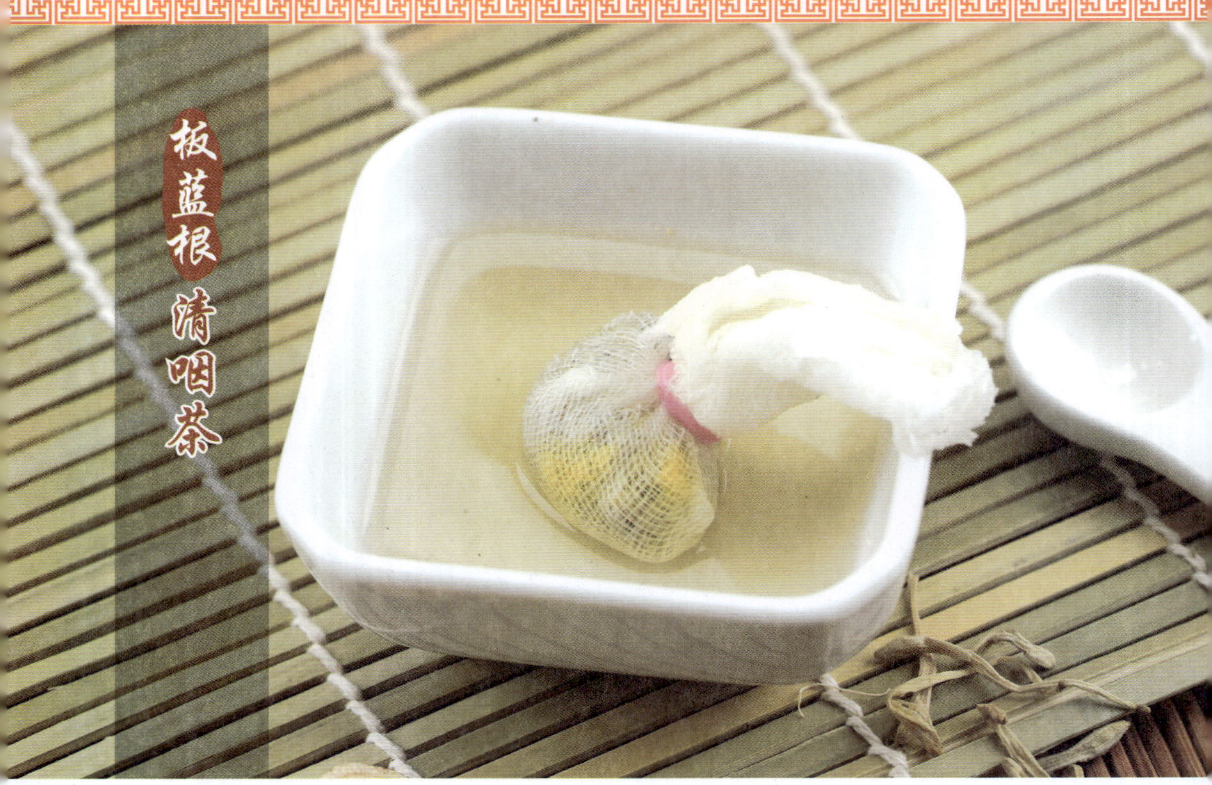

主治 肺热型急慢性咽炎。

做法
① 将板蓝根、金银花、菊花、麦冬、桔梗、甘草、茶叶一起研磨成粗末。
② 用纱布袋分装成3包。

用法 每次用1包，以沸水冲泡，放入冰糖后饮服，每日3次。

症见 反复发作，咽痛不适。

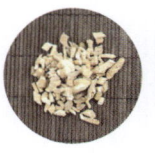 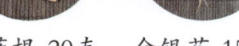
板蓝根 20克 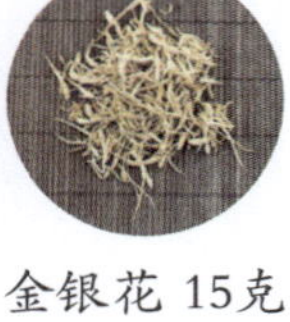　金银花 15克

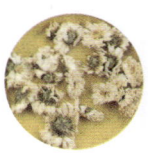 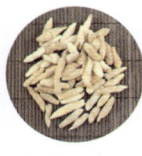 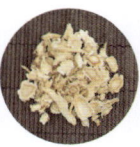 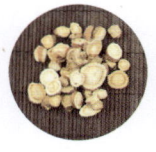 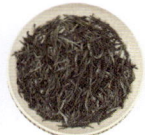 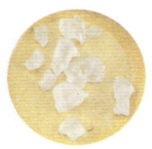
菊花 10克　麦冬 10克　桔梗 15克　甘草 3克　茶叶 6克　冰糖适量

主治肺热型梅核气，慢性咽炎。

做法
①将罗汉果切成碎块。
②将罗汉果块用沸水冲泡10分钟。

用法 不拘时饮服，每日1~2次，每次取1个罗汉果。

症见 咽痛，咽痒，干燥不适。

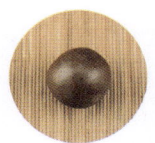

罗汉果 1个

丝瓜茶

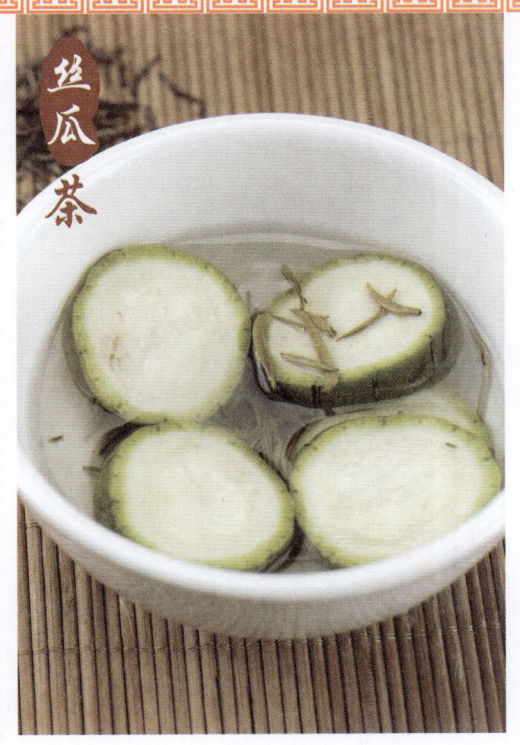

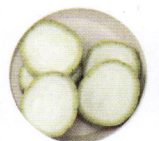 

丝瓜片 200克　　茶叶 5克　　盐适量

主治急慢性咽炎、扁桃体炎及支气管炎。

做法
①在丝瓜片中加入盐，加清水煎汤。
②将茶叶以沸水冲泡5分钟，滤掉残渣，倒入丝瓜汤中。

用法 不拘时饮服，每日1剂。
症见 咽痒不畅，咳嗽。

罗汉果茶

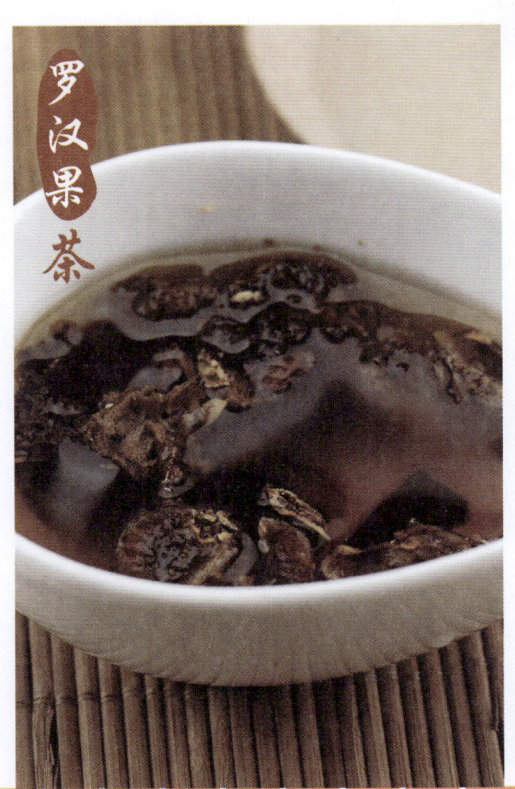

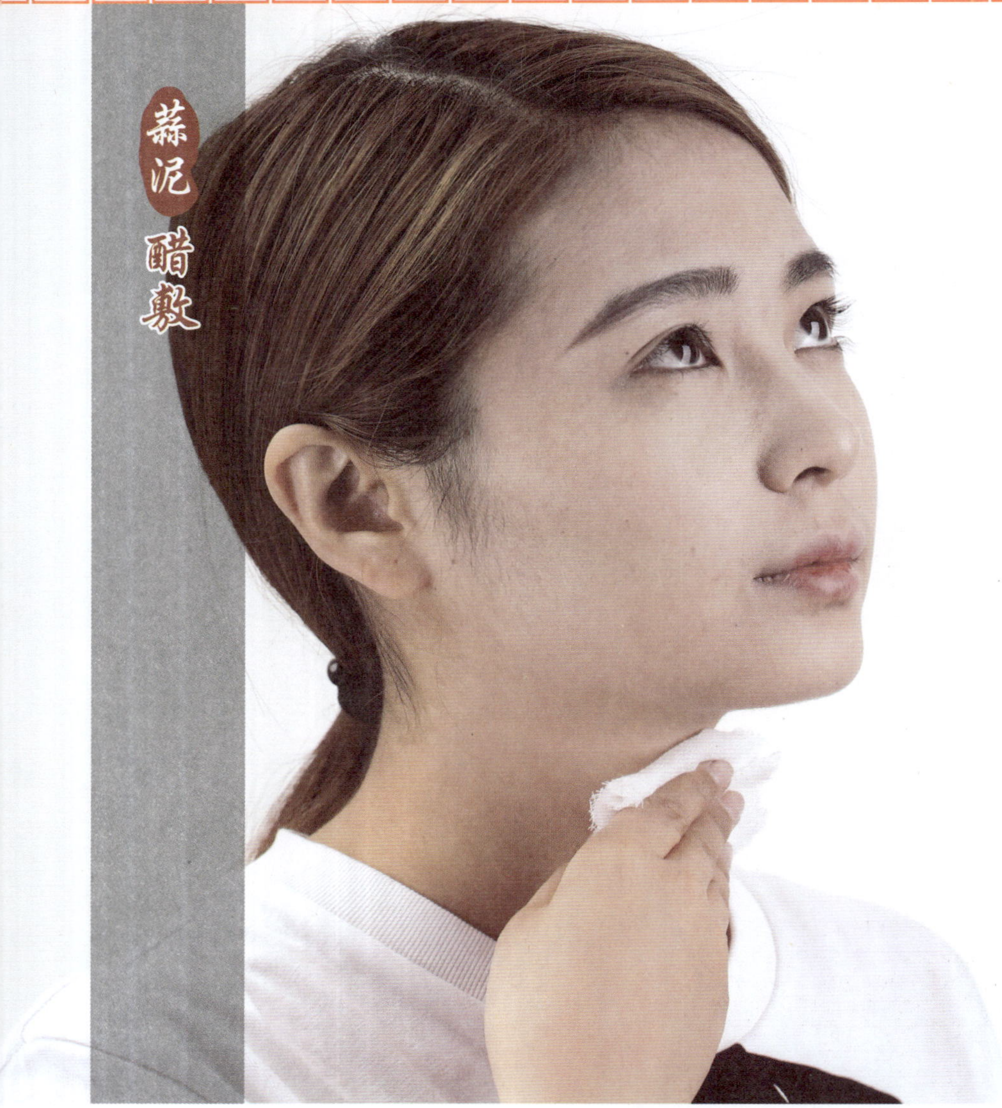

蒜泥醋敷

主治各型咽炎。

白醋 50克

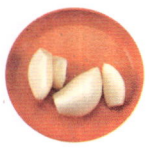
大蒜 30克

做法
①将大蒜捣烂成泥。
②在蒜泥中加入白醋，如图1。

用法 外敷患处。

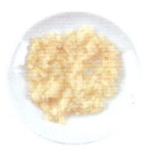
图1

主治阴虚肺燥型慢性咽炎。

做法
①将银耳用清水泡发。
②将银耳、北沙参一起放入锅中。
③在锅中加入清水煎煮，滤掉残渣，取其汁液。
④在汤液中打入鸡蛋并加入适量冰糖搅拌均匀，煮滚。

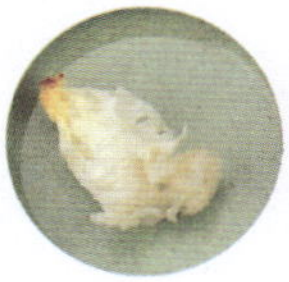

用法 饮服。

症见 咽干喉痛，口渴声嘶。

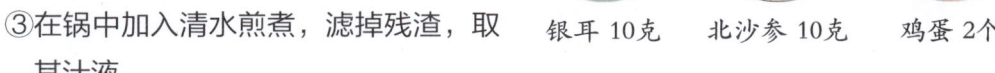

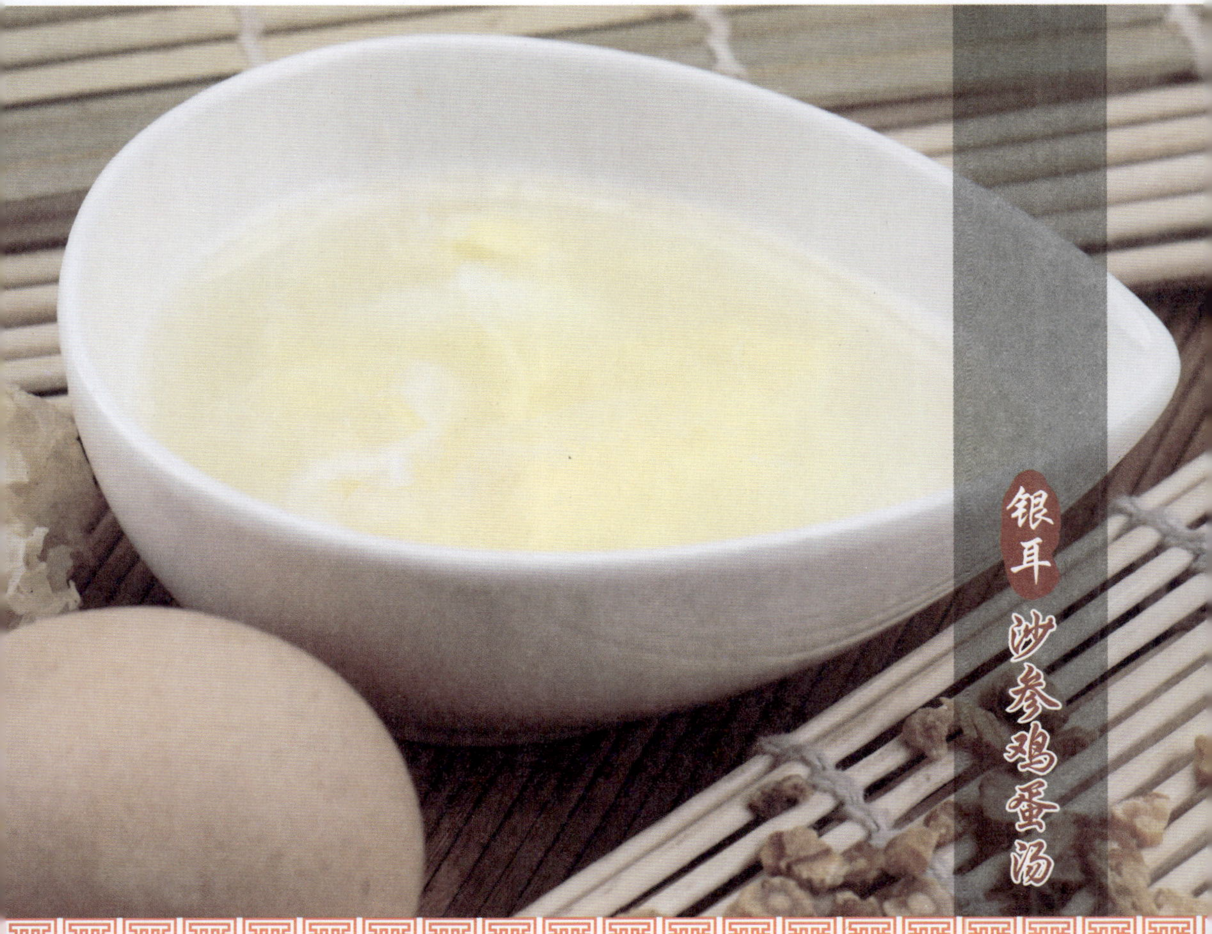

银耳 10 克　北沙参 10 克　鸡蛋 2 个

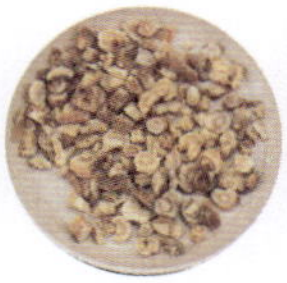

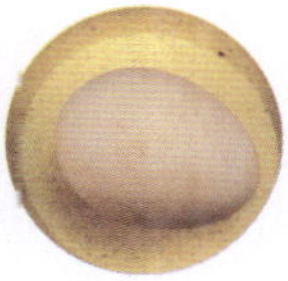

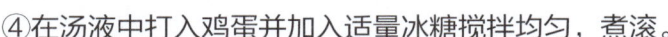

银耳沙参鸡蛋汤

牙周炎、牙龈炎

牙周炎、牙龈炎是一种慢性炎症疾病，主要侵犯牙龈和牙周组织，是一种破坏性疾病。引起此病的主要原因多是由于菌斑、牙石、食物嵌塞、不良修复体、咬创伤等引起的牙龈发炎肿胀，同时使菌斑堆积加重，并由龈上向龈下扩延。中医认为是因胃火上炎，熏蒸于牙床，或肾阴亏损，气血不足，齿骨失养所致。

辨证分型

胃火上蒸型

症见来势较急，牙龈红肿疼痛，出血溢脓，牙根宣露，有牙垢、牙石附着于齿，舌红，苔黄厚，脉洪大或滑数，兼见口干咽燥，烦渴多饮，多食易饥，口臭，尿黄便秘。

肾阴亏损型

症见牙齿松动，牙龈溃烂萎缩，溃烂边缘微红肿，牙根宣露，有少量稀脓分泌物溢出，舌红少苔，足心热，盗汗，咽干口燥但不欲饮。

气血不足型

症见牙龈萎缩，颜色淡白，牙根宣露，牙齿松动，咀嚼无力，牙龈渗血，刷牙时易出血，舌淡苔薄白，面色白，头昏眼花，失眠多梦。

生活建议

保持牙齿清洁

要坚持早晚刷牙，并且要掌握正确的刷牙方法，每天3次，每次2~3分钟，而且要养成饭后、睡前漱口的好习惯。此外，平时要注意正确使用牙签、牙刷、牙线清洁嵌塞的食物碎屑、软垢、菌斑。

定期检查

最好每半年或1年到医院做一次口腔检查，洁牙一次，这样不仅能保持口腔卫生，还能及早发现和治疗口腔疾病。

减少各种致病因素

要尽量少吃甜食，少喝饮料，戒烟戒酒，不吃过烫和辛辣的食物，以降低唾液及龈沟液的酸度。

银耳首乌花生粥

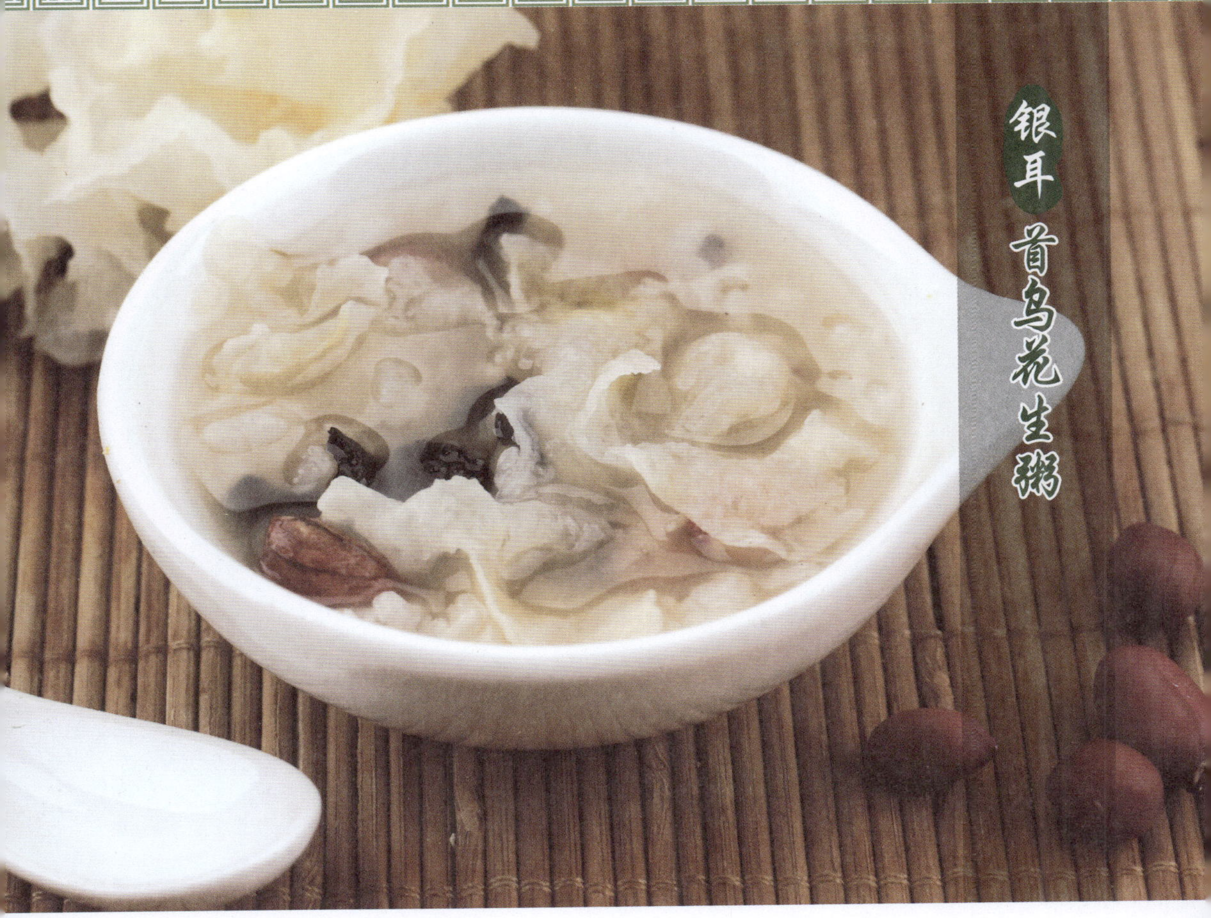

主治气血不足型牙龈炎。

做法
① 将花生仁洗净；粳米淘洗净。
② 将银耳、首乌、花生仁、粳米一起放入锅中。
③ 在锅中加入清水熬粥。

用法 每日1剂，连服数剂。

症见 牙龈萎缩，颜色淡白，牙根宣露，牙齿松动，咀嚼无力，牙龈渗血，刷牙时易出血。

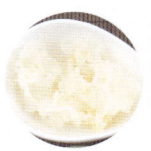 银耳 15克

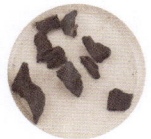 首乌 15克

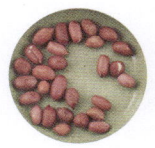 花生仁 30克

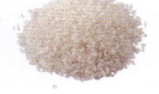 粳米 60克

梨藕荸荠生地汤

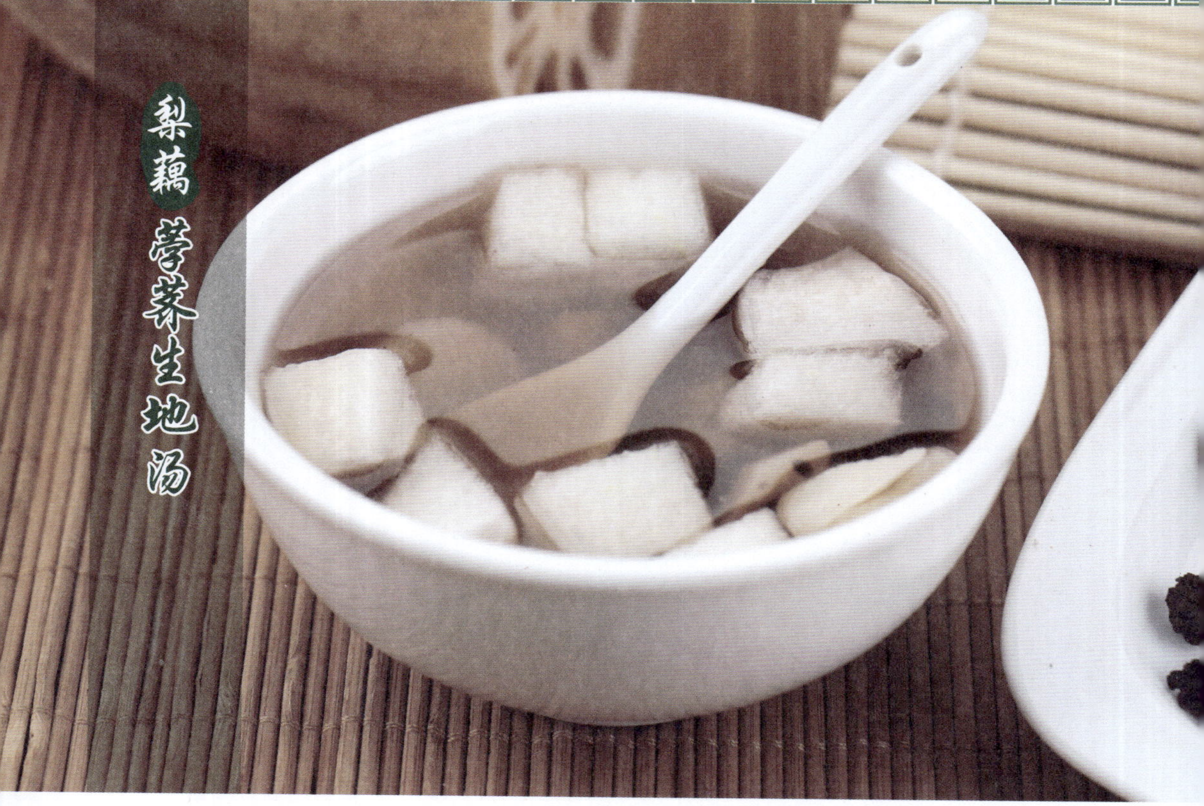

主治胃火上蒸型牙龈炎。

做法

① 将雪梨、荸荠用清水洗净并切成小块；莲藕用清水洗净并切成薄片。

② 将雪梨块、藕片、荸荠块、生地、白糖一起放入锅中。

③ 在锅中加入清水煎煮。

用法 每日1剂，连服3~4剂。

症见 牙龈出血，反复不愈，血色较红，兼有齿龈糜烂，肿痛不堪，口中干燥。

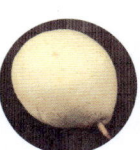 雪梨 2个

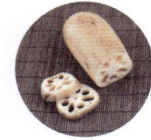 莲藕 250克

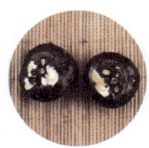 荸荠 125克

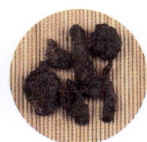 生地 15克

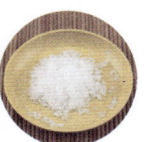 白糖适量

主治牙周炎，牙痛，咽喉炎及红眼病。

做法
①将茶叶、盐一起放入碗中。
②在碗中加入沸水冲泡5分钟。

用法 温饮，每日1~2剂。

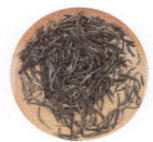
茶叶 3克

盐 1克

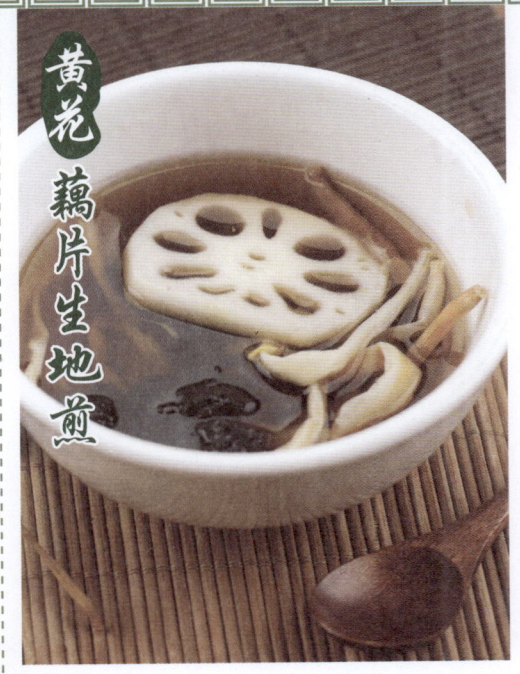

黄花藕片生地煎

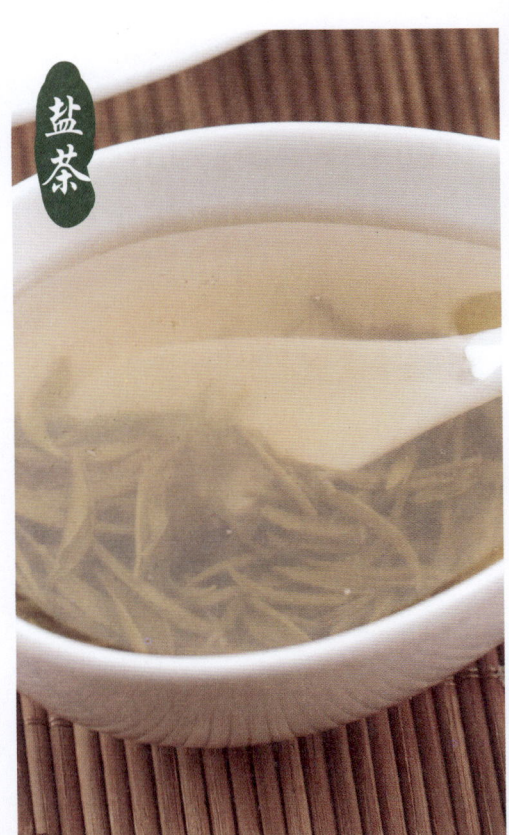

盐茶

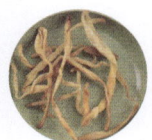
黄花菜 60克

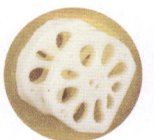
藕片 30克

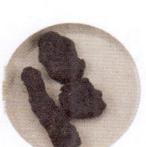
生地 15克

主治肾虚火旺型牙龈炎。

做法
①将黄花菜、藕片用清水洗净。
②将黄花菜、藕片、生地一起放入锅中。
③在锅中加入清水煎煮。

用法 每日1剂，连服3~5日。
症见 牙龈出血，血色淡红，龈浮齿动。

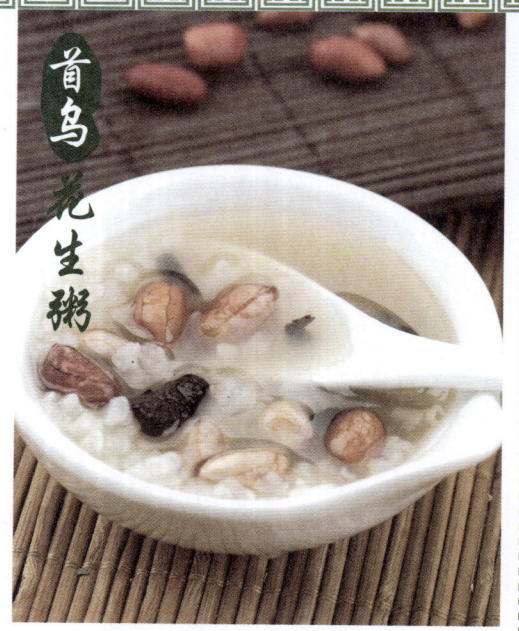

首乌花生粥

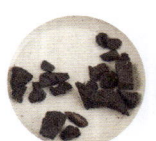
首乌 15克

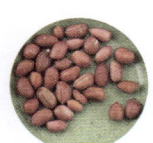
花生仁 30克

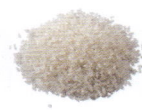
粳米 80克

主治肾阴亏损型牙龈炎。

做法
① 花生仁洗净；粳米淘洗净。
② 将首乌放入锅中，加入清水煎煮，取其汁液。
③ 将药液、花生仁、粳米一起放入锅中熬粥。

用法 每日1剂，连服数剂。
症见 龈浮齿摇，牙龈出血，微痛，头晕，耳鸣。

主治牙龈炎，龋齿。

做法
① 将茶叶放入杯中。
② 在杯中加入沸水冲泡。

用法 候温后饮服并用茶水漱口，每日1~2杯。

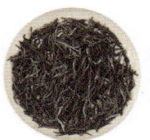
茶叶 1~3克

坚齿茶

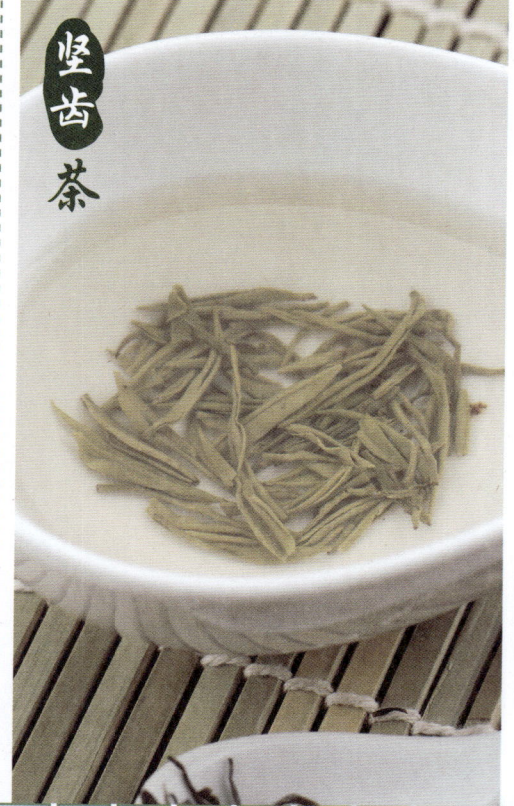

主治心火亢盛型牙龈炎。

做法
① 将淡竹叶、苦丁茶、甘草一起放入锅中。
② 在锅中加入清水煎煮。

用法 加入冰糖调味,每日2剂,每剂分2次饮服。

症见 牙龈破溃流脓,口中热臭,口舌溃疡,烦躁不安,小便短赤。

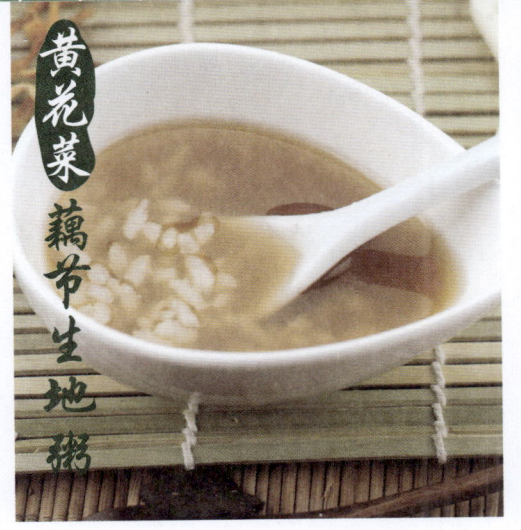

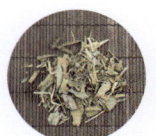
淡竹叶 10克　苦丁茶 6克

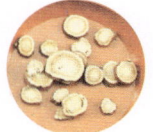 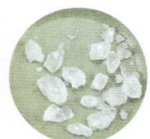
甘草 3克　冰糖适量

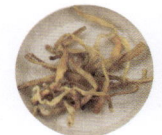 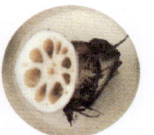
黄花菜 60克　藕节 30克

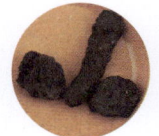 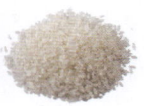
生地 15克　粳米 100克

主治肾阴亏损型牙龈炎。

做法
① 将黄花菜、藕节用清水洗净。
② 将黄花菜、藕节、生地一起放入锅中。
③ 在锅中加入清水煎煮,取其汁液。
④ 将药液、粳米一起放入锅中熬粥。

用法 每日1剂,早晚服用。

症见 龈浮齿摇,牙龈出血,微痛,头晕,耳鸣。

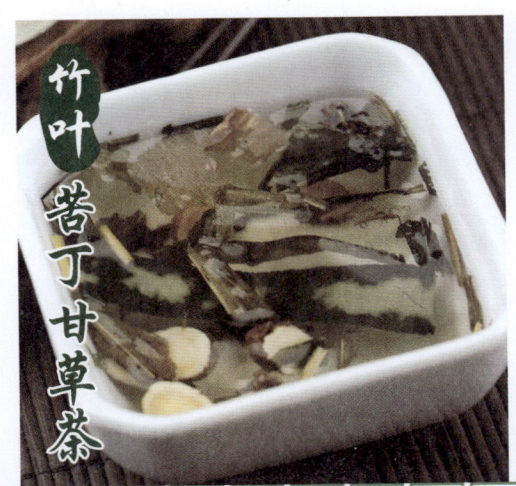

阴道炎

阴道炎是临床以外阴及阴道痛痒不堪，甚或痛痒难忍为主要表现的疾病。中医称为"阴痒"。

1. 滴虫性阴道炎：阴道分泌物增多，白带呈灰黄色泡沫状，质稀薄，有腥臭味；当感染严重时伴有血性或脓性分泌物，外阴及阴道瘙痒，有虫爬感，检查时阴道壁可见红色草莓状突起或出血点，以穹隆部较为明显。

2. 霉菌性阴道炎：外阴瘙痒为主要症状，多自小阴唇内侧开始，以后蔓延到外阴部，瘙痒严重时若抓破表皮易成浅表溃疡，有灼痛感。急性期白带不多，以后渐增加，白带呈豆渣样或水样。检查时可见小阴唇两侧黏膜及阴道壁上有乳白色片状伪膜覆盖，擦去后可见黏膜充血、水肿。

辨证分型

肝经湿热型

症见阴部瘙痒，甚则坐卧不安，带下量多色黄如脓，或呈泡沫米泔样，腥臭，胸闷不适，纳谷不香，舌苔黄腻。

肝肾阴虚型

症见阴部干涩，灼热痛痒，兼见带下量少色黄，甚则有血样，时有烘汗出，腰酸耳鸣。舌红少苔，脉细数无力。

宜吃食物

宜吃高蛋白有营养的食物；宜吃维生素和矿物质含量丰富的食物；宜吃高热量易消化的食物。

忌吃食物

忌吃油腻难消化食物；忌吃油炸、熏制、烧烤、生冷、辛辣食物；忌吃高盐、高脂肪食物。

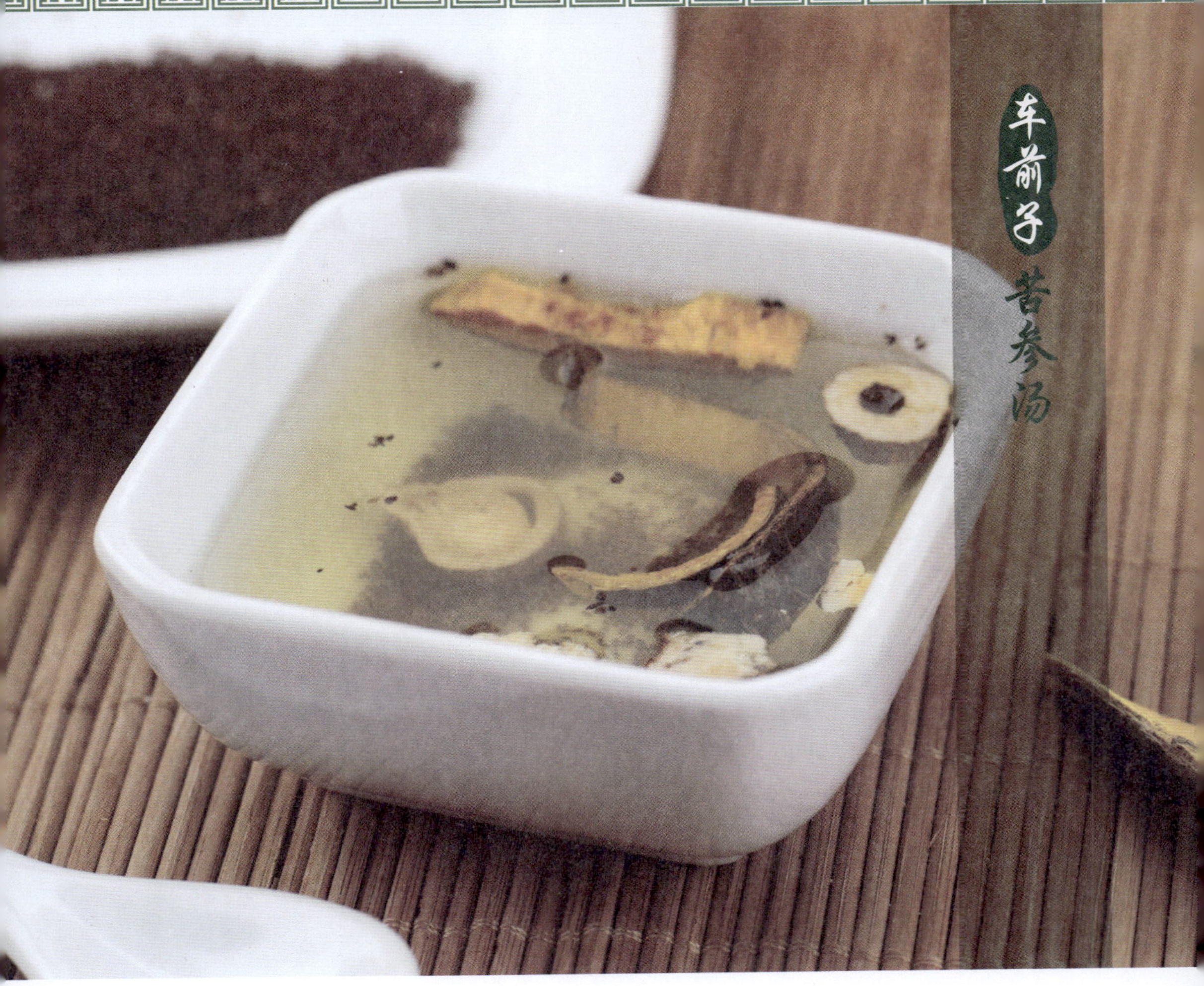

车前子苦参汤

主治肝经湿热型阴道炎。

做法 将车前子、苦参、黄柏加水煎30分钟，去渣，饮汁。

用法 每日1剂，1日2次。也可用来冲洗阴道。

症见 阴部瘙痒，坐卧不安，带下量多，舌苔黄腻。

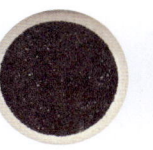 车前子 15克

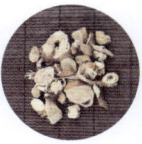 苦参 6克

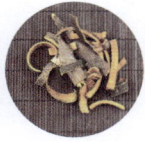 黄柏 6克

苦杏仁糊

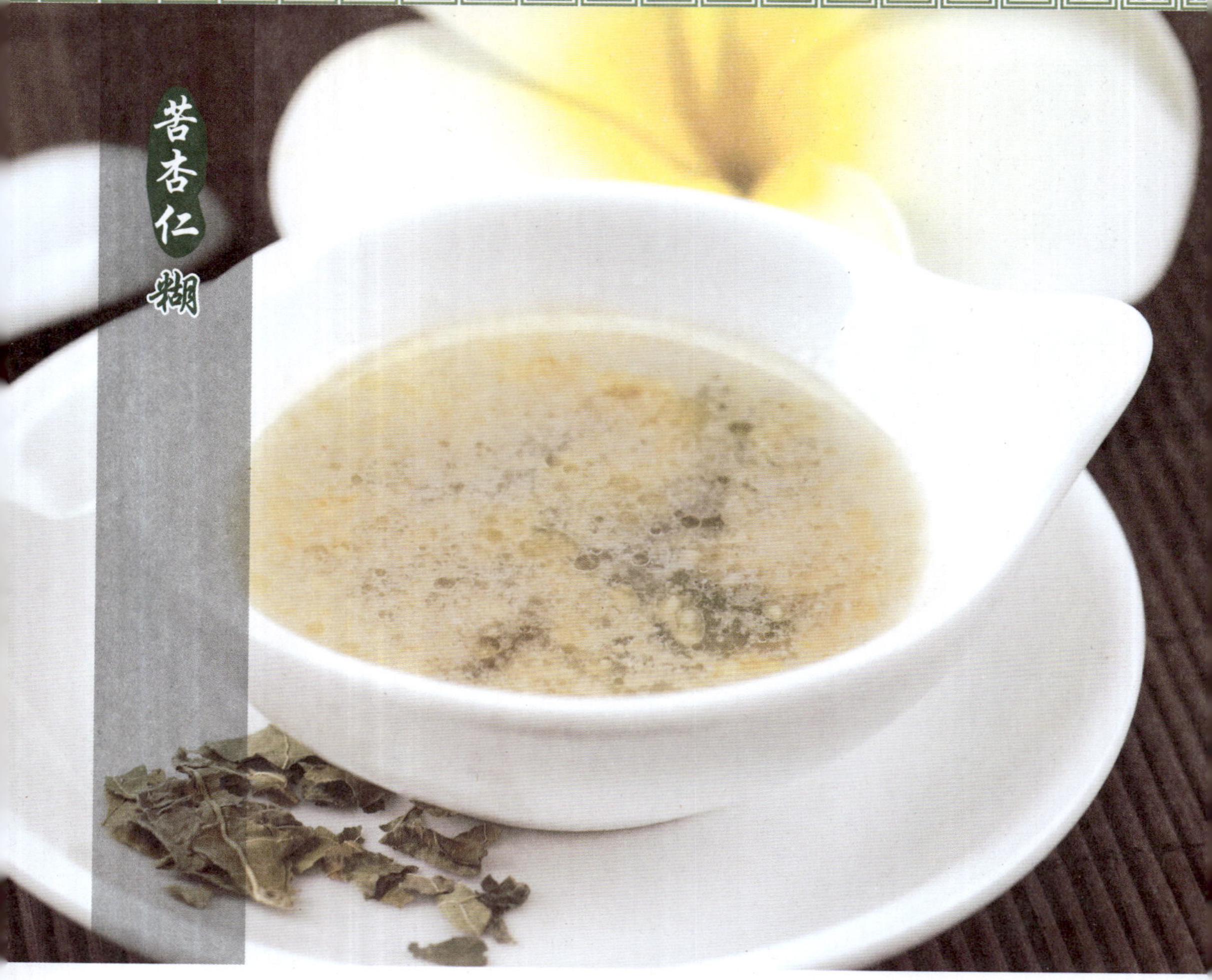

主治肝肾阴虚型阴道炎。

做法
将苦杏仁炒干研成粉末；用麻油调成糊状；桑叶水煎取汁。

用法 先用桑叶水冲洗患处，然后用杏仁油擦拭。

症见 外阴瘙痒较甚，干涩，灼热，舌红少苔。

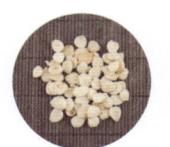
苦杏仁 100 克

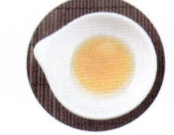
麻油 450 克

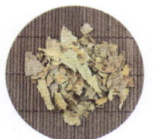
桑叶 150 克

主治热毒型阴道炎。

做法
将紫花地丁、蒲公英、蝉蜕放入砂锅，加水，烧沸转小火煮5分钟，过滤，取药汁，倒入盆内。

用法 冲洗阴部，每日1次，每次30分钟。

症见 阴部干涩，甚则溃疡，灼热痛痒。

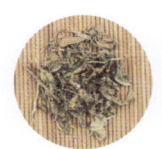 紫花地丁 20克　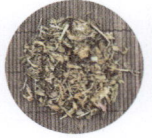 蒲公英 20克　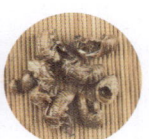 蝉蜕 12克

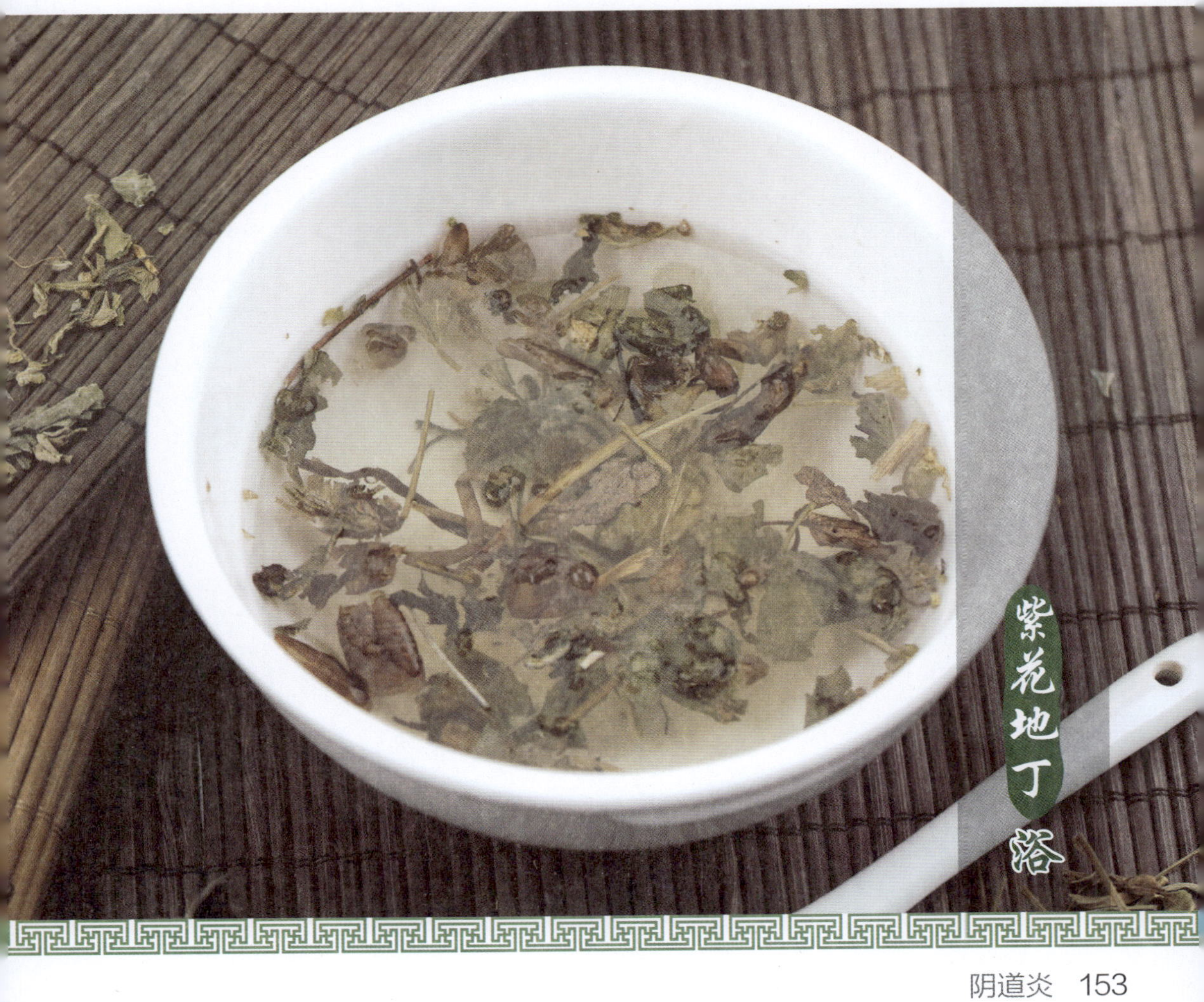

紫花地丁浴

附件炎

附件炎又称输卵管卵巢炎，因其炎症波及输卵管，并继续扩展引起卵巢炎，由于输卵管与卵巢合并发炎，故称为输卵管卵巢炎。本病多发生于生育期年龄，有急慢性之分。中医认为感受邪毒，湿热蕴结，营卫不和，气血凝滞而致发热、腹痛、带下增多等症。现代医学认为本病的发生是月经期、流产后的感染，或输卵管邻近器官炎症病变的波及而引起。

宜吃食物

1. 摄取足够的蛋白质：多吃瘦肉类、蛋、豆腐、黄豆等高蛋白食物，以补充经期所流失的营养素、矿物质，提高免疫功能。

2. 多吃高纤维食物：如蔬菜、水果、全谷类、全麦面、糙米、燕麦等食物。摄入足够的高纤维食物，可促进动情激素分泌，增加血液中镁的含量，可调整月经和镇静神经。这是附件炎的饮食中最为重要的。

3. 食钙质丰富食品：即将面临更年期患附件炎的女性朋友，应多摄取牛奶、小鱼干等。

4. 含铁量多的食物：月经量较多的患附件炎女性朋友，应多摄取菠菜、蜜枣、红菜(汤汁是红色的菜)、葡萄干等含铁量多的食物，以利补血。

主治 健脾益气，祛湿。

做法
将茯苓、车前子包入纱布内制成药包；粳米淘洗干净；药包和粳米放入锅内，加水，熬煮成粥，至熟，加适量红糖调匀即成。

用法 分顿食用。

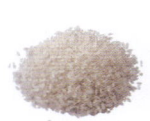 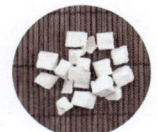
粳米 100克　茯苓 15克

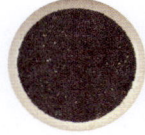 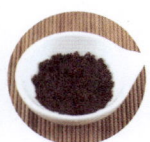
车前子 10克　红糖适量

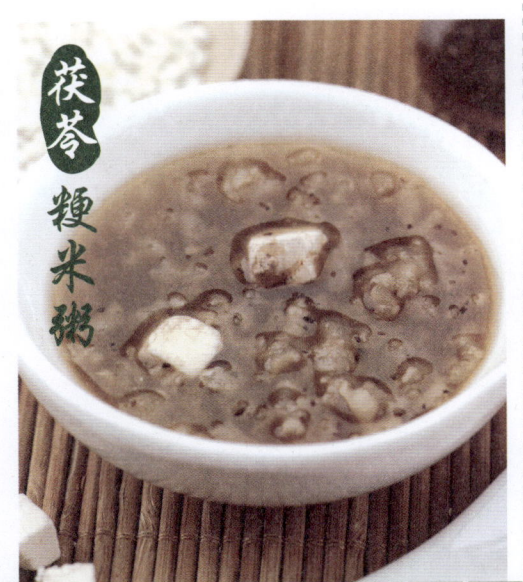
茯苓粳米粥

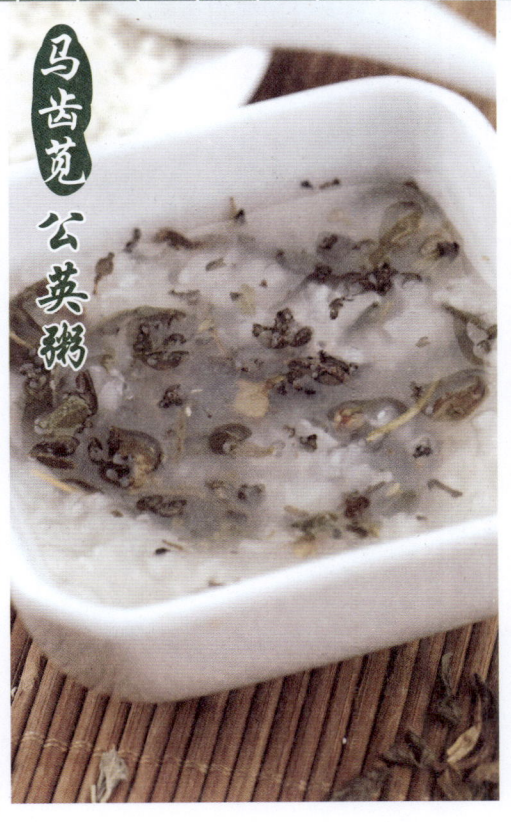
马齿苋公英粥

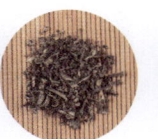 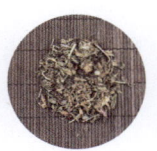 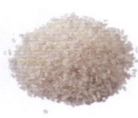
马齿苋 15克　蒲公英 15克　粳米适量

主治 清热解毒。

做法
将马齿苋、蒲公英一起放入锅中，加水，煮沸，过滤，留药汁；粳米淘洗干净，与药汁加适量水熬煮成粥即成。

用法 分顿食用。

生姜艾叶煮鸡蛋

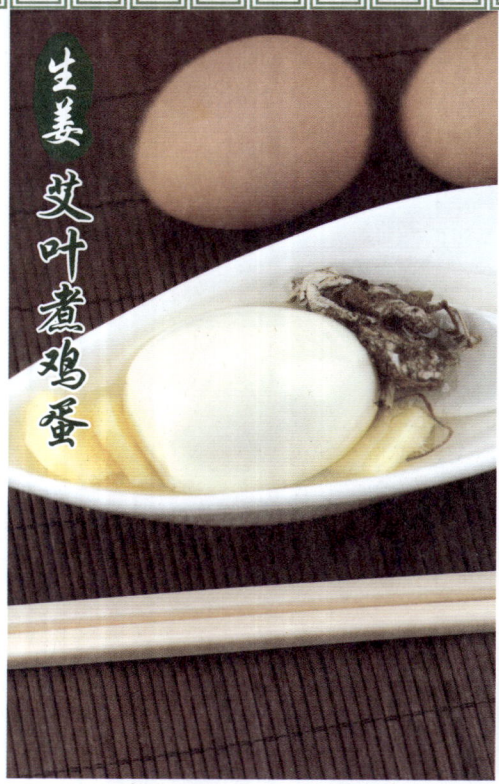

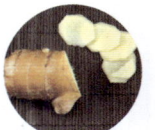
生姜 15克

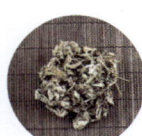
艾叶 10克

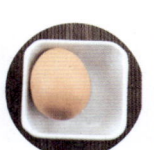
鸡蛋 2枚

主治温经通络，散寒止痛。适用于附件炎、慢性盆腔炎等疾病。

做法
将生姜、艾叶与生鸡蛋一起放入适量清水中煮熟；鸡蛋去壳，再放回汁中煮10分钟即可。

用法 食蛋饮汤。

主治白带多、下腹隐痛。

做法
将薏苡仁洗净后放入锅中加适量清水，置大火上烧沸；再用小火煨熟，加白糖调味即可。

用法 分顿食用。

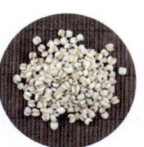
薏苡仁适量

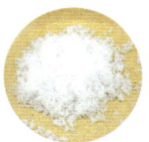
白糖适量

薏仁粥

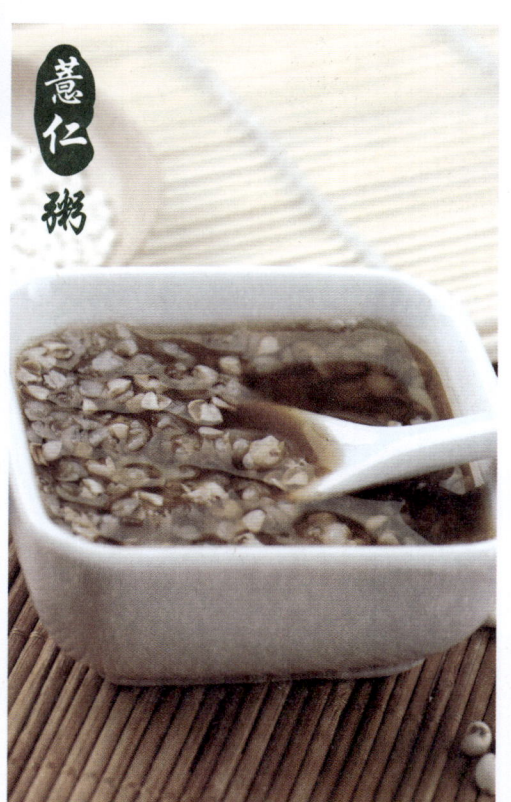

主治带下量多且色黄。

做法
将山楂放入广口瓶中，加白酒浸泡7天即可。

用法
根据自己的酒量饮用，每日2次。

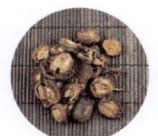
山楂片 200克

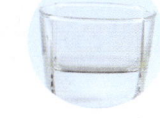
白酒 300毫升

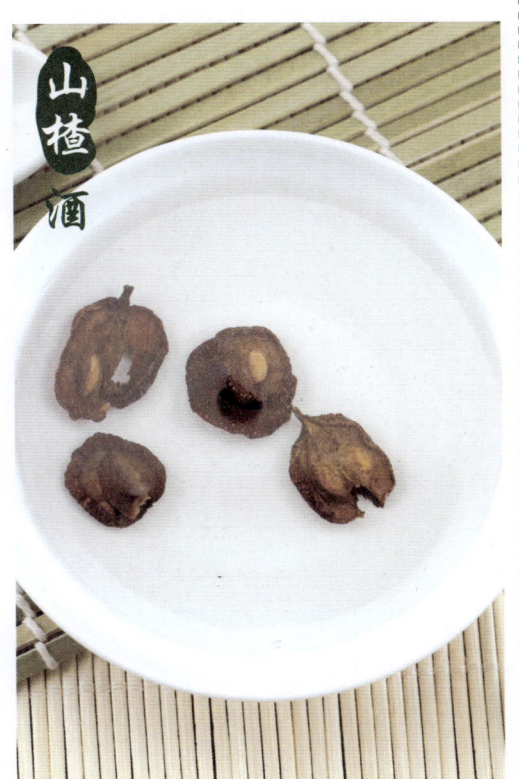
山楂酒

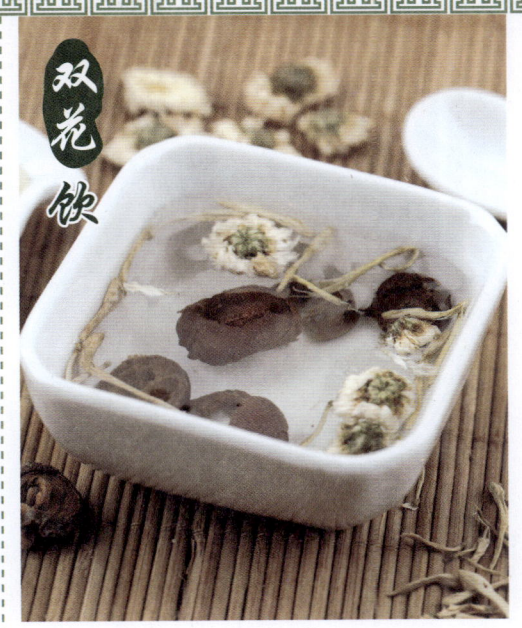
双花饮

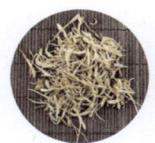
金银花 10克　菊花 10克

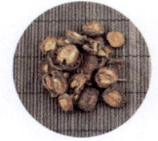
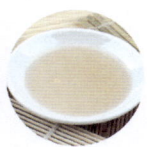
山楂 10克　蜂蜜 15～30克

主治急性盆腔炎引起的附件炎。

做法
将金银花、菊花、山楂一起入锅内，加清水适量，煎取1碗汁；再兑入蜂蜜调匀即可。

用法
慢慢饮用。

宫颈炎

宫颈炎分可分为急性和慢性两种，临床上以慢性宫颈炎多见。宫颈炎主要表现为白带增多，呈黏稠的黏液或脓性黏液，有时可伴有血丝或夹有血丝。相当于中医学的"带下病"范畴。

宫颈炎饮食

宫颈炎吃哪些食物对身体好

1. 感染、溃疡宜吃荠菜、螺蛳、针鱼、泥鳅、鲫鱼、金针菜、油菜、芋艿、绿豆、赤豆、马兰头。

2. 瘙痒宜吃苋菜、白菜、芥菜、芋艿、海带、紫菜、鸡血、蛇肉、穿山甲。

3. 宜多食滋阴养液之品，如菠菜、小白菜、藕、梨、西瓜、香蕉、葡萄、海参、甘蔗、百合等。

4. 宜食凉血解毒食物，如绿豆、粳米、黄瓜、苦瓜、马齿苋、绿茶等。

宫颈炎最好不要吃哪些食物

1. 忌甜腻厚味食物：过于甜腻的食物如糖果、奶油蛋糕、八宝饭、糯米糕团、猪油及肥猪肉、羊脂、蛋黄，这些食物有助湿的作用，会降低治疗效果，使病情迁延难治。

2. 忌饮酒：酒属温热刺激性食物，饮酒后会加重湿热，使病情加重。

3. 忌食辛辣煎炸及温热性食物：辛辣、煎炸食物如辣椒、茴香、花椒、洋葱、芥末、烤鸡、炸猪排等；温热食物如牛肉、羊肉、狗肉等均可助热上火，加重病情。

4. 忌海腥河鲜发物：海鱼、螃蟹、虾、蛤蜊、毛蚶、牡蛎、鲍鱼等水产品均为发物，不利于炎症消退。

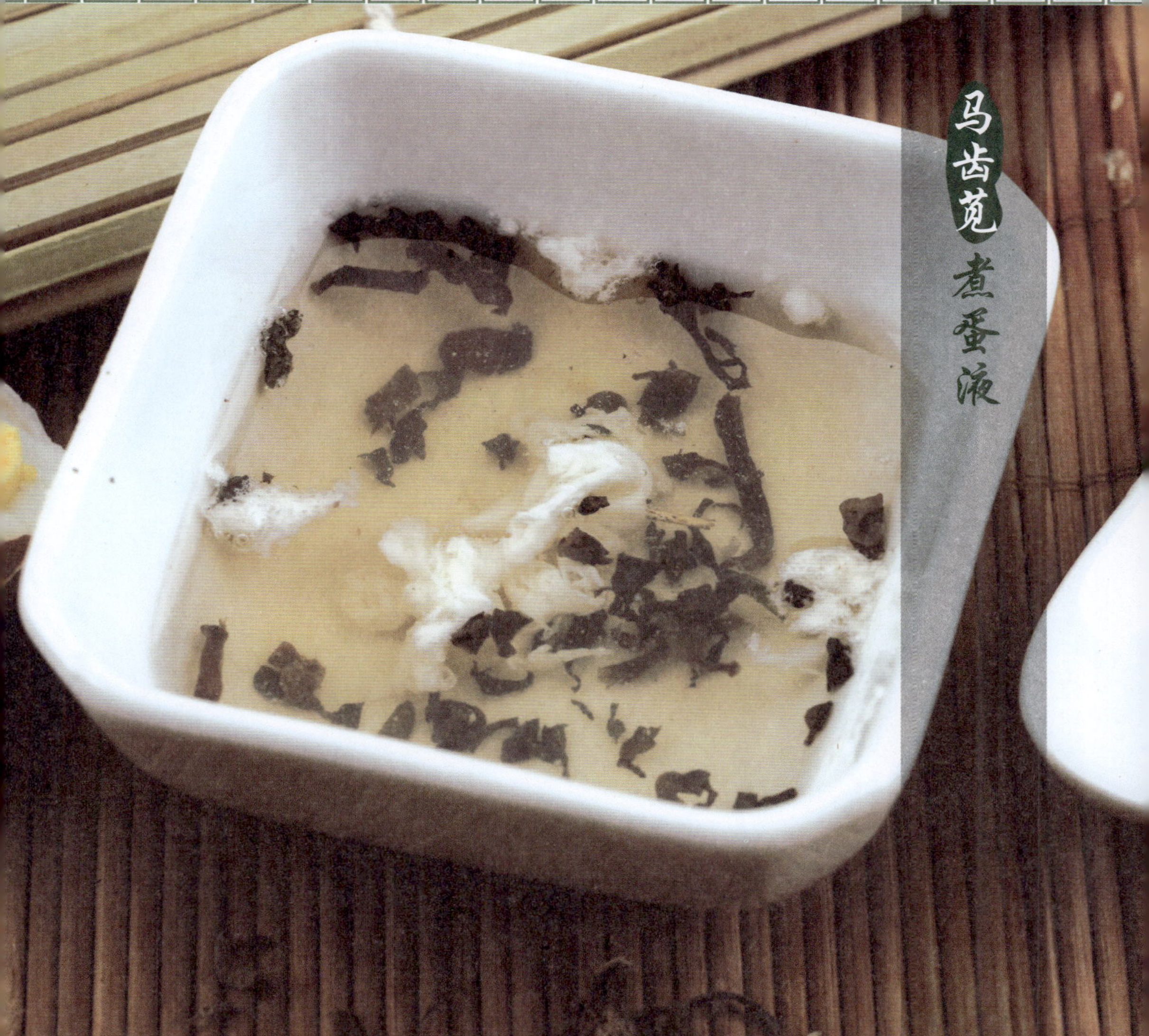

马齿苋煮蛋液

主治湿热蕴盛型宫颈炎。

做法

将马齿苋洗净；与鸡蛋液一起，加适量水炖熟。

用法 温食，每日2次。

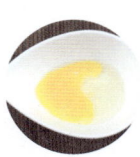
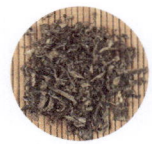

鸡蛋液 3个　　马齿苋 60克

蒸胡椒鸡蛋

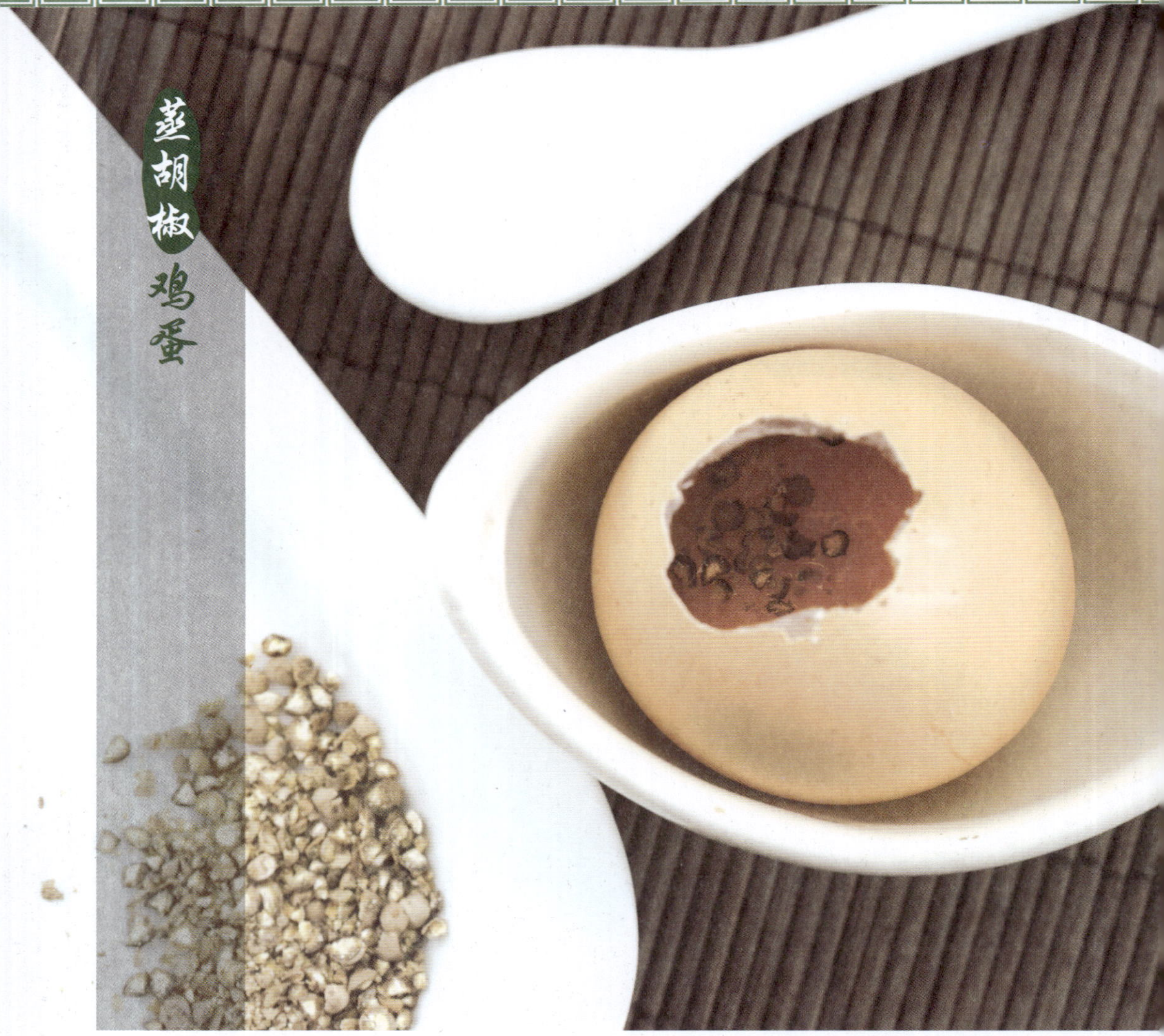

具有温中健脾，化湿止带的作用。适用于慢性宫颈炎。

做法 将胡椒洗净、焙干、研细末；在鲜鸡蛋上开一小孔，将胡椒末放入蛋内；再用纸封住小孔，小火隔水蒸熟即可。

用法 去壳食鸡蛋。

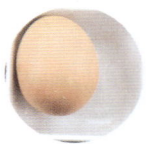
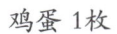
鸡蛋 1 枚

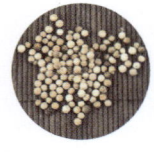
白胡椒 10 粒

具有健脾利水，祛湿止带的作用。适用于脾虚湿胜型慢性宫颈炎。

做法

将鲫鱼去鳞及内脏，洗净；将生姜洗净，切片；薏苡仁炒黄，与鱼、姜一起入锅，加适量清水，大火煮沸后改小火煨约2小时，调味即可。

用法 佐餐食之。

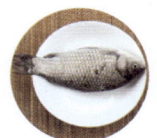

鲫鱼1条（约300克）

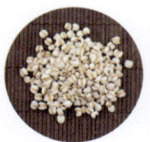 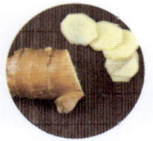

薏苡仁30克　生姜16克

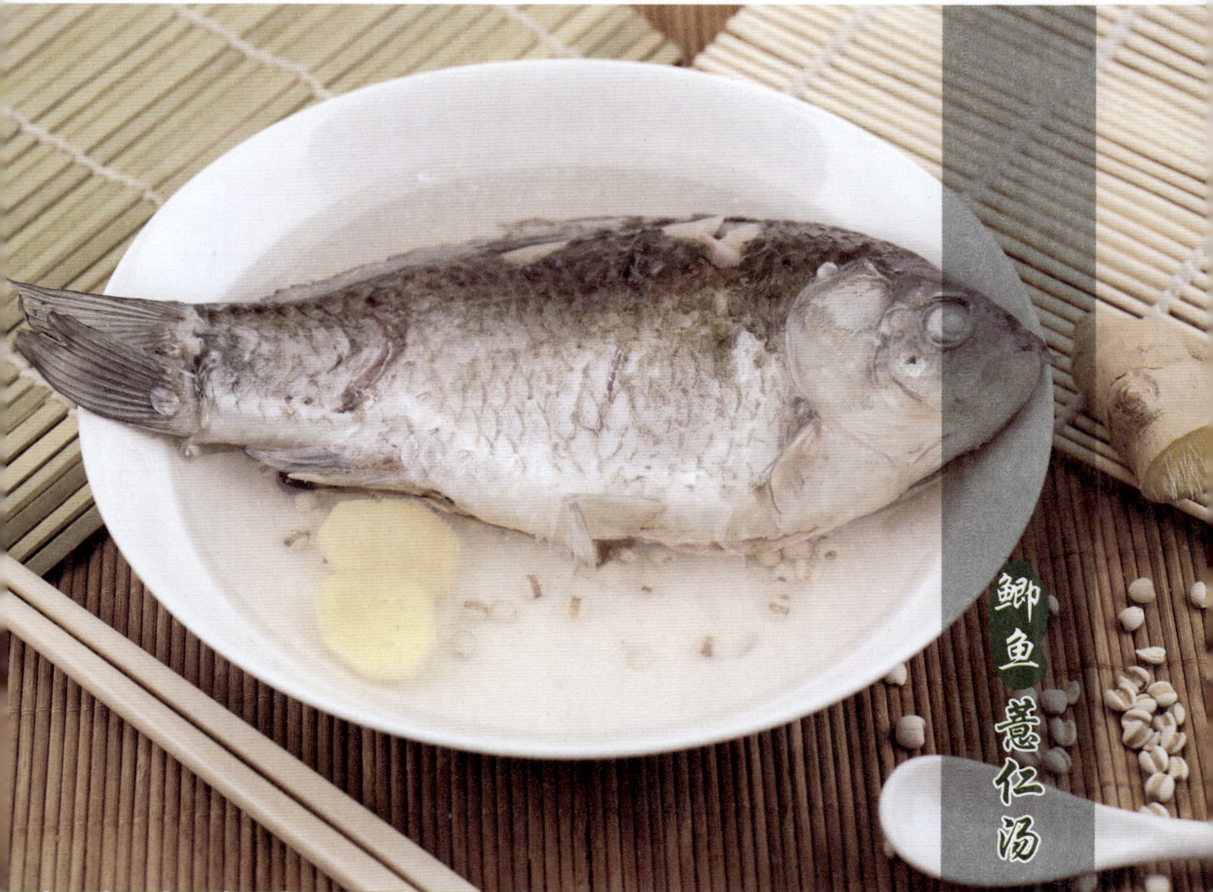

宫颈糜烂

宫颈糜烂是一种常见的慢性子宫颈病变，多见于经产妇，分娩、流产或手术后发生。

宫颈糜烂日常护理

1. 注意各关键时期的卫生保健：因为很多女性非常容易感染此病，所以一定要注意卫生保健，尤其是经期、妊娠期及产后期。

2. 保持外阴清洁：保持外阴清洁是非常必要的，而且应定期去医院做检查，做到早发现、早治疗，同时避免不洁性交。

宫颈糜烂日常饮食

1. 忌吃辣：辛辣温热、刺激性强的食品，会加重盆腔充血、炎症，或造成子宫肌肉过度收缩，而使症状加重。所以像辣椒、胡椒、大蒜、葱、姜、韭菜、鸡汤、榴梿及辛辣调味品等，应该尽量少吃或不吃。

2. 禁食桂圆、红枣、阿胶、蜂王浆等热性、凝血性和含激素成分的食品。

3. 多食瘦肉、鸡肉、鸡蛋、鹌鹑蛋、草鱼、甲鱼、白鱼、白菜、芦笋、芹菜、菠菜、黄瓜、冬瓜、香菇、豆腐、水果等。

> 主治宫颈糜烂。

做法
将下图中药材共研细末，装瓶备用。

用法 先用1%绵茵陈煎剂冲洗阴道并拭干，再将黄柏蒲黄五倍散喷洒于子宫口糜烂处，以遮盖糜烂面为度（如果阴道松弛者可放入塞子，保留24小时，自行取出）。隔日冲洗、喷药1次，10次为1个疗程，治疗期间禁止性生活。

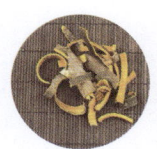 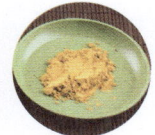

黄柏 7.5克　　蒲黄 3克

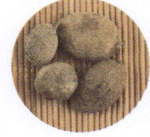 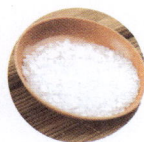

五倍子 7.5克　　冰片 1.5克

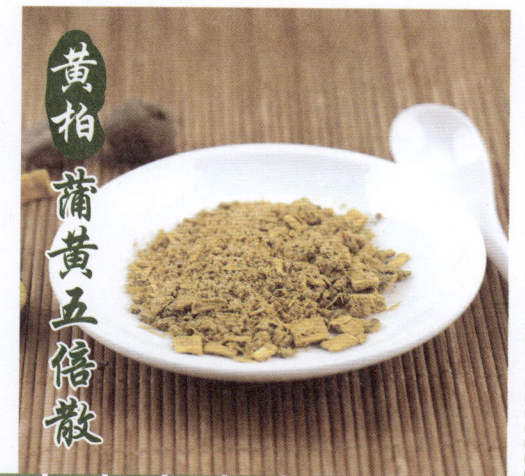

黄柏蒲黄五倍散

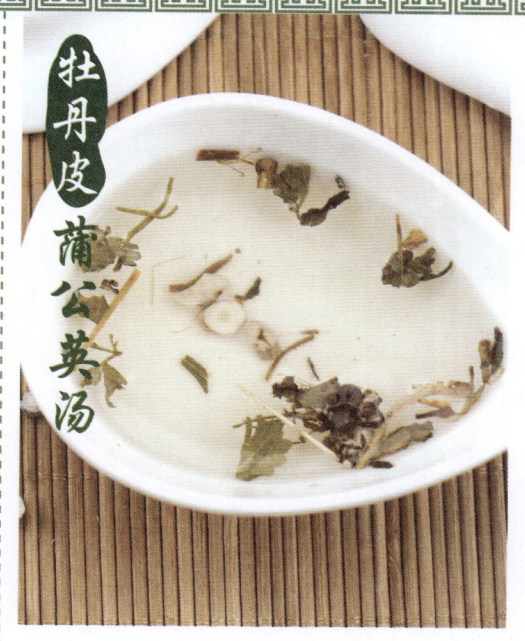

牡丹皮蒲公英汤

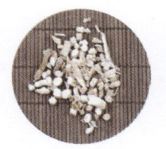 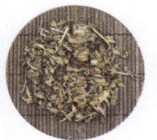

牡丹皮 1000克　　蒲公英 500克

> 主治宫颈糜烂。

做法
将上图药材药加水没过药面煮沸45分钟，倾出煎液；再另加水没过药面复煎，煮沸1小时；然后将两次煎液浓缩成1500毫升，分装小瓶备用。

用法 先用窥阴器扩张阴道，干棉球拭净宫颈黏液后，将棉球在上述药液中浸湿，贴覆于宫颈糜烂面。每日1次，10次为1个疗程。

外阴炎

外阴部皮肤或黏膜发炎时统称外阴炎，它可分为急性和慢性感染两种：急性期表现为外阴肿胀、充血，继之糜烂及溃疡形成，伴有外阴痒痛灼热感，排尿时疼痛加重；慢性期表现为外阴皮肤增厚，粗糙或有皲裂、瘙痒。本病中医学属"带下""阴痒""阴疮"等范畴。

忌吃食物

1. 禁食发物。如鱼类、虾、蟹、鸡头、猪头肉、鹅肉、鸡翅、鸡爪等，食后会加重阴部的瘙痒和炎症。
2. 尽量少吃刺激性食物。例如：洋葱、胡椒、辣椒、花椒、芥菜、茴香等。
3. 忌烟忌酒。烟酒刺激性很强，会加重炎症。

日常护理

本病易于传播，治愈后也易复发，必须重视预防。
1. 加强卫生宣教，注意个人卫生。
2. 公共浴室应设淋浴，浴盆、浴垫等用具要消毒，公共厕所以蹲式为宜，严格管理好游泳池，有滴虫者必须治愈后方能入池。
3. 患者家属也应做检查，发现有滴虫者，应及时治疗。
4. 妇科检查用具应严格消毒，避免交叉感染。

> 主治肝经湿热型外阴炎。

做法
将白菜根茎洗净切片，绿豆芽洗净，一同放入锅内；加水适量，煎煮15分钟，去渣取汁。

用法 不拘时间，代茶频饮。

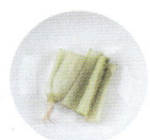 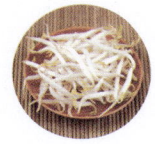

白菜根茎 1棵　　绿豆芽 30克

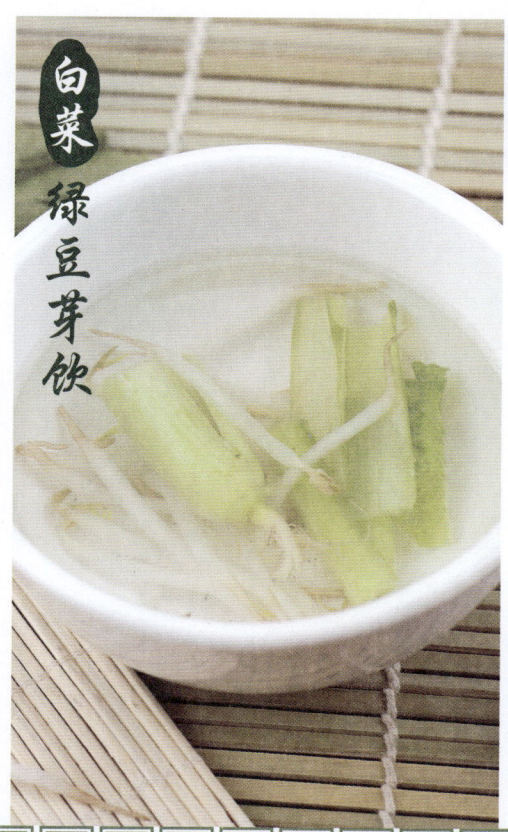

丝瓜饮

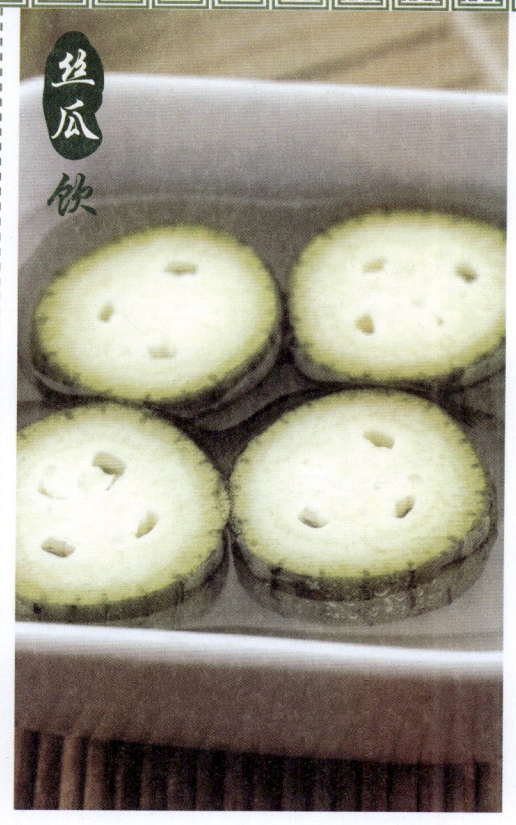

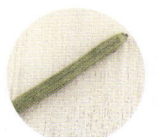 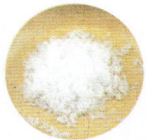

老丝瓜 1段　　白糖少许

> 主治肝经湿热型外阴炎。

做法
将老丝瓜洗净切片，放入锅内；加水适量，煎煮5分钟；去渣取汁，调入白糖。

用法 代茶频饮。

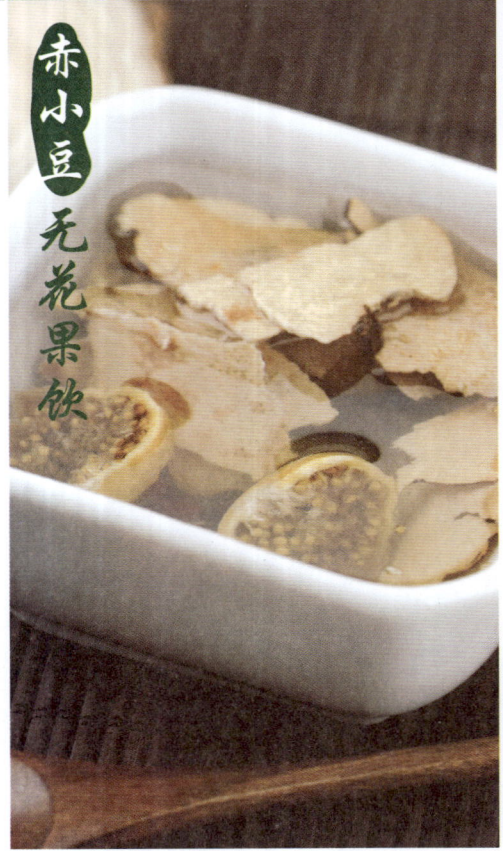

赤小豆无花果饮

> 主治阴虚内热型外阴炎。

做法 粳米淘洗净，和茱萸一起入锅，加水适量，共煮成粥。

用法 可常服。

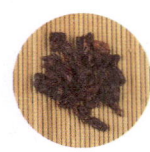
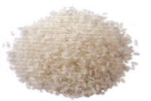

茱萸 20克　　粳米 100克

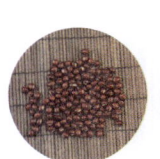 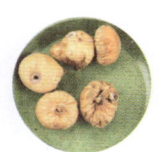 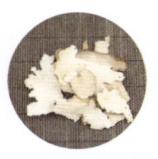

赤小豆 50克　无花果 50克　土茯苓 50克

> 主治阴虚内热型外阴炎。

做法 将赤小豆、无花果、土茯苓放入锅内，加水适量，煎煮15分钟，去渣取汁。

用法 每日分2次服。

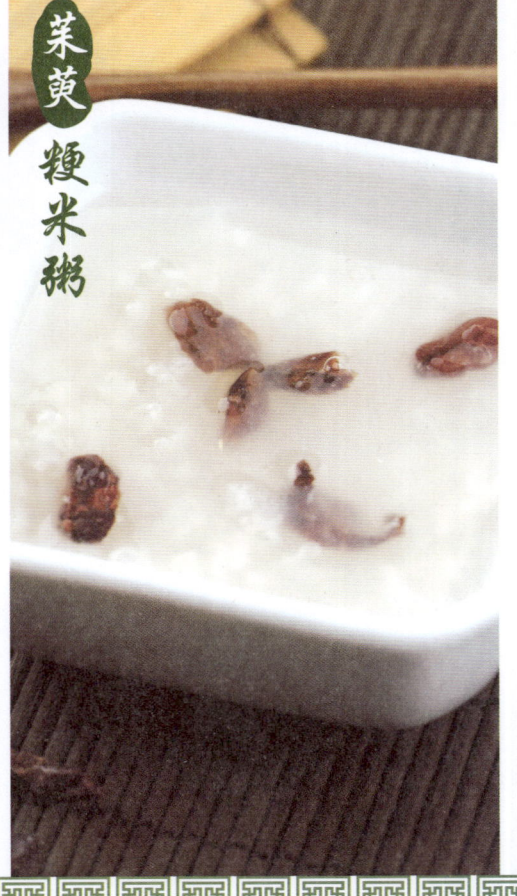

茱萸粳米粥

具有健脾祛湿的作用，主治外阴炎引起的外阴肿痛。

做法

先将猪小肠洗净，然后将浸过的莲子、枸杞子和打散的鸡蛋混合后放入猪肠内，两端用线扎紧，加适量水炖煮，待猪肠煮熟后切片食用。

用法 每日分3次食用。

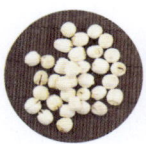 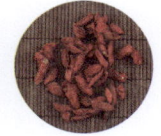

莲子 50克　　枸杞子 50克

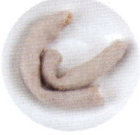 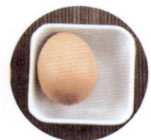

猪小肠两段　　鸡蛋两枚

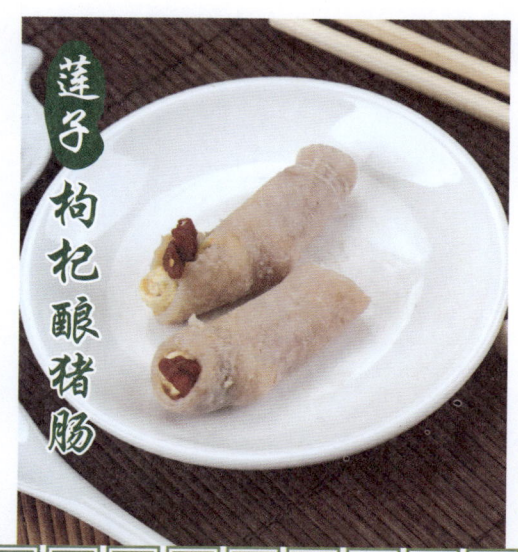

莲子枸杞酿猪肠

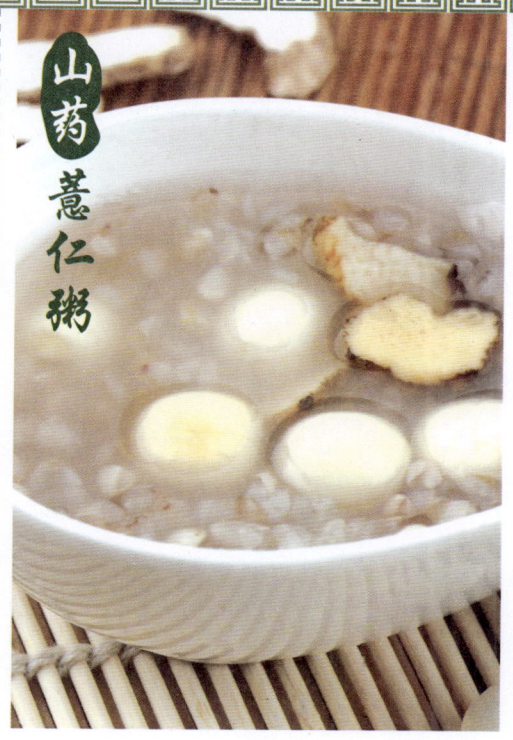

山药薏仁粥

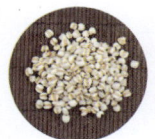 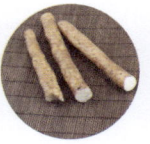 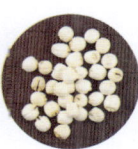

薏苡仁 30克　　山药 30克　　莲子 30克

具有健脾祛湿的作用。主治外阴炎引起的外阴肿痛。

做法

将薏苡仁、山药、莲子分别洗净，一起放入锅内，加水适量，先用大火煮沸后，改小火煮1小时，成粥后即可调味食用。

用法 每日1次，连服7天。

外阴瘙痒

外阴瘙痒是由多种原因引起的一种症状，是妇科疾病中较常见的症状之一，也可发生于外阴完全正常者，一般多见于中年妇女。当瘙痒加重时，患者多坐卧不安，以致影响生活和工作。

忌吃食物

1. 禁食发物。如鱼类、虾、蟹、鸡头、猪头肉、鹅肉、鸡翅、鸡爪等，食后会加重阴部的瘙痒和炎症。
2. 尽量少吃刺激性食物。例如：洋葱、胡椒、辣椒、花椒、芥菜、茴香等。
3. 避免吃油炸、油腻的食物。如油条、奶油、黄油、巧克力等，这些食物有助湿增热的作用，会增加白带的分泌量。
4. 戒烟戒酒。烟酒刺激性很强，会加重炎症。

日常护理

1. 注意经期卫生，保持外阴清洁干燥，切忌搔抓。
2. 不要用热水洗烫，忌用肥皂。有感染时用高锰酸钾液坐浴，但严禁局部擦洗。
3. 衣着特别是内裤要宽松透气。忌酒及辛辣或过敏食物。

猪肉拌双丝

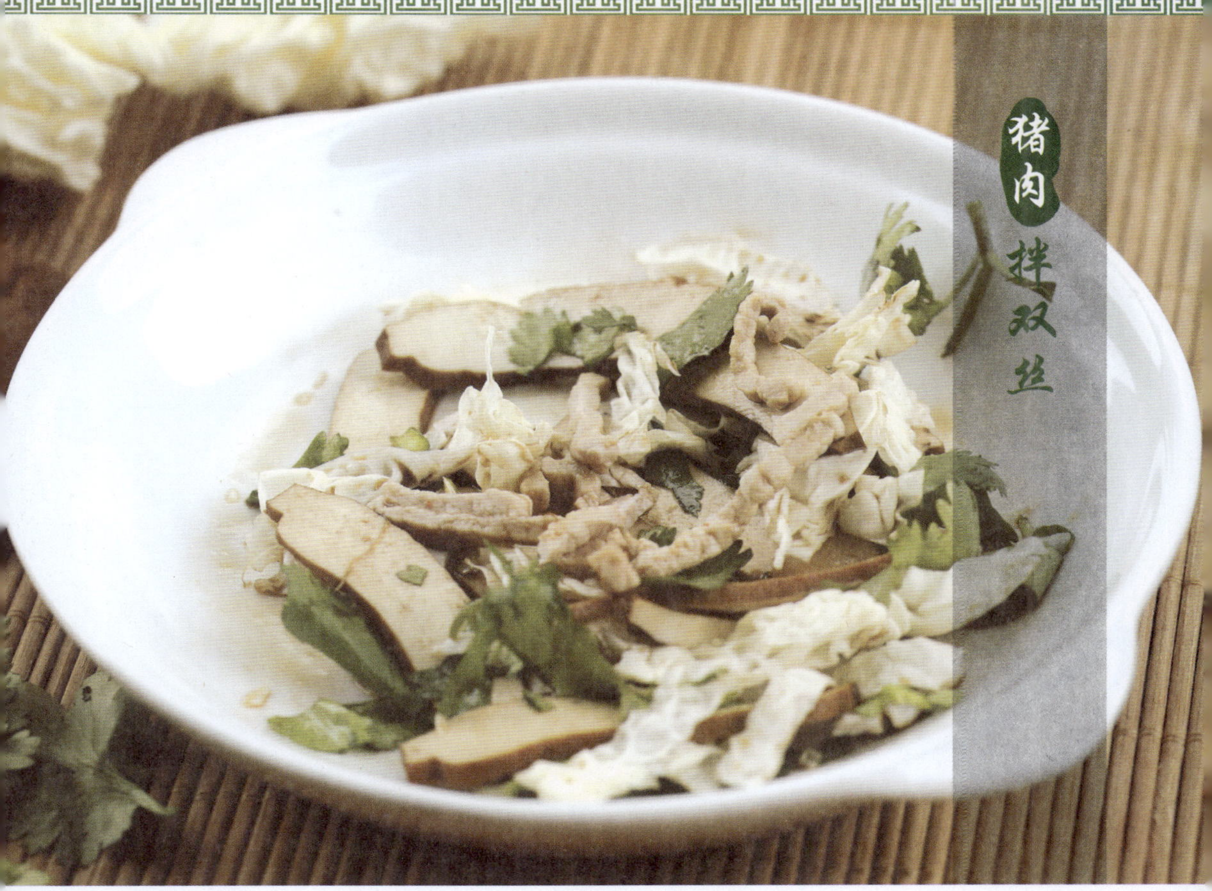

具有清凉去火的作用。适用于外阴瘙痒。

做法
将猪瘦肉、豆腐干切丝，用开水焯透捞起，沥干；白菜切丝放入盘内，再依次放入豆腐干丝、猪瘦肉丝、香菜，加调料拌匀即可。

用法 佐餐食用。

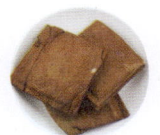 豆腐干 100克

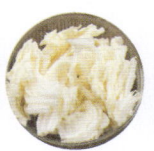 白菜 100克

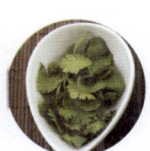 香菜 10克

 盐适量

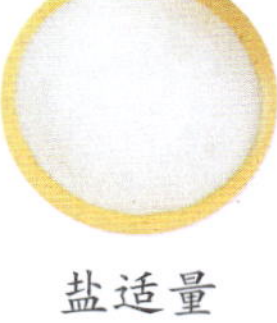

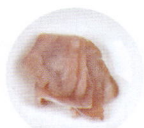 猪瘦肉 100克

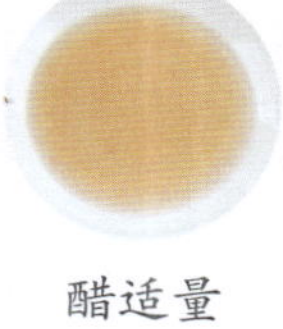

 醋适量

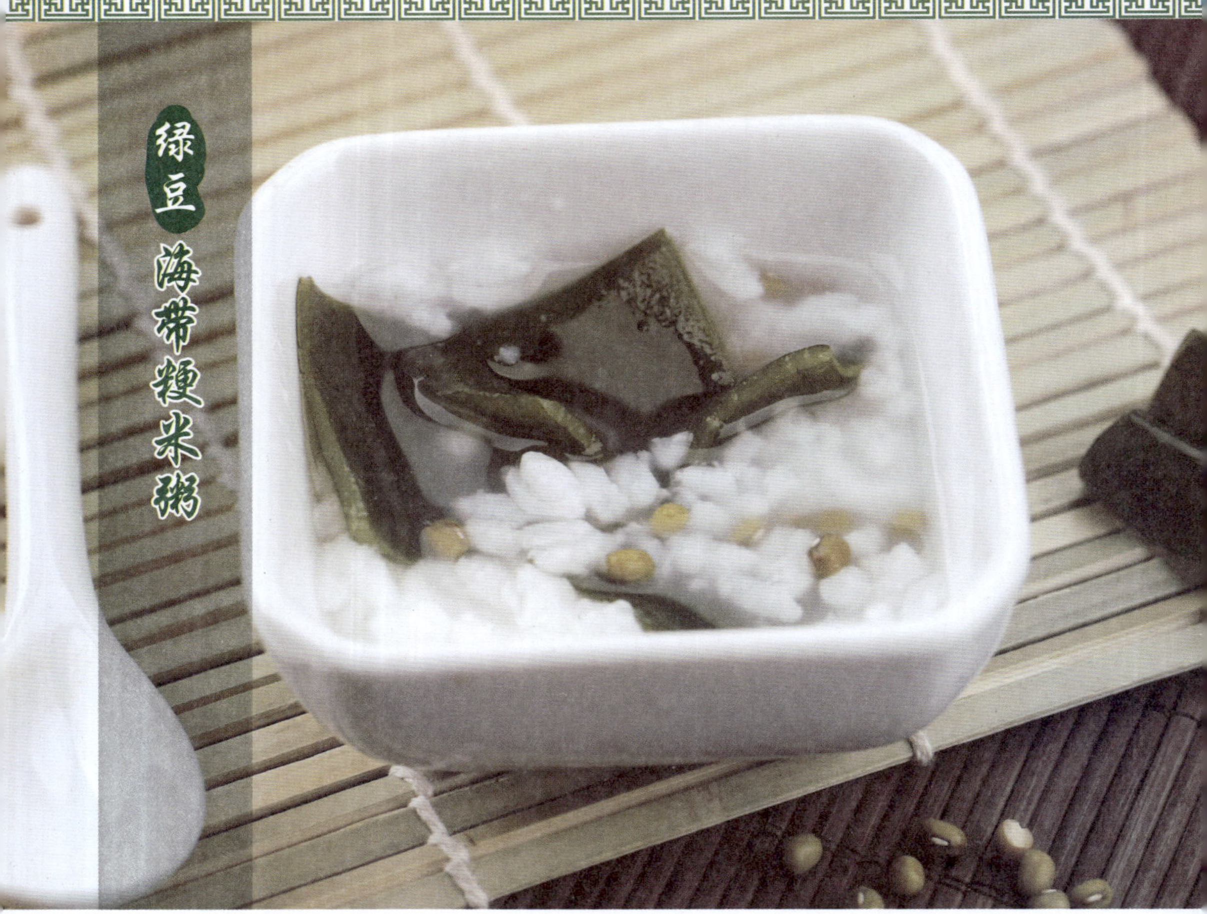

绿豆海带粳米粥

具有清热解毒，利水泄热的作用。适用于阴部瘙痒。

做法

先将海带洗净切碎；绿豆浸泡半天；粳米淘洗干净，共煮为粥。将熟时加入白糖调味即成。

用法 每日早晚服用，宜连续食用7~10天。

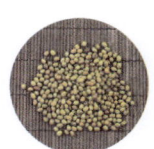
绿豆 30克

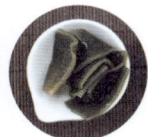
海带 30克

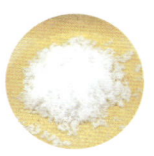
白糖适量

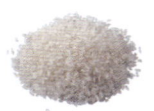
粳米 100克

主治外阴瘙痒。

做法
莲子先去皮、去心，薏苡仁共洗净，蚌肉切薄片，共置锅内，加水750毫升，小火煮1小时，即可服用。

用法
治疗期间，饮食中应注意避免葱、姜、蒜、椒等刺激性食物，以防加重瘙痒。一般7～10次即可见效。

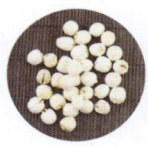
莲子 60克

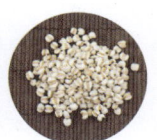
薏苡仁 60克

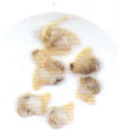
蚌肉 120克

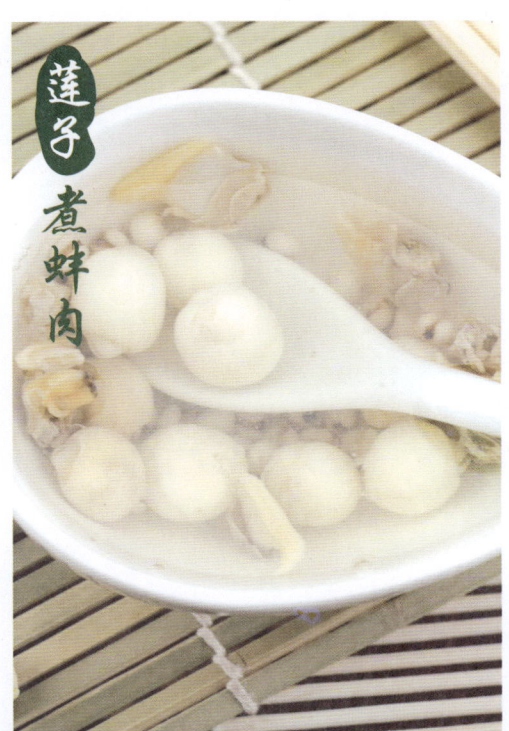
莲子煮蚌肉

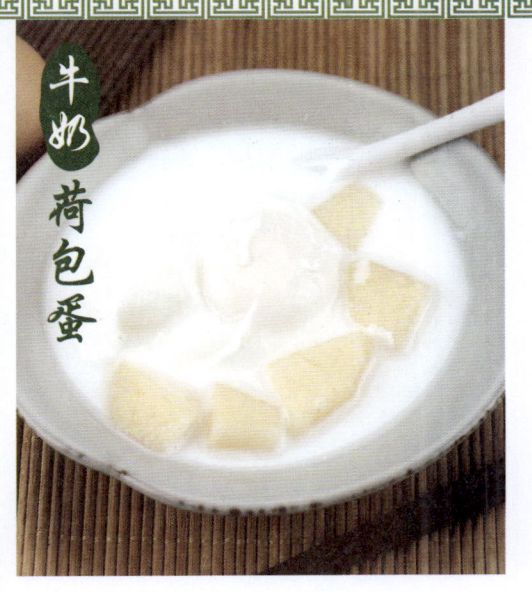
牛奶荷包蛋

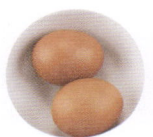
鸡蛋 2枚

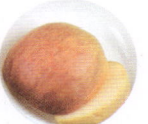
苹果半个

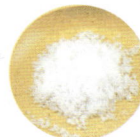
白糖 20克

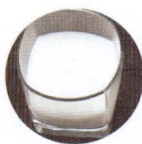
牛奶 150毫升

主治对防治外阴瘙痒有益。

做法
将鸡蛋磕入沸水锅内煮成荷包蛋，捞出放置碗内；将苹果去皮、去核，切成小丁，与白糖、牛奶一起放入锅中煮沸，倒入盛有荷包蛋的碗中即成。

用法
每日早晚各1次。

慢性盆腔炎

慢性盆腔炎是指妇女的内生殖器及其周围的结缔组织、盆腔腹膜发生的慢性炎症。一般为急性盆腔炎未能彻底治愈，或因体质较差、抵抗力低下、病程缠绵或反复感染所致。但相当多的患者无急性盆腔炎的病史，而常有流产、分娩、宫腔内不洁操作，或经期、产褥期性交史。本病是导致不孕的常见原因之一。在中医学中，盆腔炎为"热疝""带下"等病症范畴。

办公一族应警惕慢性盆腔炎来扰

如今的办公族们在座位上坐着的时间非常长，缺乏必要的运动，而这往往成为慢性盆腔炎来扰的根源。缺乏运动锻炼，尤其是缺乏下腹部的运动锻炼，已经成为都市职业女性最常见的现象，运动的缺失会导致盆腔的血液回流不畅，逐渐出现慢性盆腔充血，从而导致慢性盆腔炎的发生。

因此，建议都市办公族们应合理安排生活，为健身留出一定的时间，多运动不仅能够防止慢性盆腔炎的发生，其实许多妇科疾病的发生都与缺少运动有关。俗话说，生命在于运动，当然健康也离不开运动。

日常护理

1. 女性应保持会阴部清洁、干燥，每晚用清水清洗外阴，专人专盆专用。如无外阴阴道的炎症，忌用各种消毒剂、清洁剂清洗外阴。应选择棉质、宽松的内裤，紧身内裤不宜长久穿着。

2. 女性朋友应注意，如有外阴部不适、白带异常，应及时就诊，遵医嘱治疗。既不要精神紧张，如临大敌，也不要掉以轻心，忽视不治。下腹部的疼痛、坠胀、沉重感有可能是慢性盆腔炎的征兆，应及早进行必要的检查。

> 具有理气，利湿，止痛的作用。

做法
荔枝核敲碎后放入砂锅，加水浸泡片刻，煎煮30分钟，去渣取汁，趁温热调入蜂蜜，拌和均匀，即可。

用法 早晚2次分服。

症见 适用于各类慢性盆腔炎，下腹及小腹两侧疼痛，不舒，心情抑郁，带下量多。

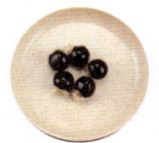 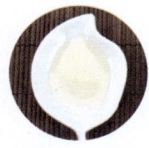

荔枝核 30克　　蜂蜜 20毫升

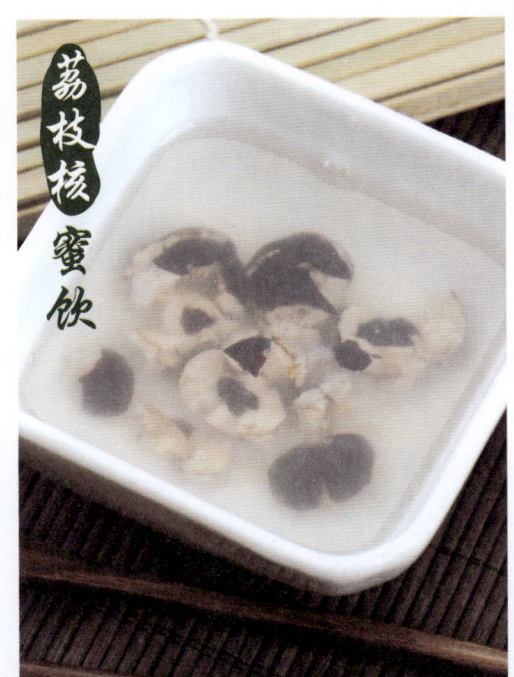

荔枝核蜜饮

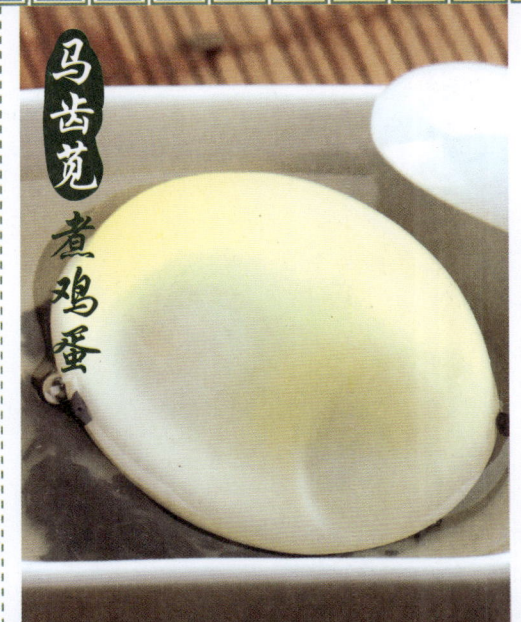

马齿苋煮鸡蛋

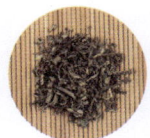 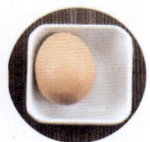

马齿苋 60克　　鸡蛋 1枚

> **主治慢性盆腔炎。**

做法
先将马齿苋洗净，捣烂取汁；再将鸡蛋去壳，加适量水，煮熟，加入马齿苋汁即成。

用法 每日1次，每次食1蛋。

枸杞当归猪肉汤

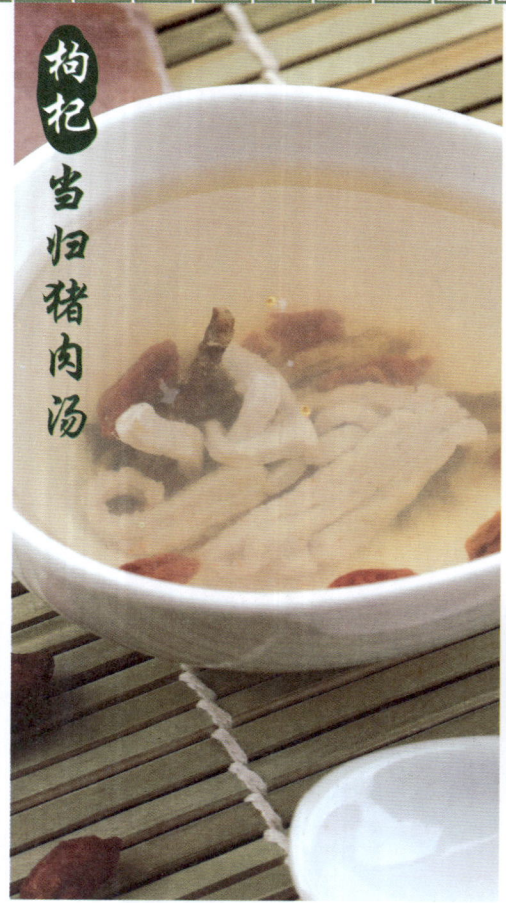

主治慢性盆腔炎。

做法
枸杞子、当归与猪肉煮汤，调味即成。
用法 吃肉饮汤。

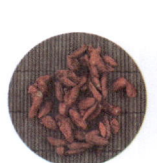

枸杞子 20克　当归 20克　瘦猪肉适量

核桃仁栗子饮

主治慢性盆腔炎。

做法
将栗子炒熟，去壳，与核桃仁一起捣成泥，加入白糖拌匀，用沸水冲调。
用法 日常食用。

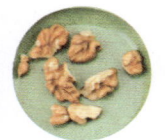 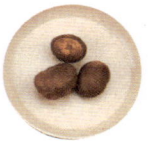 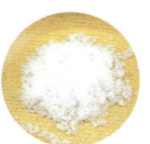

核桃仁 30克　　栗子 30克　　白糖适量

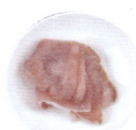

主治慢性盆腔炎。

做法
先把冬瓜子和槐花加水煎汤，去渣后与淘洗干净的薏苡仁和粳米一同煮成粥，食用。

用法 每日1次。连服7～8剂。

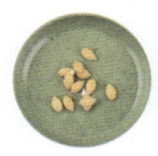
冬瓜子 20克

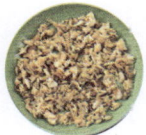
槐花 9克

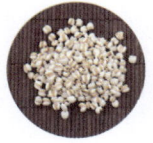
薏苡仁 30克

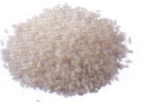
粳米 60克

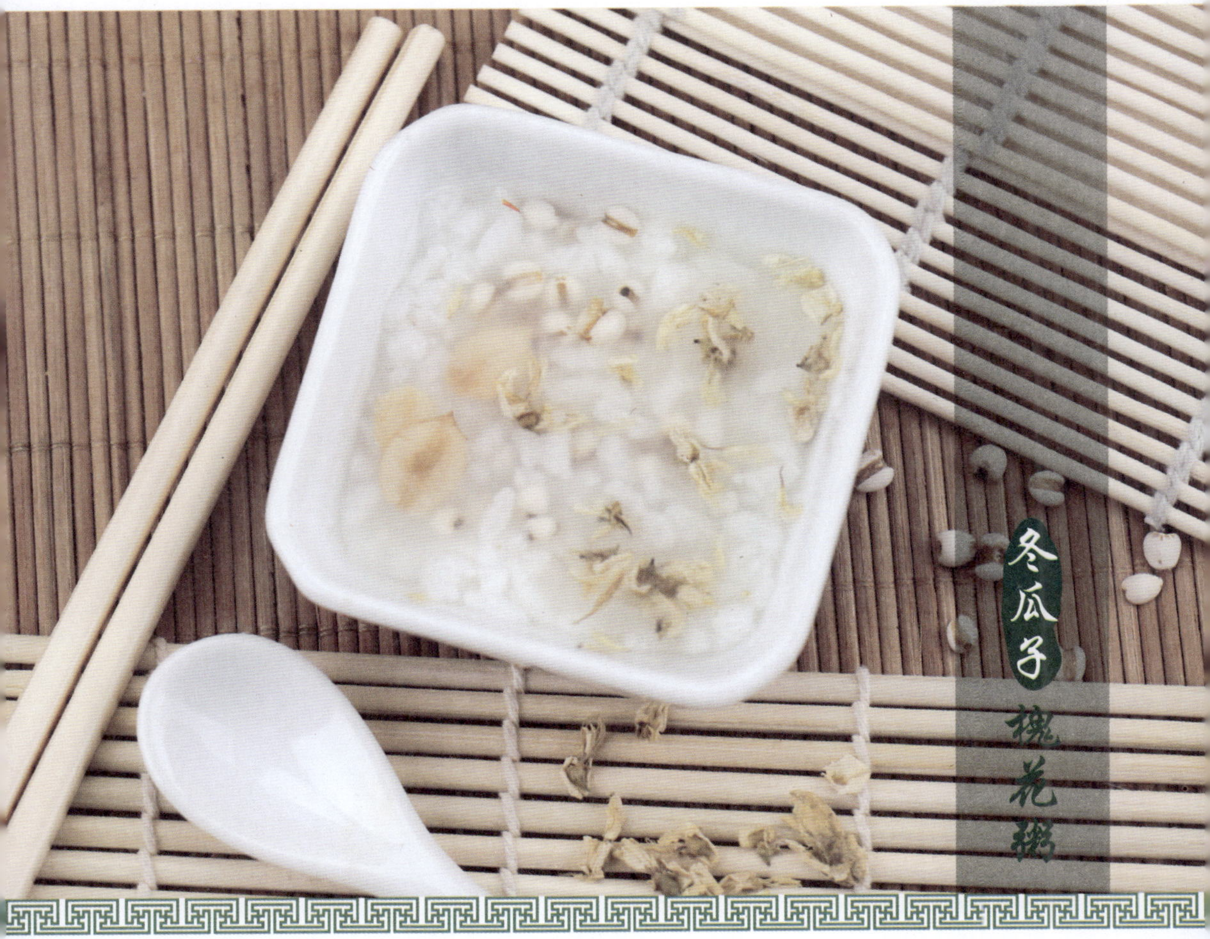

功能性子宫出血

功能性子宫出血是指异常的子宫出血，经诊查后未发现有全身及生殖器官器质性病变，而是由于神经内分泌系统功能失调所致。其症状为月经周期不规律、经量过多、经期延长或不规则出血，是一种常见的妇科疾病，简称功血。属中医学"崩漏""崩中"范畴。西医学认为功能性子宫出血可分为无排卵型功血和排卵型功血两类。

日常保健

1. 保持规律的生活节奏，做到有张有弛，避免过度劳累。

2. 注意情绪调节，避免过度紧张与精神刺激。特别是青春期少女，父母们不仅要关注女孩的学习状况与膳食状况，还要重视女孩儿的情绪变化，与其多沟通，了解其内心世界变化，帮助其释放不良情绪，以使其保持相对稳定的精神心理状态，避免情绪的大起大落。

3. 注意经期卫生，每日要清洗会阴部1～2次，并勤换卫生巾及内裤。

4. 注意随着天气变化增减衣服、被褥，避免过冷或过热引起机体内分泌紊乱而致经期延长，出血增多。

饮食宜忌

1. 宜清淡饮食，宜多食富含维生素C的新鲜瓜果、蔬菜。如菠菜、油菜、甘蓝、西红柿、胡萝卜、苹果、梨、香蕉、橘子、山楂、鲜枣等。这些食物不仅含有丰富的铁和铜，还含有叶酸、维生素C及胡萝卜素等，对治疗功能性子宫出血和辅助止血有较好的作用。

2. 避免暴饮暴食，以免损伤脾胃；忌食刺激性食品，如辣椒、胡椒、花椒、肉桂、丁香、葱、蒜、姜、酒等。经期禁忌的食品有雪梨、香蕉、马蹄、石耳、石花、地耳等寒凉食品。

3. 经量过多，经期延长，会引起贫血，故应注意补充蛋白质和富铁食物。

> 主治功能性子宫出血。

做法

先将黑木耳加水煮15分钟,再加入红糖拌匀,即可食用。

用法 1次服完,连服7天为1个疗程。

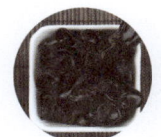
黑木耳 120克(水发)

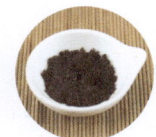
红糖 60克

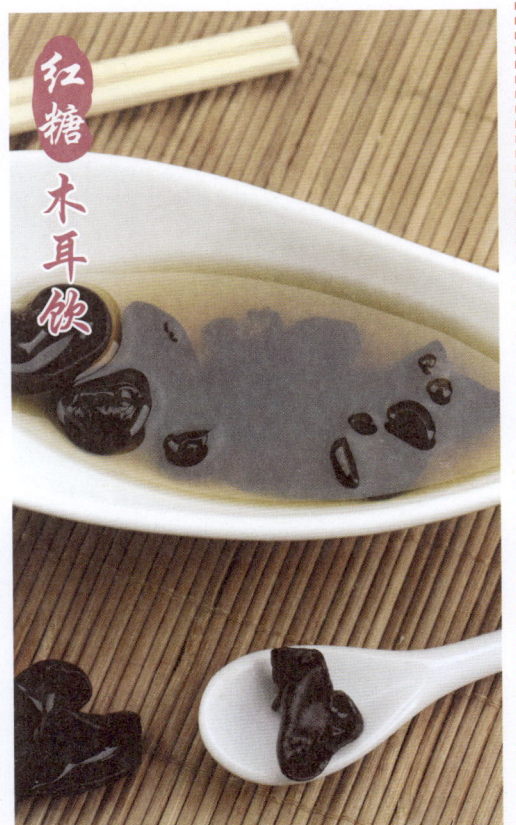

红糖木耳饮

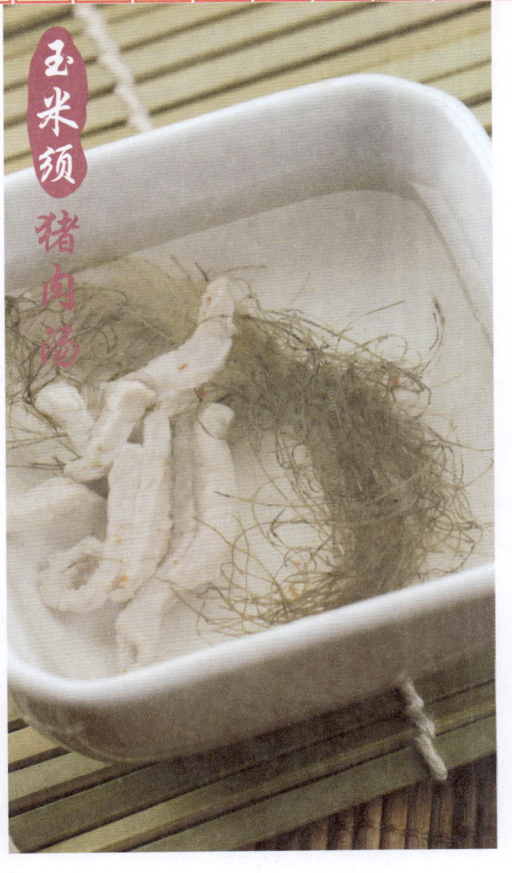

玉米须猪肉汤

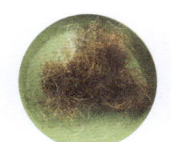
玉米须 15～30克

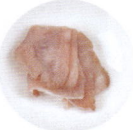
猪肉 250克

> 主治功能性子宫出血。

做法

猪肉切丝,与玉米须一起加水煮,待肉熟后食肉喝汤。

用法 每日1剂。

猪皮胶冻

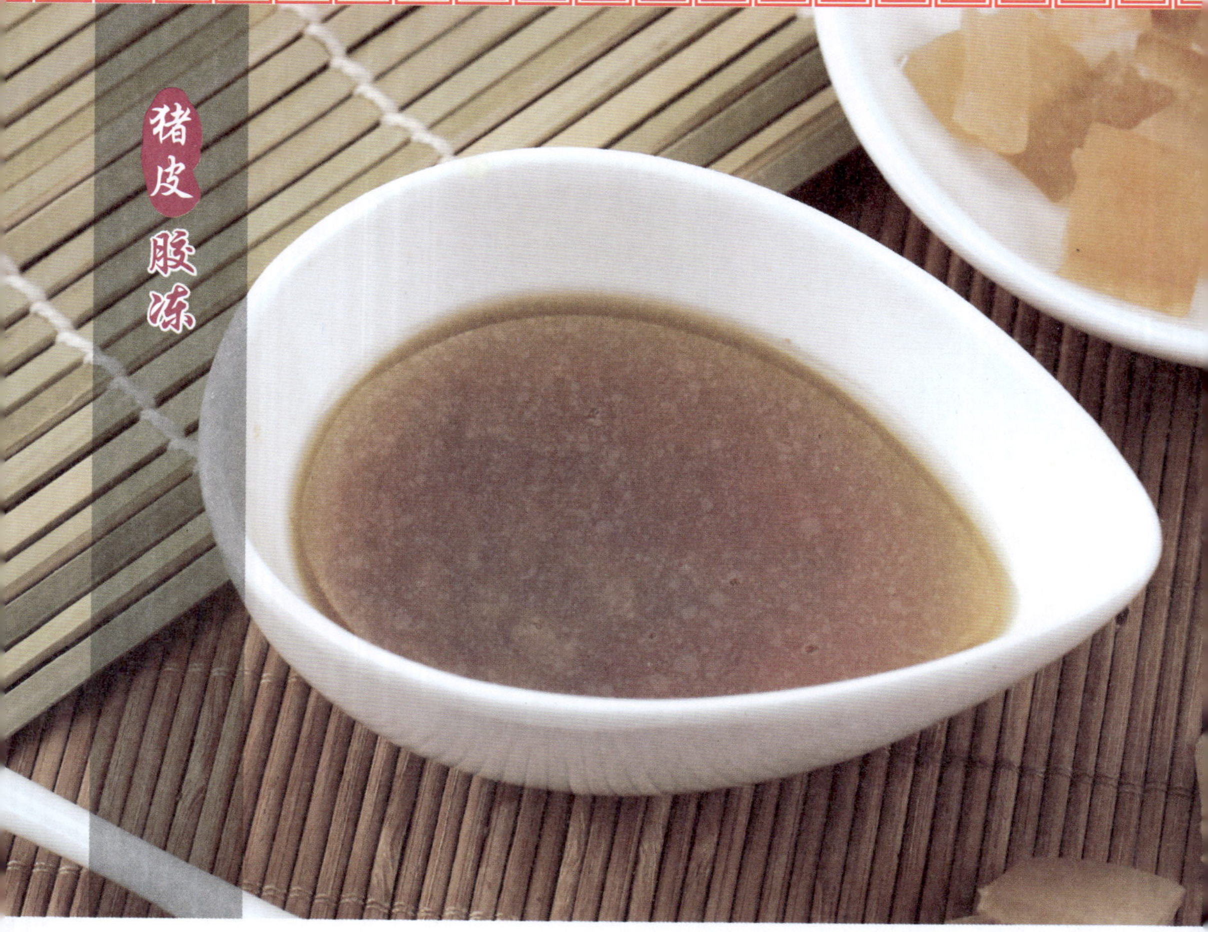

具有滋阴养血、止血作用。

做法
将猪皮切成小块,放到锅内,加水适量,以小火煨炖至肉皮烂透,汁液稠黏时,加黄酒、红糖,调匀即可停火,倒入瓷盆内,冷却备用。

用法
随量,佐餐食之。

症见
适用于月经过多、功能性子宫出血及一切出血症。

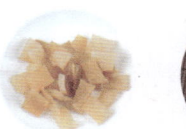 猪皮 1000克

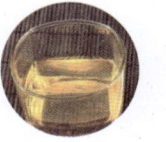 黄酒 250毫升

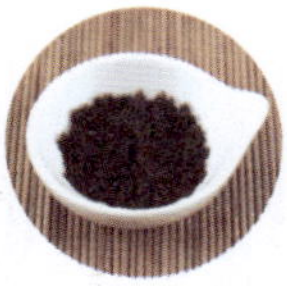

红糖 250克

具有滋阴养血、清热解毒、润肤嫩肤功效。

做法
将蚌肉剖洗干净；用油炒香后加入米酒、姜汁及适量清水同煮，待肉熟后再加盐调味。

用法 佐餐食之。

 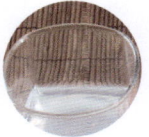

姜汁 3～5毫升　　米酒 20～30毫升

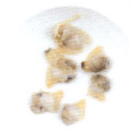 

蚌肉 150～200克　　盐适量

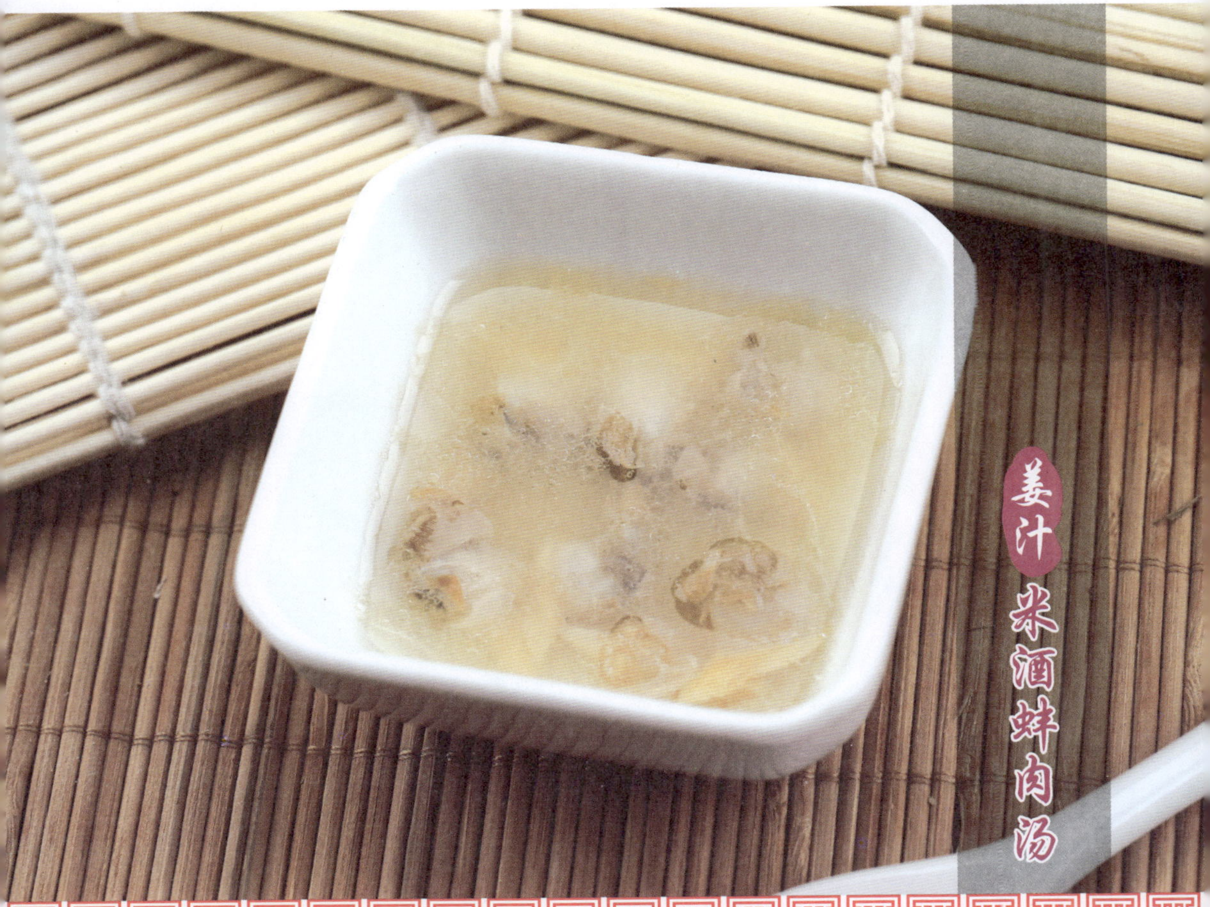

姜汁米酒蚌肉汤

乳腺增生

乳腺增生是以乳房内出现形状不同、大小不一的肿块，边界不清，与皮肤无粘连，推之可移，经前胀痛，肿块增大，形状不规则，经前肿痛加剧，经后减轻为主要临床表现的疾病。中医学称为乳癖，是由于肝脾两虚，痰气互结，或冲任失调所致，伴心烦易怒，月经不调，腰乏力，舌淡红，脉弦细。

女性多吃海带，好处多

海带又名昆布、纶布，为海带科植物，是一种大型食用藻类。海带不仅是家常食品，同时也具有较高的医疗价值。研究发现，海带可以辅助治疗乳腺增生，尤其是对于肥胖的女性，食用海带的效果更佳。海带具有软坚散结、除湿化痰之功效。另外，海带还含有大量的碘，可以刺激垂体前叶黄体生成素，促进卵巢滤泡黄体化，降低雌激素水平，恢复卵巢正常功能，防止内分泌失调，消除乳腺增生的隐患。所以女性朋友宜适当多吃些海带。

日常预防

1. 建立良好的生活方式，调整好生活节奏，保持心情舒畅。坚持体育锻炼，积极参加社交活动，避免和减少精神、心理紧张因素。

2. 学习和掌握乳房自我检查方法，养成每月1次的乳房自查习惯。自查最佳时间应选择在月经过后或两次月经中间，此时乳房比较松软，无胀痛，容易发现异常；已绝经的妇女可选择每月固定的时间进行乳房自查。自查中如发现异常或与以往不同体征时应及时到医院就诊。

3. 积极参加乳腺癌筛查或每年1次乳腺体检。

主治肝郁痰凝型乳腺增生。

做法 将右图各药混合，研末；装入两个白布袋中，其大小以覆盖乳房为度；将药袋置锅中蒸热。

用法 外敷乳房患部，两个药袋交替使用，药袋不宜过热，以皮肤能耐受为度，勿烫伤。临用时药袋上洒酒精或烧酒少许，每次热敷半小时，用完后，将药袋用塑料布包好，留待下次用，该方可热敷10次左右，药效即已消失，切勿内服。

症见 乳房肿块，善郁易怒。

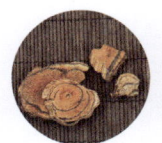
鸡血藤 30克　瓜蒌 30克

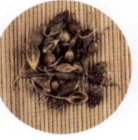 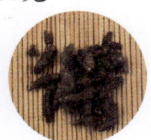
连翘 30克　川芎 30克　香附 30克

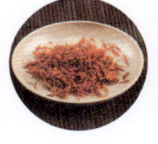 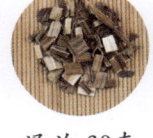 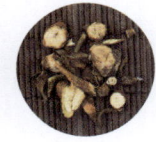
红花 30克　泽兰 30克　寄生 30克

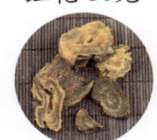 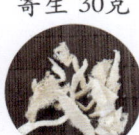
大黄 30克　芒硝 30克　丝瓜络 30克

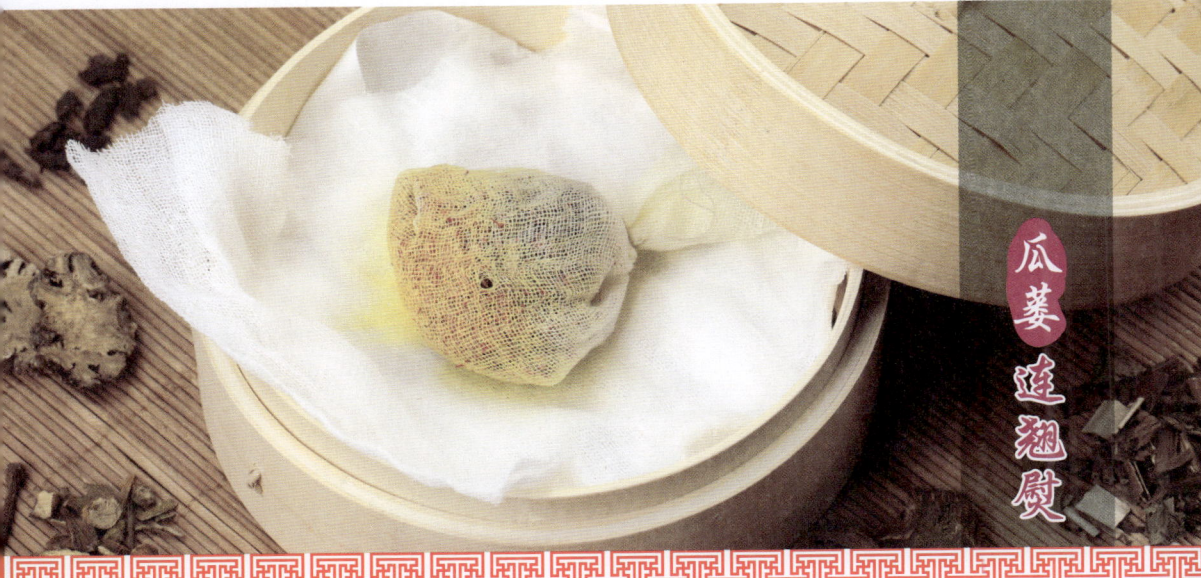

瓜蒌连翘熨

更年期综合征

更年期综合征亦称为围绝经期诸症，是指妇女进入老年，肾气日衰，肾阴失调而导致脏腑功能失常。临床以眩晕耳鸣，烘热汗出，烦躁易怒，面目下肢浮肿，或月经紊乱，情志不宁为主要表现的疾病。

辨证分型

肾阴虚型

症见头晕耳鸣，面部烘热汗出，五心烦热，腰膝酸痛，月经规律紊乱，舌红少苔，脉细数。可兼见皮肤干燥，瘙痒，口干便干。

肾阳虚型

症见面色晦暗，精神萎靡，形寒肢冷，纳呆便溏，面浮肢肿，舌淡苔薄，脉沉细无力。

提前更年要预防

女性更年期一般出现在45～65岁之间，但近年来，女性更年期有提前的趋势，因此，专家建议，职业女性应从35岁开始，就注意体内性激素的平衡，预防更年期的症状。

更年期症状较为严重的患者，应在医生指导下进行雌激素的补充，中年女性可采用植物激素来补充体内的雌激素流失，而服用中药也是不错的选择，中药中含有许多异黄酮，能补充植物雌激素，如葛根粉等。另外，职业中年女性应注意养成有规律的生活方式，按时作息，劳逸结合，多进行体育锻炼，调节情绪，学会和提高自我调节及控制的能力，保持心情愉快。

> 主治肾阴虚型更年期综合征。

做法 将芝麻用水淘净,再轻微炒黄后,研成泥状,加粳米和水,煮成粥。

用法 每日1次,可常服。

症见 头晕耳鸣,面部烘热汗出,五心烦热,腰膝酸痛,月经规律紊乱。

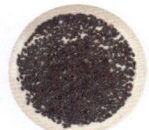 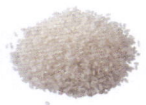

芝麻 15克　　粳米 100克

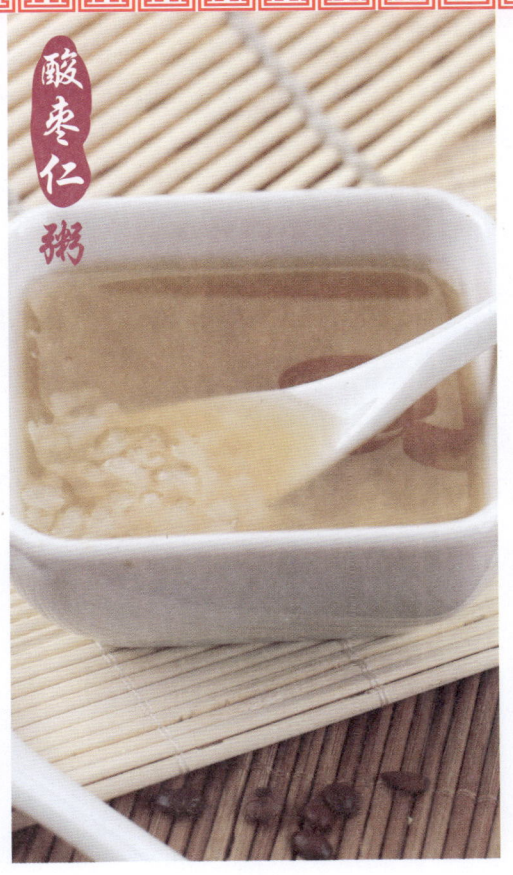

酸枣仁粥

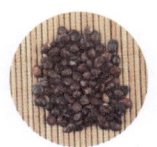 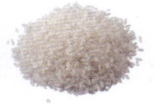

酸枣仁 30克　　粳米 60克

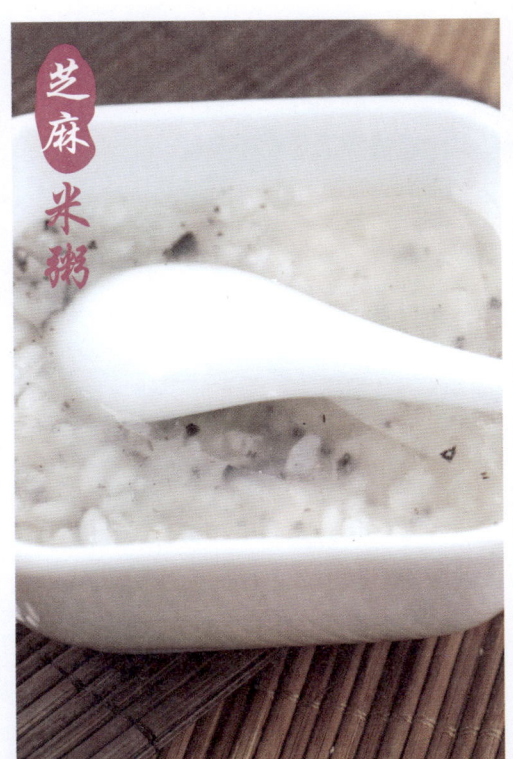

芝麻米粥

> 主治更年期综合征。

做法 先将酸枣仁水煎取汁,加淘净的粳米,加水,共煮成粥。

用法 每日1次,连服10日为1个疗程。

木耳红枣散

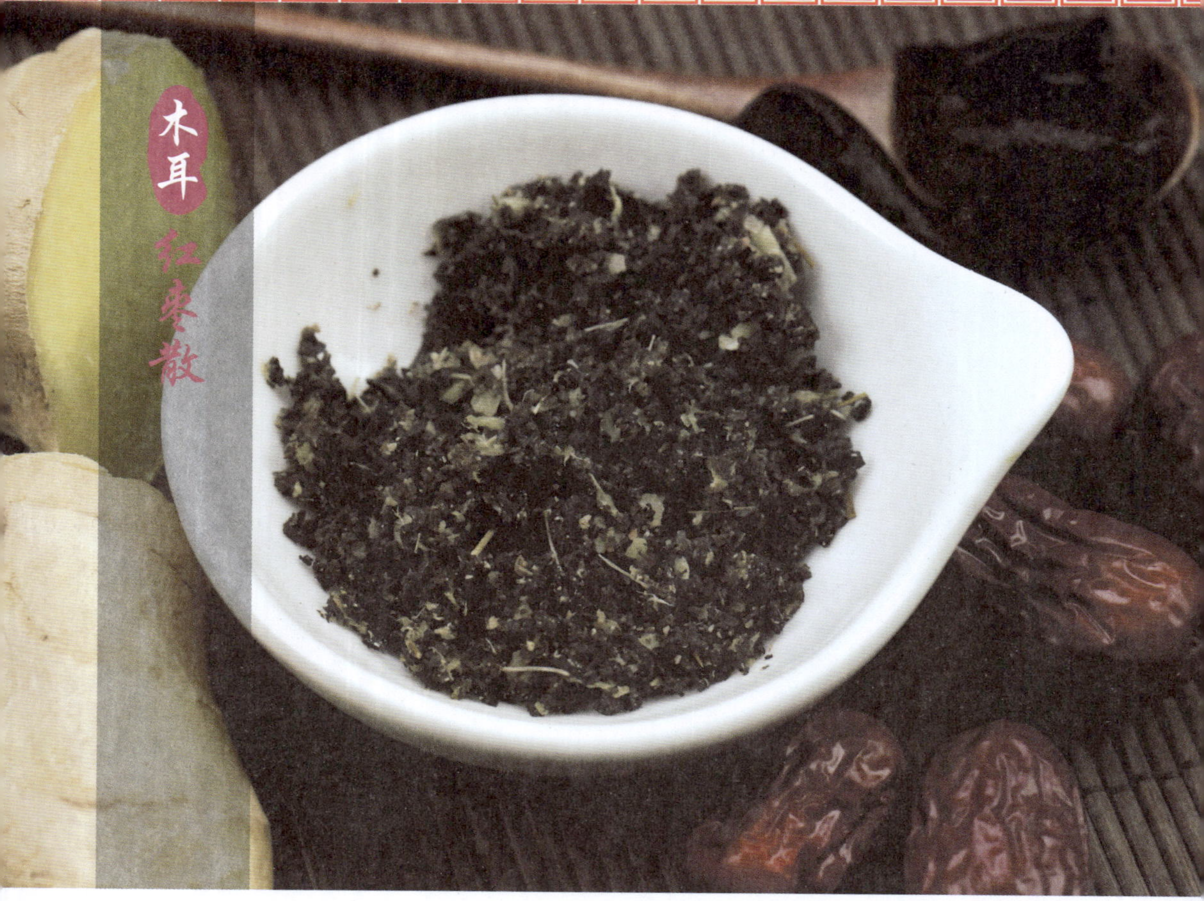

主治更年期综合征，或经期、妊娠期、产后、更年期癔症。

做法

将黑木耳、红糖混合，研末；姜、红枣切碎末；将黑木耳红糖末和姜枣末混合，放入蒸锅蒸熟。

用法 服食，每次15克，每日2次。

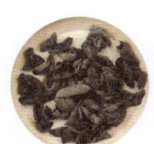 黑木耳 120克

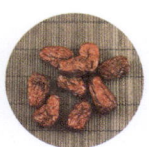 红枣 120克

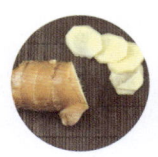 姜 60克

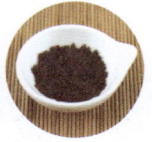 红糖 120克

> 主治肾阳虚型更年期综合征。

做法 将莲子、芡实浸泡30分钟,粳米淘洗干净;莲子、芡实、核桃仁一起加水,煮成粥。

用法 常食。

症见 面色晦暗,精神萎靡,形寒肢冷,纳呆便溏,面浮肢肿。

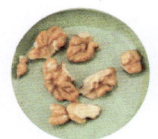 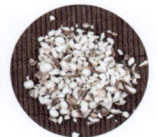

核桃仁 20克　　芡实 18克

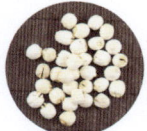 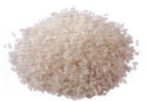

莲子 18克　　粳米 60克

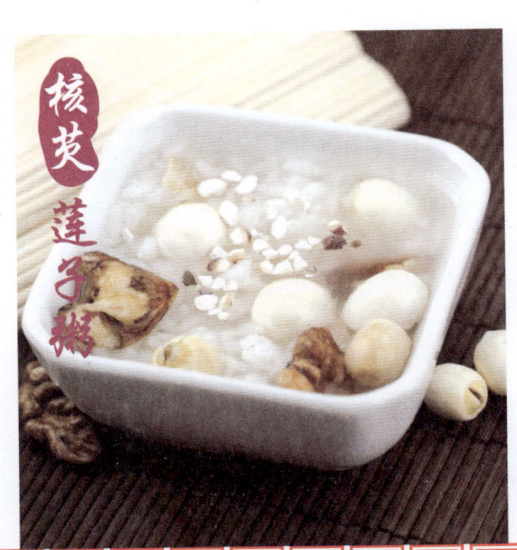

核芡莲子粥

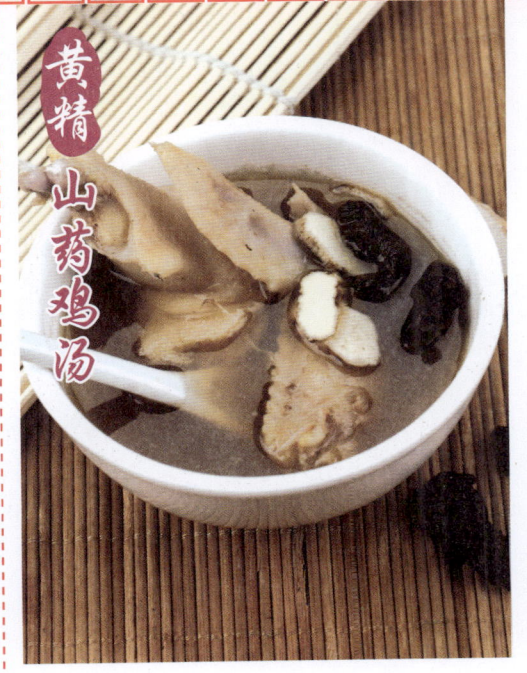

黄精山药鸡汤

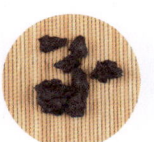 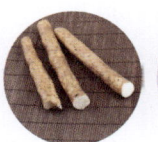 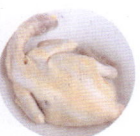

黄精 15~30克　山药 100~200克　鸡 1只

> 主治肾阴虚型更年期综合征。

做法 将鸡切块,洗净,加水煮沸,将鸡块捞出,备用;将鸡块、黄精、山药放入汤碗中,加水,隔水炖熟。

用法 调味服食,分2次食用,隔日1次,连服数日。

症见 头目眩晕耳鸣,面部潮热汗出,五心烦热,腰膝酸痛。

牛奶鹌鹑汤

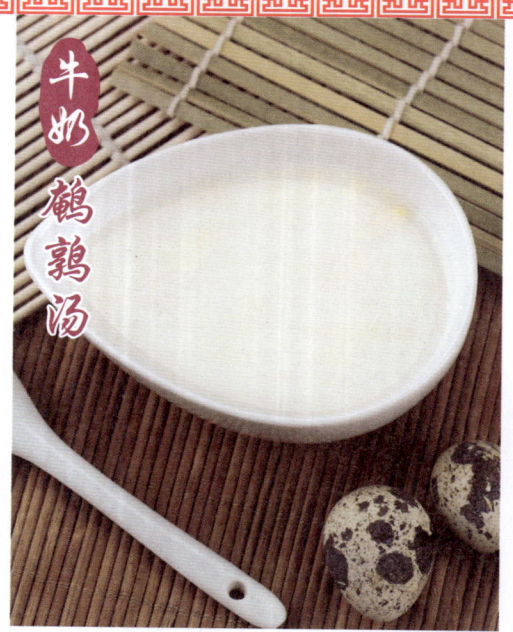

> 主治阴虚型更年期综合征。

做法 将粳米淘洗干净，加水煮沸后加百合粉，转小火熬至粥熟，入冰糖调味即成。

用法 早晚服食。

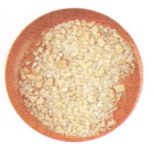
百合粉 30克

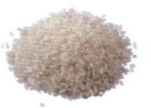
粳米 100克

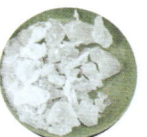
冰糖适量

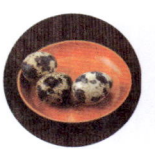
鹌鹑蛋 2枚

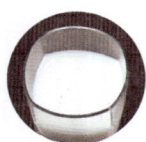
牛奶 200毫升

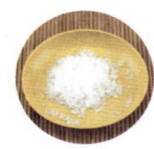
白糖适量

> 主治心脾气虚型更年期综合征。

做法 将牛奶放入锅内，加少许水用小火煮沸；鹌鹑蛋磕开，加入牛奶中，用小火煮至刚熟，加入适量白糖。

用法 分2次食用，隔日1次，连服数日。

症见 头晕眼花，面色苍白，气短懒言，怔忡健忘，失眠多梦，无故忧思等。

百合粥

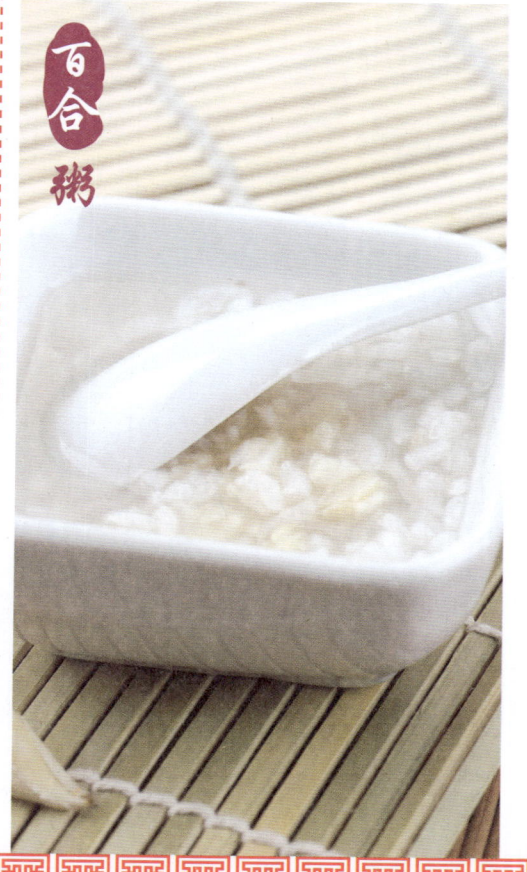

主治更年期综合征，或经期、妊娠期、产后、更年期癔症。

做法 将浮小麦、甘草、红枣一起加水，煮沸，再煮5分钟。

用法 每日1剂，1日2次。

症见 心悸、怔忡不安、悲伤欲哭，自汗。

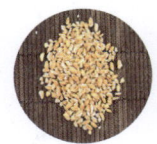
浮小麦 30克

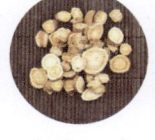
甘草 10克

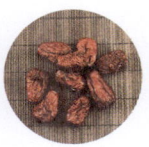
红枣 5枚

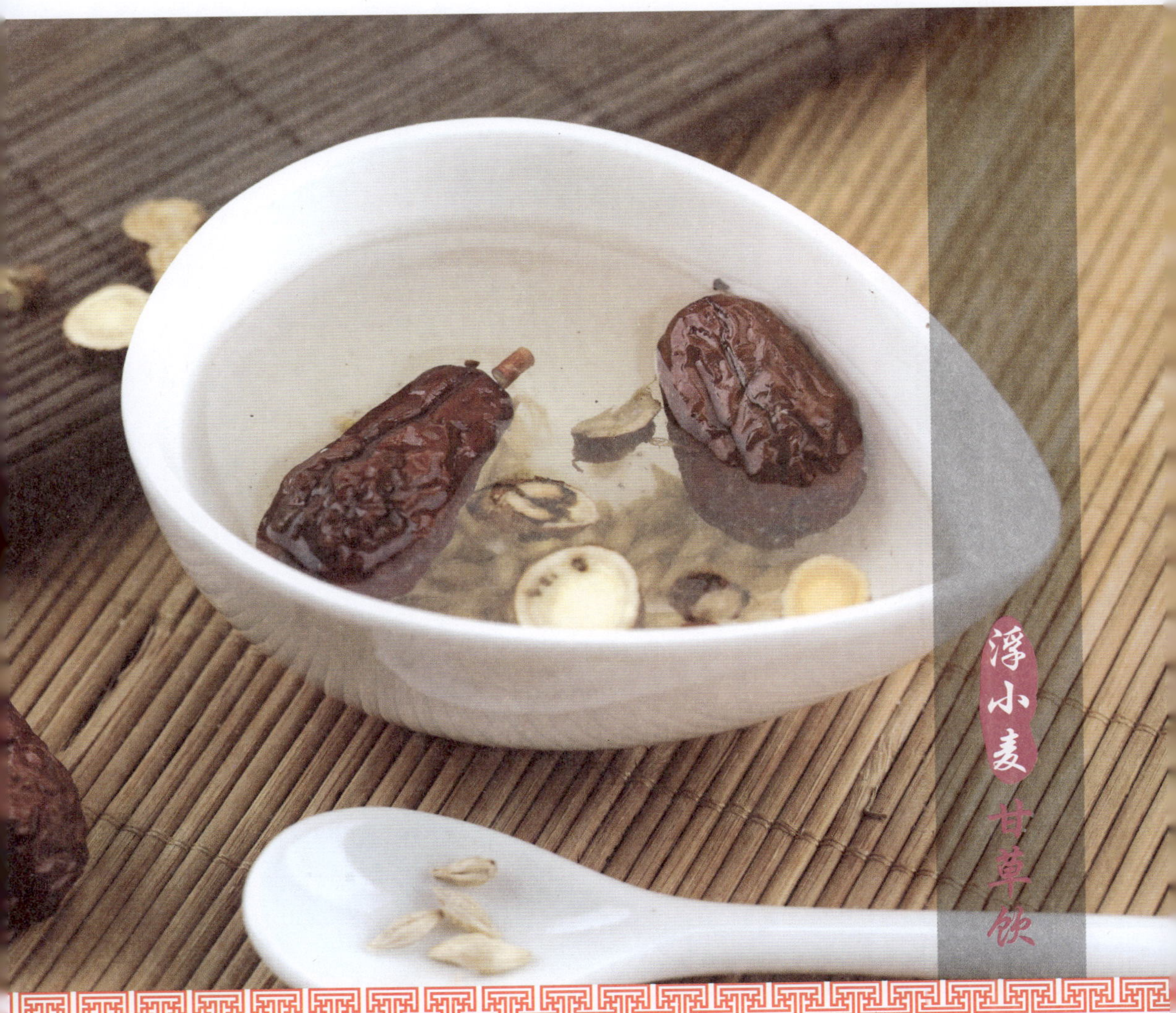

浮小麦甘草饮

带下

带下一般指妇女阴道内流出一种黏稠液体，如鼻涕，绵绵不断，通常称为白带。若带下量多，或色、质、气味发生变化，或伴有全身症状者称"带下病"。相当于现代医学的生殖道炎症、生殖器肿瘤等疾病。

辨证分型

脾气虚型
症见带下色白或淡黄，质黏稠，无臭味，绵绵不断，纳少便溏。

肾阳虚型
症见白带清冷，量多，质稀薄，终日淋漓，小腹冷痛，腰膝酸软。

湿热下注型
症见带下量多，色黄绿如脓或挟血液，浑浊，味秽臭，尿短赤，口苦咽干。

饮食原则

1.带下病人不宜食用生冷水果及油腻食物，以免损伤脾肾；不宜食用辛辣动火类食物，以免助生内热。

2.脾气虚型病人应益气健脾，除湿止带，宜清淡补益，以利补脾益气，不宜食甜品，以免助湿困脾。

3.肾阳虚型病人应温补肾阳，固涩止带，宜温补之品，以利补肾助阳，不宜食寒凉滑利之品，以免损伤肾阳。

4.湿热下注型病人应清热利湿止带，宜清利饮食，以利清热利湿，不宜食甜品，以免助湿生热。

主治带下。

做法
在鸡蛋一端开一小孔；将白果放入鸡蛋内；用纸粘封小孔；隔水蒸熟，食用。
用法 每日2次，连服7～10日。
症见 白带过多。

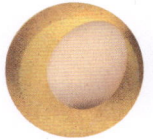
鸡蛋 1枚

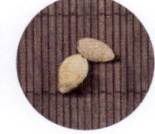
白果 2枚

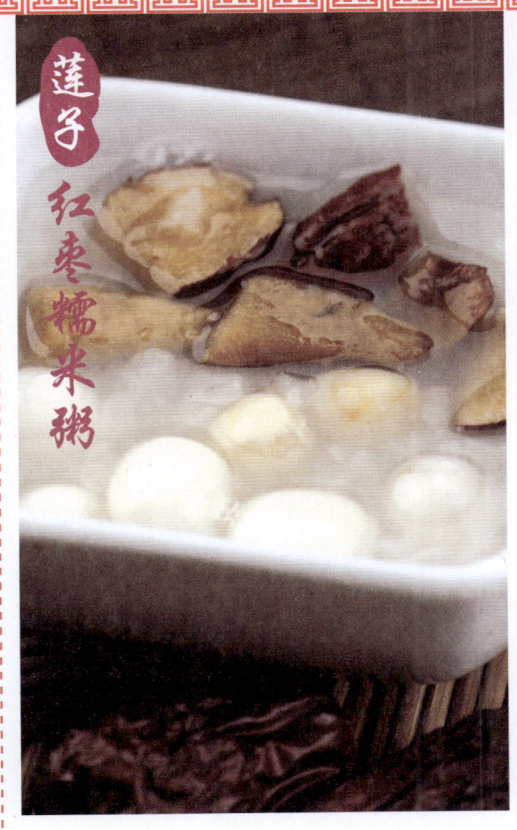

莲子红枣糯米粥

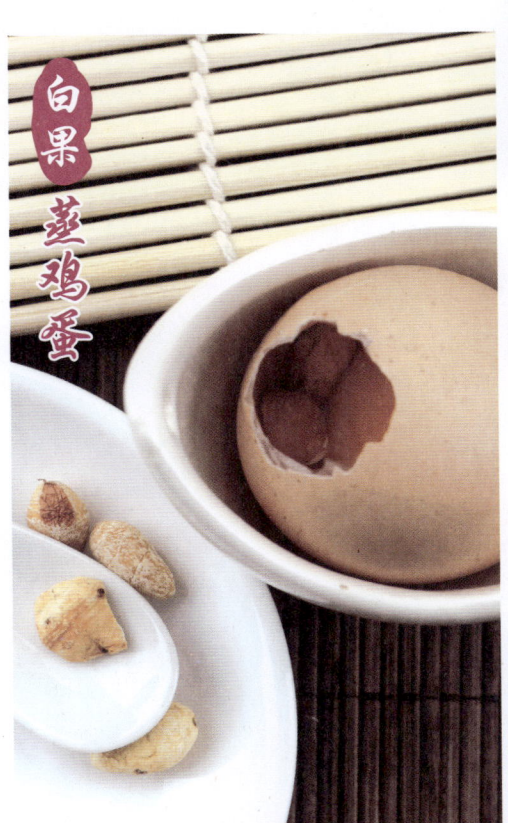

白果蒸鸡蛋

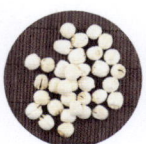
莲子 50克

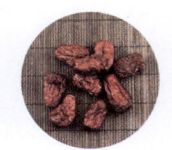
红枣 10枚

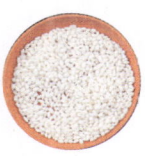
糯米 50克

主治脾气虚型带下。

做法
将上3味共煮粥。
用法 早、晚餐食，食至白带愈止。
症见 带下色白或淡黄，质黏稠，无臭味，绵绵不断，纳少便溏。

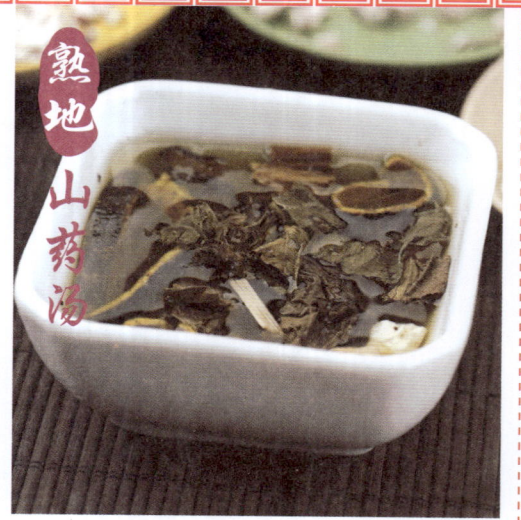

熟地山药汤

> 主治脾气虚型带下。

做法 将芡实、白果、车前子、黄柏放入砂锅中加适量水，水煎即可。

用法 每日2次分服。

症见 带下色白或淡黄，质黏稠。

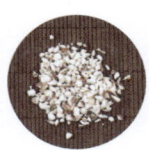 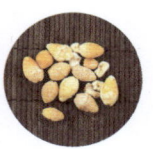

芡实 30克　　白果 10枚

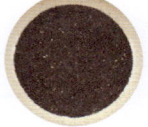 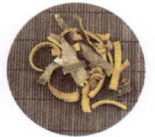

车前子 6克　　黄柏 6克

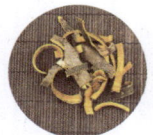 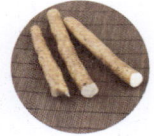

生熟地 20克　　黄柏 10克　　山药 20克

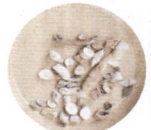 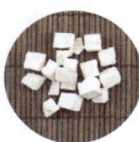 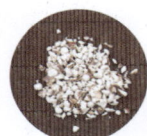

牡丹皮 15克　　茯苓 20克　　芡实 20克

> 主治脾肾两虚型带下。

做法 山药去皮，切片，和熟地、牡丹皮、茯苓、芡实、黄柏以水煎制。

用法 每日2次分服。

症见 带下色白、腰痛者。色白或淡黄，质黏稠，无臭味，绵绵不断，纳少便溏。

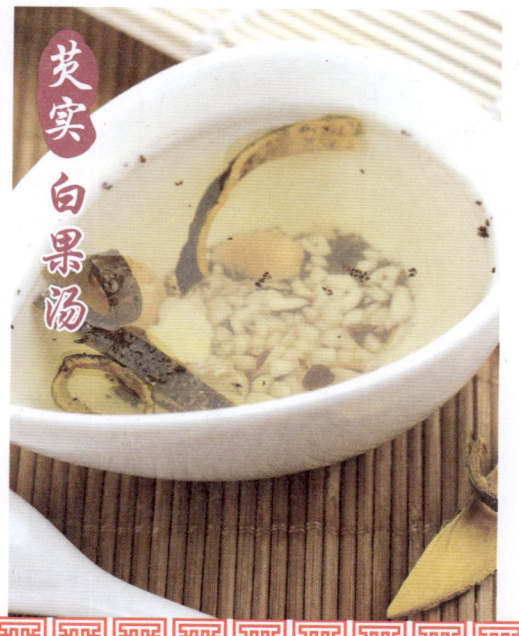

芡实白果汤

主治湿热下注型带下。

做法
把冬瓜子洗净，白果去皮、心，莲子去心；加水适量，用大火烧沸，改小火煮30分钟左右，去渣取汁，调入胡椒粉、白糖即成。

用法 每日2次分服。

症见 带下量多，色黄绿如脓或挟血液、浑浊，味秽臭，尿短赤，尿液带白浊，尿频急数，余沥不尽等。

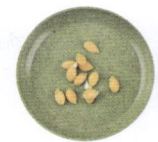
冬瓜子 30克

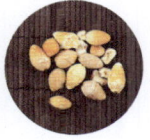
白果 50克

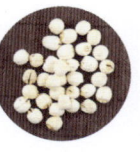
莲子 15克

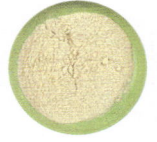
胡椒粉 15克

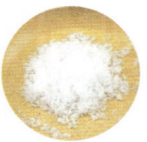
白糖少许

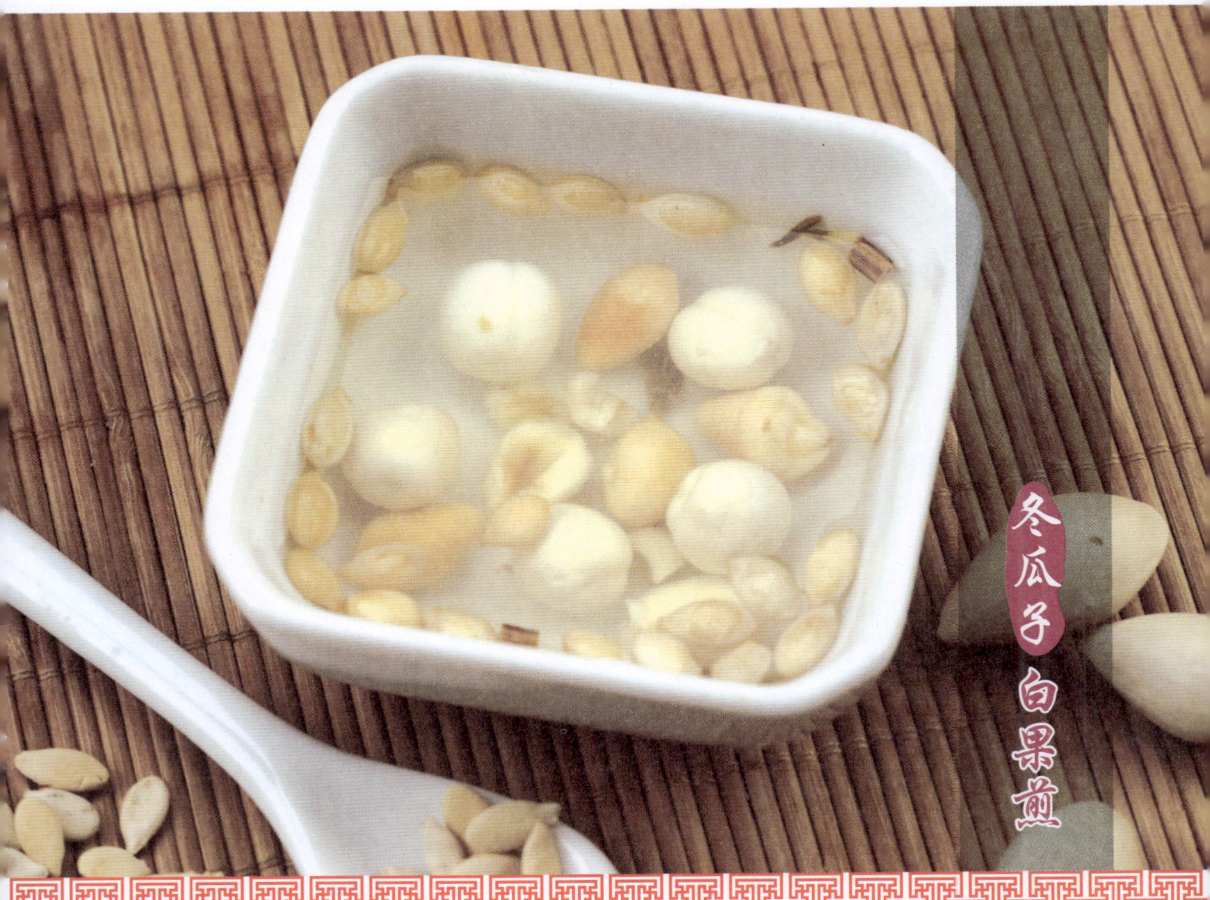

冬瓜子白果煎